'개원은 개고생?'의 업그레이드 버전

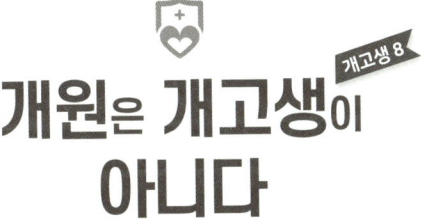

개원은 개고생이 아니다

개고생 8

이성근 · 황연정 · 이우진

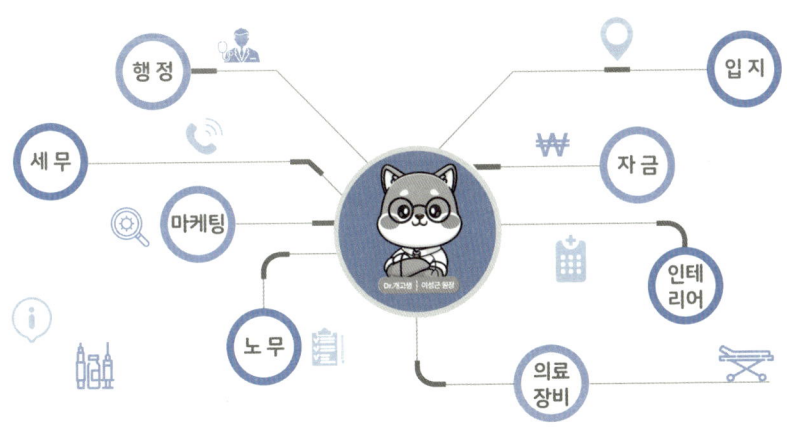

도서출판
페이지원

머리말

안녕하십니까? 이성근입니다.
다시 여러분들을 만나게 돼서 영광입니다.

'개고생 시리즈'가 벌써 여덟 번째 책 출간을 하게 되었습니다.
그 시작은 2021년 『개원은 개고생?』이라는 책이었습니다.
지난 3년 동안 제게도 참 많은 일이 있었던 것 같습니다.
'개고생 시리즈' 7권의 책이 출간되었고, 저의 26번째 책도 출간이 되었습니다.
또한 '장편한외과'도 두 번의 확장을 통해서 업그레이드되었습니다.

이번에 출판사로부터 '개고생 시리즈' 책 출간 제안을 받고 무척 기뻤습니다.
『개원은 개고생?』이 여러분들에게 많은 호응을 받았고, 업그레이드를 했으면 좋겠다는 제안을 받고 너무 기분이 좋았습니다. 그래서 이번 책을 준비하는 과정이 너무나 즐거웠습니다.

되돌아보면 저는 2020년 개원을 준비할 때 너무 힘들었습니다. 그 어려움의 원인은 '정보의 부족' 때문이었습니다.

전문의가 되기까지 10년이 넘는 시간이 필요했고, 봉직의사 생활까지 20년이 넘게 의사로서의 삶을 살았지만, 개원은 완전히 다른 세상이었습니다.

개원을 준비하는 과정에서 '병·의원 경영은 절대 진료만으로 이루어지지 않는다.'는 것을 알게 되었습니다. 개원한 많은 의사들은 '병·의원 경영에 있어 진료가 차지하는 부분은 극히 일부분이다. 심지어 10%도 안 된다.'라고 이야기하십니다. 그만큼 개원을 하고 나면 진료 이외에 신경 써야 할 것들이 너무나 많습니다.

이 한 권의 책에 개원에 관련된 많은 내용을 모두 담기는 한계가 있습니다. 하지만 여러분들께 조금이나마 도움을 드리고자 '개원에 관한 노하우'를 족보처럼 정리하였습니다.

PART 1에서는 개원 결심과 개원 준비에 관한 총론적인 내용을 준비했습니다.

'개원을 할까? 말까?' 고민하시는 분들에게 가장 중요한 것은 개원을 하고자 하는 목적과 의지라고 생각합니다. 그래서 '개원을 진짜로 해야 되는 것인지? 만약에 개원하기로 결심했다면 대략적으로 어떤 준비를 해야 되는지?'에 대해 소개를 했습니다.

이번 『개원은 개고생이 아니다』라는 책은 『개원은 개고생?』의 업그레이드 버전이라서 이전 내용과 다소 변경된 내용도 있습니다. 책이 출간되고 3년이 지나다 보니 상황도 변했고, 제 생각도 다소 변한 부분이 있기 때문입니다. 아마도 추후에 업그레이드 버전이 또 나온다면 또 다른 내용으로 인사를 드릴 것 같습니다.

PART 2에서는 '개원을 결심하고 만나야 하는 8명의 전문가들과의 질의응답'을 준비했습니다
사실 각각의 전문가들과 이야기한 내용은 이 책에 실린 내용보다 훨씬 더 많습니다. 정말 긴 시간 동안 이야기했고, 심도 깊은 내용이 많았습니다.
그중에서 여러분들에게 핵심적인 내용만 소개를 해드리고자 합니다. 혹시 기회가 된다면 추후에 더 깊은 내용은 또다른 책으로 출간하도록 하겠습니다. 그리고 기회를 만들어 여러분들과 오프라인으로 만나서 허심탄회(虛心坦懷)하게 이야기 나누도록 하겠습니다.

별책부록에서는 이번 책을 출간하면서 진행된 저와의 인터뷰 내용과 'Dr.개고생' 유튜브 채널의 영상 리스트를 정리했습니다.
저는 'Dr.개고생' 유튜브 채널을 다른 목적을 갖지 않고, 아주 순수한 마음으로 시작을 했습니다. 당연히 제 사비로 영상을 찍었고, 편집도 했습니다. 역시나 기회가 되면 'Dr.개고생' 유튜브 채널도 업그레이드 하겠습니다.

저는 '개원이 답이다.'라고 생각합니다.

그리고 '개원은 개고생이 아니다.'라고 생각합니다.

90% 이상의 의사는 결국 개원을 하게 될 것입니다. 따라서 개원에 대한 준비를 미리, 철저히, 꼼꼼히 하시는 것을 추천 드립니다.

많은 의사들은 개원 자체도, 개원하고 나서 병·의원 경영도 힘들어합니다. 이는 개원과 경영에 관한 정보와 지식이 부족하기 때문이라고 저는 생각을 합니다. 많은 책을 읽고, 많은 사람을 만나고, 많은 노하우를 전수받는다면 큰 도움이 될 것입니다.

저는 '개원은 행복으로 가는 지름길이고, 성공으로 가는 디딤돌이다.'라고 생각합니다.

부디 '개고생 시리즈'가 여러분의 개원에 조금이나마 도움이 되는 책이 되었으면 좋겠습니다.

이 책을 선택해주신 여러분들께 다시 한 번 감사드립니다.

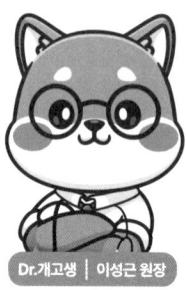

2024년 가을이 오는 시기에

'Dr. 개고생'

장편한외과 원장 **이성근** 드림

머리말

안녕하세요. 메디테크 스타트업, '모션랩스'의 대표이사 이우진입니다. 감사하게도 '개고생 시리즈'의 여덟 번째 출간을 함께하게 되어, 여러분들께 인사를 처음 드리게 되었습니다.

저도 꽤 예전부터 『개원은 개고생?』이라는 책에 대해 알고 있었고, 이 책이 개원을 준비하시는 원장님부터 개원 초기 힘든 시기를 겪고 계신 원장님들까지 많은 분들께서 사랑해주셨다는 사실도 이미 알고 있었습니다. 그래서 이렇게 집필에 참여하게 된 것이 감회가 새롭고 감사한 마음입니다.

저희 모션랩스는 메디테크 스타트업으로, 의료와 일상이 만나는 지점에서 이루어지는 다양한 서비스와 솔루션을 제공하는 창업 5년차 기업입니다. 대학 졸업 이후, 겁도 없이 의료 서비스와 의료 생태계에 대한 관심으로 이 업계에 뛰어들었고, 어느덧 4년이라는 시간이 훌쩍 지나가 버렸습니다.

여러가지 사업 모델을 거쳐오며, 저와 저희 모션랩스는 굉장히 다양한 자리에서, 다양한 원장님들을 뵐 수 있었고, 감사하게도 그 분들의 크고 작은 고민들을 듣고 해결하기 위한 방법들을 찾아오는 데에 주력해왔습니다. 그리고 현재는 원장님들의 가장 근원적인 고민이자, 어려운 지점 중 하나인 '마케팅'에 대한 소프트웨어(솔루션)를 만들고, 동시에 병·의원을 위한 전문 마케팅 대행도 제공하는 기업이 되었습니다.

가까이에서 만난 거의 모든 원장님들께서 마케팅에 대해 고민하시고, 더 많은 매출을 위해 무엇을 해야 하는지 고민하신다는 사실을 알고, 그 이후로 저희는 병·의원 마케팅, 한 우물을 파내려가고 있습니다.

개원을 하시는 원장님들의 고민은 사실 조금 더 다양하고 어렵습니다. 개원을 아무리 오래 전부터 준비하셨다고 해도, 막상 개원이라는 과제 앞에서 원장님들의 고민이 깊어지시는 것도 익히 봐 왔습니다. 그래서, 이성근 원장님께서 이번 책의 집필을 함께하자고 말씀해주셨을 때, 조금의 망설임도 없이 참여하게 되었습니다. 결국 제가 하고 싶은 일은, 원장님들과 가장 가까운 거리에서, 원장님들의 고민을 해결하는 일이라고 생각했기 때문입니다.

이 책을 집필하면서, 다양한 전문가 분들을 만나고, 이야기를 나누고, 개원을 준비하시는 원장님들께서 궁금해하실만한 내용을 충분히 담기 위해 노력했습니다만, 분명 모든 분들의 모든 고민을 해결해드리기는 역부족일 것이라는 생각도 있습니다. 그래서, 제가 이성근 원장님께 제안을 드려, '오픈 카카오톡' 방을 개설하였습니다. 이 책의 마지막에 삽입되어 있는 QR 코드를 휴대폰으로 촬영하시면, 'Dr.개고생' 오픈 카카오톡 방으로 입장이 가능합니다. 이 곳에서 많은 분들과 소통하며, 서로의 고민을 나누는 장을 만들고자 합니다. 개원에 대해 고민을 가지고 계신 분부터, 개원 이후 노하우를 나누고 싶은 분들까지 모든 분들을 열린 마음으로 환영하며, 많은 분들께서 함께 해주시길 기다리겠습니다.

병·의원 경영은 참 어렵습니다. 그렇지만, 이성근 원장님께서 해주신 말씀처럼 '개원은 행복으로 가는 지름길이고, 성공으로 가는 디딤돌'이라고 생각합니다. 저는 그 과정에서 예비 원장님들, 그리고 이미 개원하신 원장님들의 고민을 해결하기 위해, 가까운 거리에서 함께 하겠습니다. 이 책에 참여해주신 모든 전문가 분들께 감사드리며, 이런 좋은 기회를 주시고 함께 집필을 제안해주신 장편한외과 이성근 원장님께 무한한 감사를 드립니다.

이 책이 개원을 준비하시는 예비 원장님들과 이미 개원하신 원장님들께 조금이나마 도움이 되길 바라며, 그 모든 순간들이 반짝일 수 있기를 진심으로 바라겠습니다. 원장님들의 용기와 도전에 존경의 인사를 올립니다.

2024년 가을,
병·의원 마케팅 전문 스타트업
모션랩스 대표 **이우진** 드림

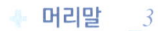

개원은 개고생이 아니다

+ 머리말 _3

I. 개원! 할 것인가 말 것인가 그것이 문제로다.

1. 개원 결심
1) 개원은 꼭 해야 하나요? _18
2) 평생 봉직의로 살 수 없는 이유는 무엇인가요? _23
3) 개원은 언제 하는 것이 좋은가요? _26
4) 개원을 결정함에 있어 가장 중요한 것은 무엇인가요? _28

2. 개원 준비
1) 개원 전까지 준비해야 할 것이 무엇인가요? _30
2) 개원 준비 과정은 얼마나 여유있게 생각하면 되나요? _36
3) 개원 준비에서 가장 신경써야 할 것은 무엇인가요? _40
4) 개원관련 세미나가 많은데 도움이 되나요? _42
5) 개원관련 책을 읽는 것이 도움이 되나요? _44
6) 개원하는 과정에서 가장 힘들었던 점은 무엇인가요? _47
7) 개원 선배들이 개원 과정에서 가장 힘들었다고 이야기하는 것은 무엇인가요? _49

II. 개원 결심 후 결정해야 할 8가지

1. 입지

1) 입지고민을 하는 예비 원장님들을 만나면 어떤 이야기를 먼저 해주시나요? _54
2) 입지 선택이 개원의 성공과 실패를 가르는 결정적인 키워드라고 생각하나요? _58
3) 좋은 입지의 필수 조건은 무엇인가요? _59
4) 예비 원장님들이 개원 입지를 선택할 때 고려해야 할 점은 무엇인가요? _61
5) 만약 아무리 찾아도 마땅한 입지가 없다면 어떻게 하는 것이 좋을까요? _67
6) 임대차 계약시 사전에 체크해야 것은 무엇인가요? _70
7) 개원 준비를 하는 의사가 알아야 되는 임대차 관련 부동산법은 무엇인가요? _75
8) 의사에게 유리한 임대차 계약을 하는 노하우는 무엇인가요? _77
9) 임대차 계약이후 해야 할 일은 무엇인가요? _79
   'Dr. 개고생'이 제안하는 개원하는 원장님들을 위한 체크리스트 – 입지 – _82

2. 자금

1) 개원 자금 준비는 어떻게 하면 좋은가요? _84
2) 개원 준비를 위해 대출을 알아볼 때 유의해야 할 점은 무엇인가요? _86
3) 대출을 받기 위해 신용 점수를 어떻게 확인하고, 어떻게 관리해야 하나요? _88
4) 개원하려면 자금이 얼마나 필요하고, 가능한 대출의 한도는 얼마인가요? _91
5) 자기자본과 대출자금 중 원장에게 어떤 것이 이득인가요? 대출을 받는 것이 좋은 이유는 무엇인가요? _92
6) 개원시 가장 일반적인 대출의 종류는 무엇이 있고, 어떤 대출을 이용해야 유리한가요? _93

7) 대출은 언제 실행하는 것이 좋고, 은행 대출 활용 시 주의할 점이 있다면 무엇인가요?   _95

8) 신용보증기금 대출이란 무엇인가요?   _97

9) 렌탈과 리스 활용 시 주의할 점은 무엇인가요?   _99

'Dr. 개고생'이 제안하는 개원하는 원장님들을 위한 체크리스트 – 자금 –   _100

3. 인테리어

1) 입지를 고민할 때부터 인테리어 대표를 만나야 하는 이유는 무엇인가요?   _102

2) 인테리어 대표와 만나기 전에 원장이 준비해야 하는 것은 무엇인가요?   _105

3) 인테리어 업체 선정에서 고려해야 할 점은 무엇인가요?   _106

4) 인테리어 소요 기간과 비용은 어느 정도로 예상하면 될까요?   _108

5) 인테리어 공사 전에 선정해야 할 업체는 어떤 업체들인가요?   _109

6) 인테리어 도면과 병·의원의 디자인을 정할 때 예비 원장님들이 해야 할 일은 무엇인가요?   _111

7) 인테리어 공사도중에 예비 원장님들이 해야 할 일은 무엇인가요?   _114

8) 인테리어 비용을 절감할 수 있는 방법은 무엇인가요?   _116

9) 공사지연과 하자보수를 위해 예비 원장님들이 해야 할 사전조치는 무엇인가요?   _118

'Dr. 개고생'이 제안하는 개원하는 원장님들을 위한 체크리스트 – 인테리어 –   _122

4. 의료 장비

1) 의료 장비를 구매할 때 고려해야 할 점은 무엇인가요?   _124

2) 인테리어 도면 작성 시부터 의료 장비를 고민해야 하는 이유는 무엇인가요?   _128

3) 의료 장비는 신품이 좋은가요? 중고로 사면 안 되나요?   _130

4) 의료 장비는 개별적으로 구입하는 것이 좋은가요? 턴키(turnkey)로 구매하는 것이 좋은가요?   _133

5) 각종 의료 장비 구입 시 비교 방법은 무엇인가요? _135

6) 의료 장비 업체 선정에서 고려해야 할 점은 무엇인가요? _137

7) 의료 장비 구매 시 어느 정도 예산을 생각하는 것이 좋은가요? _140

8) 의료 장비 구매 시 제품의 보증기간 확인이 얼마나 중요한가요? _143

9) 의료 장비 구매 시 대금 결제방법을 유리하게 할 수 있는 방법은 무엇인가요? _144

'Dr. 개고생'이 제안하는 개원하는 원장님들을 위한 체크리스트 - 의료 장비 - _146

5. 마케팅

1) 다양한 마케팅 방법들이 있는데 어디까지 해야 하나요? 다양한 마케팅 방법 중 무엇에 집중해야 하나요? _148

2) 홈페이지는 '누구'와 '어떻게' 준비해야 하나요? _152

3) 블로그 운영은 '누구'와 '어떻게' 준비해야 하나요? _157

4) 유튜브는 하는 것이 좋은가요? _164

5) 마케팅 과정에서 하면 안 되는 것들은 무엇인가요? _168

6) 온라인 광고와 오프라인 광고는 어떤 차이가 있나요? _171

7) 마케팅 예산은 어느 정도로 하는 것이 좋은가요? _177

8) 좋은 마케팅 대행사를 선택하는 방법은 무엇인가요? _180

9) 마케팅을 하고자 하는 원장님들에게 조언을 해주신다면? _184

'Dr. 개고생'이 제안하는 개원하는 원장님들을 위한 체크리스트 - 마케팅 - _186

6. 세무

1) 개원 준비 시 세무사는 언제 만나는 것이 좋은가요? _188

2) 세무사 선정에서 고려해야 할 점은 무엇인가요? 좋은 세무사를 찾는 방법은 무엇인가요? _190

3) 개원 전에 예비 원장님들이 알아야 할 세무적인 지식은 어떤 것이 있나요? _193

4) 세무사 선임비용과 매달 관리비용은 얼마인가요? _196

5) 어디까지 세무처리가 가능한가요? 세무사에게 다 맡겨도 되는가요? _199

6) 개원 예정일 때 경비처리를 위해 세무사에게 제출해야 할 서류는 무엇인가요? _202

7) 중고로 의료 장비를 구매하는 것이 세무적으로 더 유리한가요? _204

8) 직원 고용이 많으면 세액공제를 많이 받나요? _205

9) 절세를 위해 원장님들이 해야 할 일이 무엇인가요? _207

10) 양도·양수를 할 때 세무적으로 주의해야 할 점은 무엇인가요? _208

'Dr. 개고생'이 제안하는 개원하는 원장님들을 위한 체크리스트 – 세무– _210

7. 노무

1) 개원 시 노무사는 꼭 필요한가요? _212

2) 노무사 선정에서 고려해야 할 점은 무엇인가요? 좋은 노무사를 찾는 방법은 무엇인가요? _215

3) 개원 전에 예비 원장님들이 알아야 할 노무적인 지식은 어떤 것이 있나요? _217

4) 노무사 선임비용과 매달 관리비용은 얼마인가요? _220

5) 좋은 직원을 선택하는 요령이 있다면 무엇인가요? _221

6) 직원 관리에서 유의할 점은 무엇인가요? _223

7) 근로자들과 계약할 때 주의해야 할 점이 있다면 무엇인가요? _225

8) 상시 근로자 수 5인 이상과 5인 이하의 근로기준법의 차이가 있다면 무엇인가요? _227

9) 개원 후 원장님들이 노무적인 부분에서 고생하시는 경우가 잦은가요? _230

'Dr. 개고생'이 제안하는 개원하는 원장님들을 위한 체크리스트 – 노무 – _234

8. 행정

1) 개원 시 의료기관 개설신고 절차는 어떻게 되나요? _236

2) 개원 시 가입해야 할 보험은 어떤 것이 있나요? _248

3) 병·의원의 HI(Hospital Identity)는 어떻게 만드나요? _250

4) 개원 시 효과적으로 재정을 관리하는 방법은 무엇인가요? _254

5) 삭감을 최소화할 수 있는 청구 방법은 무엇인가요? _256

6) 의료광고 사전심의는 어떻게 하나요? _260

'Dr. 개고생'이 제안하는 개원 프로세스(예시) _262

별책부록

1. 장편한외과 이성근원장에게 묻는다. _264

2. 유튜브 채널 『Dr.개고생』 영상 리스트 _285

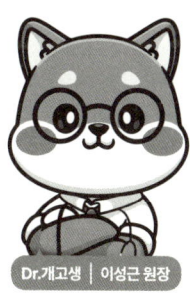

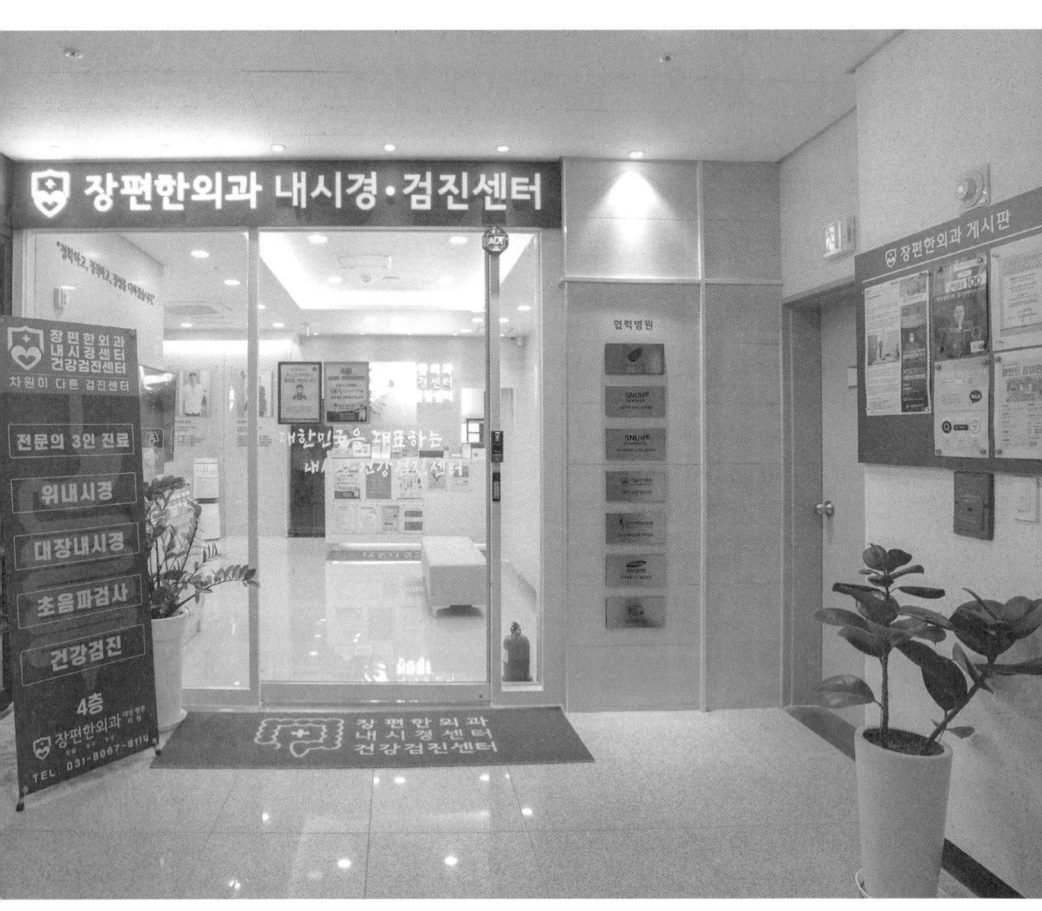

I

개원!
할 것인가? 말 것인가?
그것이 문제로다

1. 개원 결심
2. 개원 준비

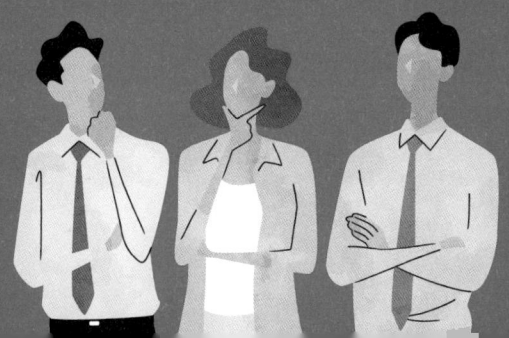

Part I 개원! 할 것인가 말 것인가 그것이 문제로다.

 # 개원 결심

Q1. 개원은 꼭 해야 하나요?

> 개원은 가능하다면 해야 합니다.
> 물론 어느 정도 준비가 된 후에 말입니다. 개원을 해야 하는 이유는 많습니다. 그중에서 제가 중요하게 생각했던 개원 이유는 다음과 같습니다.

1) 본인의 진료 스타일이 대표원장과 다를 수밖에 없습니다.

봉직의는 대표원장의 지시와 스타일에 따라갈 수밖에 없습니다. 봉직의 마음대로 하라고 하는 좋은 대표원장은 없습니다. 소위 밥값을 하기 위해 실적을 내야 하고, 외과의사라면 가급적이면 수술을 권유해야만 하는 상황입니다.

저는 사실 치질 수술은 꼭 필요하지 않다고 여전히 믿습니다. 하지만 봉직의 시절에는 대표원장의 오더에 의해 치질은 무조건 수술해야 하는 질병이었습니다. 신환대비 수술 전환율을 계산해가며 압박하는 대표원장의 요구를 거부할 수는 없었습니다. 하지만 저는 요즘 치질 수술을 웬만하면 권하지 않습니다. 치질 수술을 꼭 해야만 하는 경우를 제외하고는 웬만하면 수술을 안 하는 것입니다. 처음에는 주위 분들께서 걱정을 하셨습니다. '항문외과의 주 수입원이 치질 수술인데 치질 수술을 많이 하지 않으면 병·의원 경영이 어렵다.'는 이유였습니다. 하지만 저는 이제 압니다. '정직하게 진료해도 괜찮고, 정성으로 진료를 하면 고객들이 알아봐준다.'는 것입니다.

저는 그동안 대학병원, 국립암센터, 대장항문 전문병원, 건강검진 전문기관 등에서 근무를 하였습니다. 워낙 큰 병원들이고, 유명한 병원들이다보니 항상 바쁘고 정신없이 진료를 보았습니다. 진료 시간이 부족하여 고객들과 이야기를 나누고 깊은 교감을 나누는 것이 힘들었기에 저는 항상 고민이 되었습니다. 제가 할 수 있는 한도 내에서는 최선을 다해 고객들과 대화하고 고객들에게 자세히 설명을 했지만, 마음 한편으로는 좀 더 전인적(全人的)인 진료를 하고 싶은 마음이 컸습니다. 결국 그 답은 개원을 해서 제 스타일대로 진료를 하는 것이라고 판단했습니다. 대표원장의 압박에서 벗어나 제가 원했던 진료를 하기 위해서 개원을 하기로 결정한 것입니다.

2) 여유있는 진료를 할 수 있습니다.

내원하신 분들에게 여유있는 진료를 해 드리고, 자세히 설명하는 과정에서 의사 역시도 여유를 찾을 수 있습니다.

저는 과거 어머님께서 투병생활을 하실 때 자세히 설명해주지 않는 의사에게 불만이 참 많았습니다. '내가 의사가 되면 저렇게 하지 않겠다.'고 다짐도 여러 번 했습니다. 물론 1980년대에는 그런 문화가 당연시되었지만, 지금도 저는 그때의 아쉬움이 항상 마음 한편에 크게 자리 잡고 있습니다. 제가 그런 의사가 되지 않기 위해서는 개원이 가장 좋은 방법이었습니다.

개원 후 요즘 저는 암이 진단된 환자에게는 30분 넘게 설명합니다. 대기 고객이 있는 경우에는 대기 고객부터 진료하고 다시 암이 진단된 분을 만나 또 설명합니다. 암이 진단된 분들은 대부분 충격에 빠져서 정신을 가다듬기가 힘드신데 설명을 받아들이기 위해서는 많은 시간이 필요하기 때문입니다. 특히나 검사 후에 조직검사가 나오는 날에 다시 방문을 하시는 경우에는 더 많은 설명 시간이 필요합니다. 인터넷에서 봐오신 잘못된 의학정보들을 제대로 잡아줘야 하기 때문입니다. 시간이 많이 필요하지만 저는 봉직의 시절보다 개원 후 고객들과의 시간이 더 많아져서 참 기분이 좋습니다.

3) 개인 맞춤형 진료가 가능합니다.

제가 개원한 세 번째 이유는 대장내시경이나 치질 수술, 변비 치료 등은 결국 개인 맞춤형으로 진료하는 것이 맞다고 생각하기 때문입니다.

규격화된 시스템에서 일률적인 처치는 효율성은 높겠지만 고객 만족도는 높지 않을 것입니다. 병·의원의 경제적인 이유 때문에 한 가지 수술 방법을 고집하고, 대부분 수술하자고 하고, 다른 여러 가지 이유 때문에 처치 방법이 원칙에서 벗어나는 시스템을 거부하고 싶었습니다. 20년간의 저의 경험을 바탕으로 제가 생각하는 정직한 방법으로 진료를 하고 싶었습니다. 물론 정확하게 진단하고, 정성으로 치료하는 것은 기본이 될 것입니다.

고객을 위한 진료가 되기 위해서는 맞춤형 치료가 되어야 합니다. 병·의원의 효율성을 위해 일률적인 치료가 되어서는 안 되는 것입니다.

4) 경제적으로 더 여유로울 수 있습니다.

사실 이 부분은 다소 변수가 있습니다. 요즘 시대는 개원을 한다고 해서 과거처럼 다 잘된다는 보장이 없는 시기이기 때문입니다. 하지만 평균적으로는 봉직의 월급보다는 더 경제적으로 혜택이 있습니다. 병·의원의 부도율도 거의 두 자릿수에 육박하지만(즉, 개원을 해도 망할 수는 있지만) 보통 어느 정도는 경제적으로 더 여유로운 생활을 할 수 있습니다.

5) 더 많은 기회와 더 많은 발전의 가능성이 있습니다.

도전은 항상 옳습니다. 도전에서 실패를 한다고 해도 그 실패는 큰 도움이 될 것입니다. 그리고 그 도전은 항상 많은 것을 얻게 하고, 인생의 지혜를 배우게 됩니다. 개원을 하면 참으로 많은 기회가 주어집니다. 그 기회들을 잘 이용하면 인간적으로도 더 많은 발전을 할 수 있습니다.

'개원을 하면 득도(得道)를 할 수 있다.'는 우스갯소리가 있습니다. 많은 사람들과의 갈등 속에서 스트레스를 받겠지만, 그 과정에서 행복을 찾을 수 있을 것입니다.

이 외에도 개원을 해야 하는 수많은 이유가 있습니다. 지면상의 한계로 다 적지는 못했지만 개원은 가능한 해야 됩니다. 경험과 실력과 용기만 있다면 당장 오늘부터라도 개원 준비를 시작하세요. 후회하지 않을 것입니다.

YOUTUBE
『Dr.개고생』

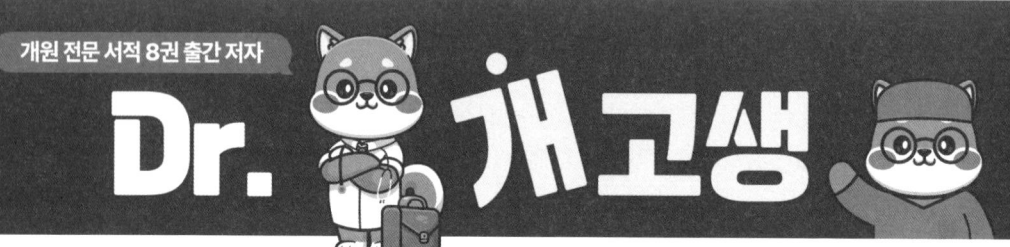

Q2. 평생 봉직의로 살 수 없는 이유는 무엇인가요?

> 평생 봉직의는 너무 힘듭니다.

나이가 들고 봉급이 올라가면 '토사구팽(兎死狗烹)'될 가능성이 많습니다.
물론, '봉급을 개원의 정도로 준다면 봉직의를 하겠다.'는 분노 계십니다. 하지만 개원의사 정도의 봉급을 주는 병·의원은 거의 없습니다. 만약에 그 정도로 월급을 준다면 개원을 하는 것보다 몇 배는 더 고생하는 상황일 것입니다. 그렇다면 차라리 개원이 낫습니다.

저도 봉직의 생활을 10년 정도 했습니다. 참으로 오래 한 것입니다. 지금 생각해보면 너무 안일했던 것이 아닌가 합니다. 국립암센터 전임의를 마치고 처음으로 봉직생활을 했던 대장항문 전문병원에서의 봉직생활은 배우는 것이 많아서 좋았습니다. 1년 6개월 정도 근무를 하고 저는 제주로 내려가 봉직 생활을 했는데, 그곳에서 1년 정도만 더 하고 개원을 하는 것이 더 나았겠다는 생각이 요즘 듭니다. 2~3년 정도 경험과 실력을 쌓고 나면 개원하기에 충분하지 않았을까 하는 것입니다. 의사가 되는 6년의 과정과 전문의가 되는 5년의 과정을 겪은 저였습니다. 13~14년 정도 의사생활을 했다면 충분히 개원을 해도 될 것이었습니다.
솔직히 고백하자면 저는 제주에서 가족들과의 시간을 보내기 위해 안주

했던 것이 사실입니다. 그렇다고 가족들과의 소중한 시간이 불필요했다는 것은 아닙니다. 굳이 봉직의 생활을 더 하지 않았어도 가족들과 개원한 지금처럼 충분히 행복할 수 있지 않을까 하는 것입니다.

고백하자면 그때는 용기가 없었습니다. 두려웠습니다. 선배들이나 지인들도 개원을 이야기하면 자신있게 권하지 않았습니다. '요즘 시대가 힘드니까 그정도 봉급이면 봉직의 생활을 더 하라.'는 것이었습니다. 솔직히 그 당시에 저의 봉직의 월급이 적지 않았습니다. 일을 많이 했기에 다른 의사들보다 월등히 봉급이 많았습니다. 그 정도 봉급이면 '봉직의사로 스트레스 안 받고 지금처럼 편하게 지내야겠다.'고 생각했던 것이 사실이었습니다.

하지만 지금 생각해보면 대학교수로 가지 않는 한 의사는 개원을 할 수밖에 없습니다. 월급이 올라가면 결국 밀려날 수밖에 없습니다. 저보다 30% 정도 월급을 적게 줘도 되는 의사들이 매년 배출되고 있고, 그들을 조금만 훈련시키면 저보다 더 편하게 다룰 수 있기 때문입니다.

제가 개원하기 3년 전 제주에서 떠나 다른 병·의원의 봉직의로 스카우트된 사건이 개원과 관련해서 저에게 큰 영향을 미쳤습니다. 그 원장님은 제게 우리나라 최고 봉직의 연봉을 제시했습니다. 백지수표를 내밀면서 원하는 것을 다 들어주겠다고 하셨습니다. 저는 그렇게 저를 인정해주시고 지지해주는 원장님이 너무나 감사했습니다. 그래서 병·의원을 옮겼지만 이상과 현실의 괴리감을 느끼면서 결국 1년 만에 이직할 수밖에 없었습니다. 그리고 다시 수원으로 옮기면서 그때 저는 느꼈습니다. '평생 봉직의는 결국 불가능하구나.'하고 말이죠.

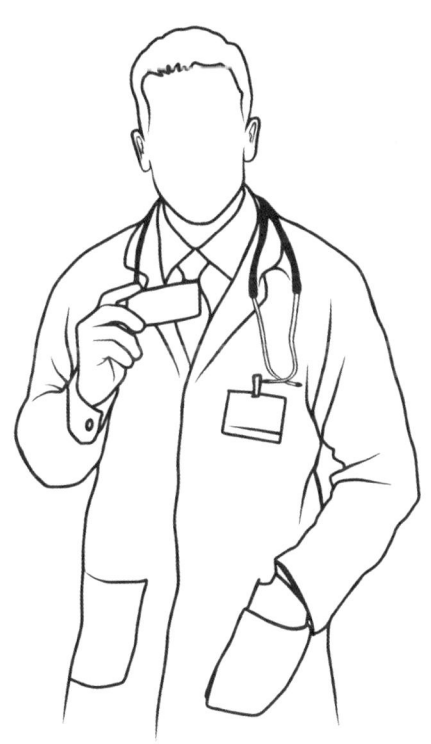

Q3. 개원은 언제 하는 것이 좋은가요?

개원은 어느 정도의 경험과 훌륭한 실력만 있다면 지금 하셔도 좋습니다.

개원의 타이밍을 잡는 것은 참 어렵습니다. 저도 여러 번의 개원 기회가 있었지만 쉽지 않았습니다. 물론 저의 용기 부족이 큰 이유였을 것입니다. 그리고 동업을 할지 혼자 할지 고민이 많았기 때문입니다.
한참을 고민하던 저에게 한 선배님의 조언이 큰 도움이 되었습니다.
'개원을 할 수밖에 없을 때가 올 것이다. 그때 개원하면 된다.'
때가 올 것이니까 준비만 철저히 하고 기다리면 된다는 것이었습니다. 그 말을 들은 후부터 개원에 대한 저의 조급증이 없어졌던 것 같습니다.

누군가 제게 개원을 언제 하면 좋은지 물어본다면 저는 '지금'이라고 답을 하겠습니다. 그 질문을 한다는 것은 그 사람이 개원할 준비가 되었고, 개원할 생각이 있다는 의미이기 때문입니다. 개원 준비가 되지 않은 사람이라면 개원에 관심이 없을 것입니다. 개원에 대해서 진지하게 고민을 하고 타이밍을 찾고 있다면 '지금' 개원해도 충분하다고 생각합니다. 제가 개원을 해보니 개원이 봉직의보다 훨씬 좋기 때문입니다. 조금 준비가 덜 되어도 개원을 준비해 가면서 해결할 수 있을 것입니다.

다만 개원 전 어느 정도의 경험과 훌륭한 실력이 필요합니다. 의과대학 6년을 공부했지만 의사면허를 따고 바로 개원하기는 현실상 힘들 것입니다. 인턴과 전공의 과정 5년을 추가로 더 공부하고 전문의 면허를 취득 후 바로 개원하신 원장님도 잘 되는 것을 봤지만 다소 시행착오가 있을 것입니다. 제가 생각하기에는 전문의를 취득하고, 전임의 1~2년 정도 하고, 봉직생활 2~3년 정도 한 후에 개원하시면 충분할 것 같습니다. 물론 그동안 훌륭한 실력을 만드는 것이 중요합니다. 프로의 세계는 실력이 없으면 성공하기 어렵기 때문입니다.

그리고 추가로 본인이 어떤 영역으로 개원할 지를 충분히 고민하셔야 합니다. 세부적인 개원 준비보다 중요한 것은 '개원을 하는 이유와 개원 후 어떤 길로 갈지를 정하는 것'입니다. 목표점과 방향성을 정하지 않은 배는 아무리 좋은 배라도 원하는 곳으로 갈 수 없습니다. 작은 배이지만 원하는 것이 분명하고 가고자 하는 길이 명확하다면 반드시 성공할 수 있을 것입니다.

기회는 만들어가는 것이라고 저는 믿습니다. '지금'이 충분한 기회라고 저는 믿습니다. 내일과 내년이 좋은 타이밍이 될 수는 없습니다. 선배들의 이야기를 들으면 '항상 경기는 안 좋고, 지금이 개원하기에 최악의 시기'입니다. 기다린다고 더 좋아지지는 않습니다. 그냥 하시면 됩니다. 'Just Do It!' 하시면 되는 것입니다. 스스로를 믿고 개원하시면 되는 것입니다.

Q4. 개원을 결정함에 있어 가장 중요한 것은 무엇인가요?

개원을 하겠다는 의지와 용기가 가장 중요하다고 생각합니다.

'개원은 입지가 절반이다.'라는 이야기가 있습니다. 물론 어디에 개원을 할지 결정하는 것은 중요합니다. 성공 가능성이 낮은 곳에 병·의원을 오픈한다면 아무래도 초반에 힘들 것이기 때문입니다.

그리고 '인사(人事)가 만사(萬事)이다.'라는 이야기가 있습니다. 좋은 사람들과 함께 일하는 것이 개원에 중요하다는 의미일 것입니다. 개원을 하면 직원들 문제가 생각보다 힘듭니다. 자꾸 직원이 바뀌고, 직원들 간에 문제가 발생하면 정작 중요한 진료에 집중할 수가 없습니다. 그래서 좋은 사람을 선발하고 관리하는 것이 중요합니다.

저는 동업파트너를 찾기 위해 오랜 시간을 기다렸습니다. 혼자하는 것보다는 두세 명이 함께하는 것이 더 낫다고 생각했기 때문입니다. 요즘 같은 시대에는 고객들이 작은 의원보다는 규모있는 병·의원을 선호한다고 생각했기 때문입니다. 하지만 개원을 해보니 그것이 그리 중요한 것이 아니었습니다. 일단 혼자서 해보고 상황에 맞춰서 하면 되는 것이지, 처음부터 규모있게 하는 것은 위험성이 있고 그리 효율적이지 못한 방법이었습니다. 제가 왜 그토록 동업파트너를 찾기 위해 시간을 허비했나 생각해보면 '용기내지 못하는 핑계'였던 것 같습니다.

그래서 누군가 제게 개원을 결정함에 있어 가장 중요한 것이 무엇이냐고 물어본다면 '의지와 용기'라고 대답하겠습니다.

개원을 하겠다는 의지가 중요합니다. 진짜로 개원을 원하는 것인지, 옆에서 '개원, 개원'하니까 본인도 해야된다고만 생각하는지를 진지하게 고민해 봐야합니다. 본인이 개원에 대한 의지가 명확히 없다면 아직 개원할 준비가 되지 않은 것입니다. 절박한 심정으로, 절벽에 몰린 심정으로 개원에 대한 강한 의지가 있는 것이 전제되어야 합니다.
그리고 용기가 필요합니다. 용기가 있다면 어떤 어려움도 극복할 수 있습니다. 용기가 충만하다면 개원 준비과정에서 닥칠 어려움은 큰 장애가 되지 않을 것입니다. '할 수 있다는 강한 자신감'이야말로 개원을 준비하는 이들에게 가장 중요한 것입니다. 저는 그 용기를 갖는 데 10년이라는 시간이 걸렸습니다.

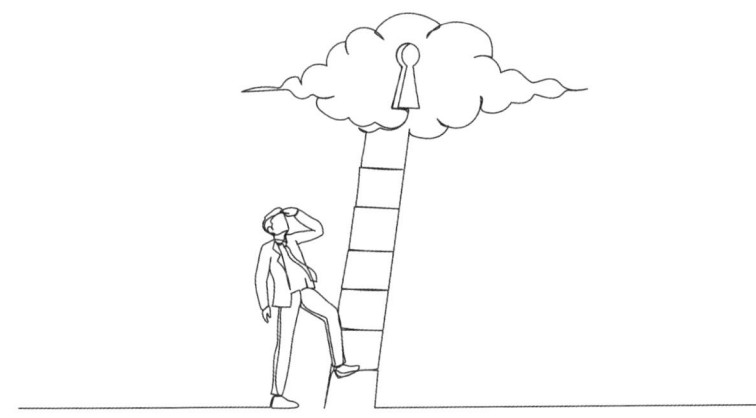

Part I 개원! 할 것인가 말 것인가 그것이 문제로다.

02 개원 준비

Q1. 개원 전까지 준비해야 할 것이 무엇인가요?

> 본인이 만들고 싶은 병·의원이 어떤 곳인지 구체적으로 구상해보는 것이 필요합니다. 그리고 실제적으로 개원 준비를 도와줄 사람을 구하면 됩니다.

'개원을 할 것인지, 안 할 것인지'를 결정하는 것이 개원 준비단계에 있어 가장 중요한 일입니다. 그리고 개원을 결심했다면 어떤 모습의 병·의원으로 만들 것인지를 결정하는 것이 중요하다고 저는 생각합니다.

개원을 고민하는 의사라면 걱정이 앞서기 때문에 개원 준비과정에서 닥쳐올 산더미 같은 일들에 집중하기 마련입니다. 하지만 저는 시간적 여유를 가지고 본인이 만들고 싶은 병·의원의 모습을 구체적으로 고민해

보는 것이 더 중요하다고 믿습니다. 개원을 하고 안정화된 지금 생각해 보면 그것이 정말 중요한 것이었습니다. 어떤 목표로 나아갈 것이지, 어느 방향으로 갈지를 결정하는 것이 우선되어야 합니다.

목표와 방향성이 정해졌다면 그 이후에는 실제로 일할 사람을 구하셔야 합니다.

먼저 입지를 알아보는 데 도움을 줄 부동산 중개인을 만납니다. 입지는 상당히 중요한데, 의사들은 대부분 부동산에 대한 정보가 적습니다. 부동산 중개인을 만날 때 중요한 것은 병·의원에 관한 정보가 많은 사람이어야 한다는 것입니다. 부동산 중개인도 본인의 전문영역이 있기 때문에 병·의원에 대해 정보가 없는 사람은 도움이 되지 않습니다.

좋은 중개인을 소개 받는 것도 좋은 방법입니다. 그리고 적어도 자신이 개원할 지역에 대해서, 그 지역의 병·의원에 대해서 많은 정보를 갖고 있는 사람이 좋습니다.

개인적인 경험상 입지를 선정하는 것이 다소 어려웠던 것 같습니다. 집과 병·의원이 떨어져있어 출퇴근을 멀리하시는 분도 계시지만, 저는 외과특성상 응급 환자에 대한 조치가 필요할 수도 있어 가급적 살 곳과 병·의원을 가까운 곳으로 정하고 싶었기 때문입니다.

물론 가족들이 살 곳과 일할 곳, 둘다를 만족시키는 곳을 정하는 것이 쉽지 않았습니다. 처음에는 제주도에서 개원을 하고 싶었는데 아이들 교육문제가 걸렸고, 어릴 적부터 살았던 부산에서 개원하는 것도 쉽지 않았습니다. 결국 인연이 되어 수원에 삶의 터전을 잡았고, 병·의원도 아주대 삼거리로 정했습니다. 강원도 동해도 다녀보고, 경기북부 지역을 포함한 경기도 여기저기를 둘러보는 데 6개월의 시간이 필요했는데, 정작 최종 위치는 3일만에 결정되었습니다.

두 번째로 필요한 것은 '자금'입니다만, 은행 대출은 의사면허증만 있으면 되니 그리 큰 걱정은 안하셔도 됩니다. 의사를 대상으로 대출해주는 상품이 몇 개 있는데 이를 주로 다루는 은행들이 있습니다.
저는 자금을 대출받기는 쉬웠습니다. 제가 개원할 당시는 닥터론 대출이 가능한 은행은 3개밖에 되지 않았습니다. 개원관련 세미나에 가면 항상 나오는 2개의 은행과 지인의 소개로 만난 '○○은행' 중에 가장 조건이 좋은 곳을 고르면 되었습니다.
대출은 의사자격증만 있으면 다 되었습니다. ○○은행에서는 3억 5천만 원이라는 큰 금액을 아주 낮은 금리로 대출해주었습니다.
그리고 추가로 1억을 신용보증기금에서 대출 받았습니다. 신용보증기금도 의사면허증 한 장이면 어렵지 않게 대출이 가능했습니다. 신용보증기금 대출은 한 번 찾아가서 서류를 제출하고, 현장실사에서 미팅만 하면 될 정도로 간단했습니다.
그리고 또 추가로 1억을 리스에서 대출을 받았습니다. 그렇게 저는 총 5억 5천만 원 대출을 받을 수 있었습니다.

세 번째로 만나야 할 사람은 인테리어 대표입니다. 물론 인테리어 대표는 입지를 대략적으로 생각하고 나서 만나야 합니다. 그래야 그 상가에 대해서 알아봐주고, 도면까지 그려주기 때문입니다. 제가 개원을 하면서 놀란 것은 인테리어 도면을 그려주는 것이 '무료'라는 것이었습니다. 그 힘든 과정을 비용을 받지 않고 진행해 주었습니다. 많은 인테리어 업체가 난립하고 있고, 경쟁이 치열하다보니 그런 관행이 이어지고 있는 것 같습니다. 개원을 준비하는 의사 입장에서는 유리한 상황이지만 너무 악용하는 것은 좋지 않겠습니다.

인테리어 업체를 정하는 것도 상당히 중요합니다. 의학적인 공부만 기본으로 11년을 넘게 하는 의사들은 대부분 의학 외적인 부분은 관심이 적은 경우가 많아서, 인테리어를 인테리어 업체에게 다 맡기는 경우가 많은데 절대 그러시면 안됩니다. 아무리 병·의원을 전문으로 한 업체라고 해도 내 입맛에 맞게는 만들어주지 않습니다. 의사가 적극적으로 개입을 해서 내 스타일의 병·의원 인테리어로 만들어야 합니다. 중요한 것은 내 스타일을 잘 구현해줄 수 있고, 가격 대비 효율성이 높은 인테리어 업체를 선택하는 것입니다. 많은 의사들이 인테리어 업체들에게 속거나 사기 당하는 경우가 많은 점을 잊지 말아야 합니다.

네 번째로 준비해야 할 것은 직원 구인입니다. 입지도 중요하고, 인테리어도 중요한데 직원 구인도 역시나 중요한 준비 과정이라고 전 믿습니다. 개원을 해보니 '인사(人事)가 만사(萬事)'라는 말에 절대적으로 공감합니다. 좋은 직원과 함께 개원을 시작하는 것은 정말이지 중요합니다. 따라서 개원 전에 봉직의사를 하면서 좋은 직원을 선발하기 위한 준비를 하셔야 합니다. 봉직의사로 일하면서 본인과 스타일이 맞는 직원이 있다면 미리부터 공을 들일 필요가 있습니다. 본인이 개원을 할 때 함께 하겠다고 하는 직원이 있다면 성공입니다.

그리고 개원 준비를 하면서 직원 구인에 사활을 걸 필요가 있습니다. 많은 의사들이 '직원 관리라는 것이 답이 없다.'고 하지만 봉직의사 생활을 하면서 직원으로서 일을 해봤기 때문에 어떤 조건이 좋은 조건인지는 개원하고자 하는 원장님도 알고 있을 것입니다.

개원을 준비하다 보면 자금이 부족하다고 느끼고, 개원 후에도 고객들이 적으면 재정 압박이 있을 거라는 불안감에 직원 월급을 적게 책정하는 경우가 많습니다. 제가 개원을 해보니 월급이 적어서는 절대 안 됩니다. 그리고 직원복지가 중요합니다. 요즘 직원들은 삶의 질을 중요하게 여깁니다. 복지가 절대적으로 중요하니, 좋은 직원을 선발하고 싶으시다면 파격적으로 좋은 조건을 제시할 필요가 있습니다.

그 이외에 의료 장비를 구입하고, 마케팅을 어떻게 할지 정하고, 세무사를 정하는 일은 전문가에게 맡기시면 됩니다.

의료 장비를 담당하는 몇 군데 업체를 만나서 견적을 받고 그중에 마음에 드는 것을 선택하시면 됩니다. 의료 장비를 중고로 살지 신품을 살지가 고민인데, 개원 초반에는 자금이 부족할 수 있으니 중요한 장비와 고객들이 직접적으로 사용할 물품은 신품을 사고, 나머지는 중고로 사셔도 된다고 저는 생각합니다.

마케팅은 개원 3달 전부터 시작하는 것이 좋지만, 힘들다면 적어도 한

달 전부터는 마케팅을 진행해야 합니다. 열심히 준비해서 개원을 했는데 아무도 개원을 했다는 것을 모르시면 당연히 고객은 오지 않습니다. 본인이 직접 마케팅을 하시는 원장님도 계시고, 홈페이지도 없고 블로그도 안 하시는 원장님도 계시지만, 개원을 하는 병·의원이라면 무조건 마케팅이 필요합니다. 그리고 간판에 투자하고, 온라인 마케팅에 집중하는 것이 저의 노하우입니다.

그리고 개원 준비과정에서 세무사를 미리 정해놓는다면 여러 가지가 편합니다. 개원 준비과정에서 소요되는 경비도 향후 경비 처리를 할 수 있습니다. 또한 미리 세무사를 정해서 개원 전에 사업자등록증을 받으면 대출도 일찍 받을 수 있고, 심지어 의료기관 개설신고도 미리 예약해 둘 수 있습니다.

마지막으로 노무사를 고용할 것인가도 고민이 필요합니다. 많은 원장님들께서 개원할 때 노무사와 계약하지 않는 경우가 많지만, 저는 노무사의 도움이 상당히 필요하다고 생각합니다. 그래서 저는 노무사와의 계약을 추천합니다.

Q2. 개원 준비과정은 얼마나 여유있게 생각하면 되나요?

> 사람마다 다르겠지만 1년 정도면 되지 않을까 합니다. 저는 용기가 없어서 10년이 걸렸지만, 구체적으로 개원을 결심하고 준비한 것은 불과 6개월이었습니다.

'골프를 잘 치는 데 시간이 얼마나 소요되냐?'는 질문에 사람마다 답이 다를 것입니다. 얼마나 골프 연습을 했는지, 얼마나 골프에 감각이 있는지에 따라 그 답이 달라질 수 있기 때문입니다. '개원 준비과정에서 얼마의 시간이 필요한가?'라는 질문도 마찬가지입니다. 그래도 이 질문에 대한 저의 생각을 이야기하는 이유는 워낙 궁금해하시는 분들이 많기 때문입니다.

저는 개원 준비과정이 1년 정도면 되지 않을까 합니다. 실제로 3개월 만에 개원을 하시는 분도 봤습니다. 개원 준비를 집중해서 하면 짧은 시간에도 가능할 것입니다. 그래도 인테리어를 하는 시간이 필요하니 최소 2개월 정도는 기본적으로 소요됩니다.

'개원 준비를 위해 휴직을 해야 하는가?'는 질문에 대한 답도 다를 수 있습니다. 저는 따로 휴직을 하지 않고 바로 개원을 했습니다. 1월 31일까지 근무를 하고 2월 2일에 개원을 한 것입니다. 개원을 하기 위해서는 사업자등록증을 발급 받아야 하고, 그래야 대출을 받을 수 있기 때문에 봉직의 생활을 하면서는 개원 준비가 불가능하다고 알고 있는 분도 계십니다. 하지만 봉직의 생활을 하면서도 충분히 사업자등록이 가능했고, 세무사를 선임해서 개원 준비과정에서부터 지출되는 금액을 경비처리 할 수 있었습니다.

사업자등록을 받기 위해서는 병·의원명을 먼저 정하는 것이 필요합니다. 물론 차후에 병·의원명을 바꾸고 사업자등록을 다시 받아도 됩니다만, 어떤 병·의원명으로 개원을 할지는 미리 고민해두시는 것이 좋습니다.

그리고 개원과 관련해서 보건소에 신고하는 것이 다소 번거로울 수 있습니다. 의사가 직접 가야 하는 일이기 때문입니다. 하지만 봉직의 생활을 하면서도 충분히 가능한 일입니다. 심지어 '의료기관 개설신고'도 봉직의 생활을 하는 도중에 미리 할 수 있습니다. 그래서 저는 봉직하는 병·의원을 퇴사하고 2일 후에 개원하고 진료를 할 수 있었습니다.

개원 준비에 시간이 제법 소요되는 이유는 '개원에 관한 원장의 마음의 준비'가 될 때까지 시간이 필요한 면도 있지만, 주로 입지 때문일 가능성이 많습니다. 어디서 개원을 할 것인지 고민하고, 좋은 상가를 선택하는 일이 쉽지 않기 때문입니다.

입지를 전문적으로 소개해주는 업체도 있지만 그분들도 이해 관계가 있기 때문에 내 입맛에 적합한 좋은 입지를 알려주는 것에는 한계가 있습니다. 그래서 결국 원장이 직접 찾아나서야 하는데, 발품을 많이 팔수록 큰 이득이 됩니다.

부동산 중개인도 한계가 있기 때문에 처음에는 공인중개사 몇 분을 만나보는 것이 좋습니다. 그리고 믿을 만한 사람이 정해지고, 개원할 지역이

병·의원 개원 프로세스 (예시)

	D-60	D-50	D-45	D-40	D-35	D-30	D-25
	예산계획 - 대출신청 및 심사						
	세무사 선정	세무사 계약					
	인테리어 - 업체 선정	설계 - 평면도, 디자인/계약	시공				
	예산계획단계 (임차보증금, 시설비, 장비구입비, 홍보비, 예비비 등)	HI작업 - 업체 선정				외부간판 - 계약/발주/인허가	HI작업 명함, 소봉투, 대봉투 네임카드, 문서, 배너 등
	인테리어 개원 컨셉에 맞는 개원시설 인테리어, 냉난방, 가구집기, 간판	의료 장비 - 목록 작성	업체비교 분석	견적 비교 검토			
		인력 계획 - 인력 계획 인원 산출	급여 및 교정 계획		모집공고 및 의뢰/면접계획	면접 심사항목 작업/면접	
		HI작업 병·의원의 전반적인 브랜드 이미지 로고타입, 색상 등 대표 이미지 설정	의료 장비/기기 신품, 중고, 리스할부 개원 컨셉에 맞는 필요 목록 수량 설정	홍보/마케팅 - 홍보컨셉 설정	홍보/마케팅 - 홍보컨셉 설정	홍보방법 구체화	홍보물 제작
			직원채용 공고, 면접, 채용, 근로 계약서, 업무 고정	홍보/마케팅 인쇄물, 판촉물, 홈페이지, 블로그, 바이럴, 지역 등 온-오프라인 마케팅/의료광고 심의			전산 계획 - 업체 선정/계약
						린넨/유니폼	
				전화 및 통신			

☐ 홍보물 제작   ☐ 세무사   ☐ 인테리어   ☐ HI작업   ☐ 내/외부 간판   ☐ 의료 장비

정해지면 한 분에게 여러 곳을 알아봐달라고 부탁하는 것이 좋습니다. 입지에 있어서 무엇보다 중요한 것은 어느 지역에 개원할지 정하는 것입니다.

입지가 정해지면 그 이후의 일은 일사천리(一瀉千里)입니다. 2~3개월이면 가능합니다.
개원 준비는 실제로 해당 전문가들이 다 합니다. 입지를 정하고 상가 계약만 한 후 은행에 찾아가면 대출을 해줍니다. 그리고 상가 계약을 하고

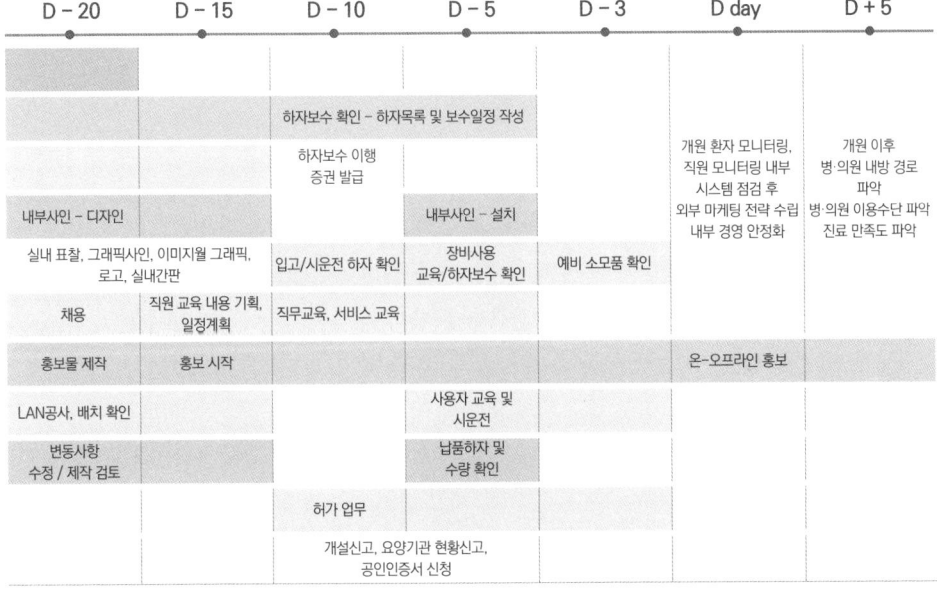

나면 인테리어 대표가 인테리어 도면과 견적서를 줄 것입니다. 원장은 도면을 보고 결정만 하시면 됩니다. 그리고 의료 장비 업자에게 필요한 장비들을 알려주면 알아서 견적을 알려주고, 원장이 괜찮다고 결정만 하시면 장비를 원하는 날짜에 가져다 줍니다.(물론 여러 업체에 견적을 받는 것은 도움이 됩니다.) 마지막으로 인테리어 완료 시기가 대략적으로 정해지면 직원 출근 날짜가 정해지므로 직원 면접을 보시고 계약하면 됩니다.

Q3. 개원 준비에서 가장 신경써야 할 것은 무엇인가요?

> 개원 준비에 있어 제가 가장 심혈을 기울인 것은 '병·의원의 미션과 비전과 차별성을 정하고 핵심 역량을 정하는 것'이었습니다.

개원 과정에서 전문가의 도움을 받을 수 있는 부분은 그리 어렵지 않았습니다. 전문가와 계약을 하고 금액을 지불하면 전문가가 다 알아서 해주기 때문입니다. 물론 세부적인 것을 원장이 직접 챙기면 더 훌륭한 결과가 나올 것입니다. 하지만 원장이 어느 정도 개입을 하더라도 실제로 그 전문가가 대부분의 일을 하는 것이 사실입니다.

그러나 병·의원의 비전과 미션을 정하고, 다른 병·의원과의 차별점을 정하는 것은 오롯이 원장의 몫입니다. 그리고 이 부분은 매우 중요합니다. 저 역시나 장편한외과의 미션과 비전을 정하고 핵심 가치를 선정하고, 장편한외과만의 차별점을 정하는 과정에 심혈을 기울였습니다.

개원을 준비하는 과정에서는 심리적으로 불안하고, 정작 자신이 뭘로 승부를 해야 할지 모르는 경우가 많습니다. 여러 분야의 진료를 다 잘해도 문제고, 제대로 할 수 있는 것이 없어도 문제입니다. 어떤 주력 분야로 할지 정해지지 않았고, 그 주력 분야에 아직 실력이 충분하지 않다면 개원 준비가 덜 된 것입니다.

진료 컨셉을 정하는 데 있어 중요한 것은 '원장의 핵심 역량'입니다. 원장이 잘하는 일을 해야 합니다. 그리고 원장이 좋아하는 일을 해야 합니다. 원장이 잘하고 좋아하는 진료 분야를 진료 컨셉으로 정할 때 개원 준비는 일사천리(一瀉千里)로 진행될 것입니다.

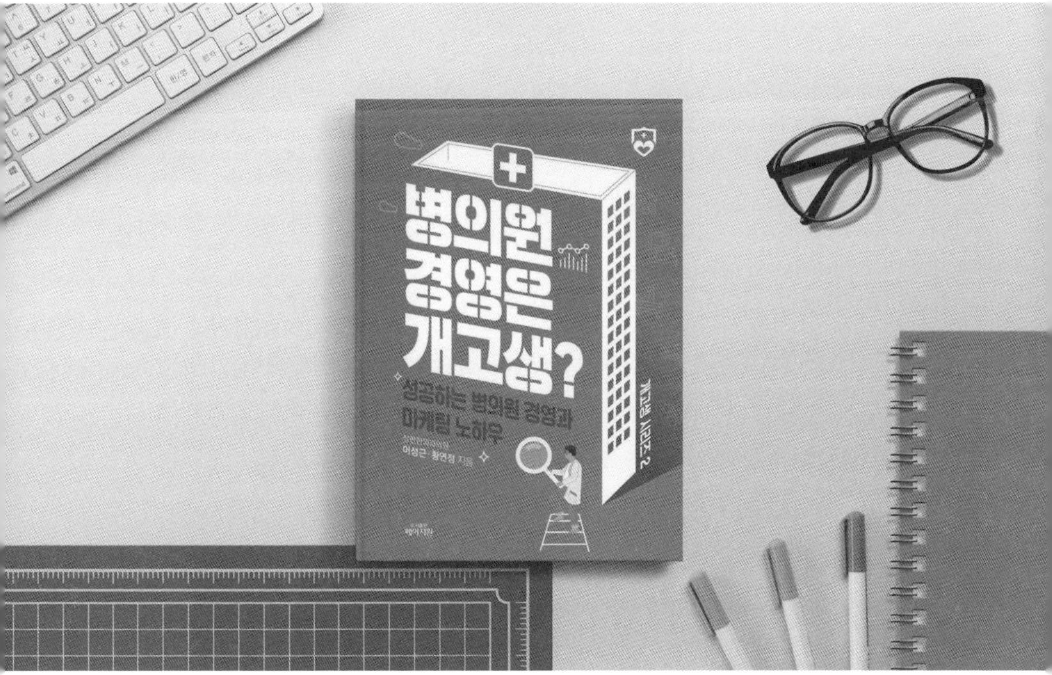

Q4. 개원관련 세미나가 많은데 도움이 되는가요?

> 개원관련 세미나가 도움은 됩니다만, 결국 개원 준비는 원장이 하셔야 합니다.

개원을 준비하면서 제가 아쉬웠던 부분은 개원에 관련된 교육을 해주는 곳이 없다는 것이었습니다.
의과대학 6년 동안 개원에 관해서는 일절 언급이 없습니다. 의사가 되고 개원을 하는 의사가 70%가 넘을진데, 의과대학에서는 학술적인 교육만 합니다. 너무나도 아쉽게 생각하는 부분입니다.
외과 전문의가 되는 과정에서도, 전임의 과정에서도 개원을 위해 어떻게 준비해야 되는지 알려주지 않습니다. 그렇게 12년이 개원과 무관한 교육들로만 진행됩니다. 군대복무 3년까지 한다면 15년 동안 의사와 연관된 공부와 실전을 겪었는데도 개원을 하려고 하면 막막합니다.

그래서 많은 의사들이 개원 준비과정에서 개원 관련 세미나를 듣기도 합니다. 하지만 알고 보면 그 교육의 주체들은 일반 업체들입니다. 의사 협회도 아니고, 의사들의 학회도 아닙니다. 그냥 의사를 대상으로 사업을 하고자 하는 일반 업체들이 모여서 강의를 해주는 것입니다.
물론 그 강의들이 도움은 됩니다. 개원에 관해 백지상태인 의사들에게는 도움이 됩니다. 개원 준비를 어떻게 해야 하는지 알려주고, 주의사항도 알려줍니다. 하지만 그런 개원 관련 세미나들의 최종 목적은 본인들

업체와 계약하게 하는 것입니다. 그래서 개원 세미나에 참석하는 의사들이 가끔 '호갱'이 되는 경우도 있으니 주의해야 합니다.

그래도 저는 개원 세미나에 참석을 자주 하였습니다. 개원하기 5년 전부터 개원 직전까지 1년에 한두 번씩 참석을 했습니다. 결국 그 개원 세미나에서 강의했던 업체들과 단 한 곳도 계약을 하지 않았지만, 그들의 강의가 도움이 되었던 것은 사실입니다. 이 자리를 빌려 그분들께 감사드립니다.

개원관련 세미나는 개원을 고민하는 원장들에게 도움이 될 수는 있겠지만, 그런 정보들을 너무 과신해서는 안됩니다. 다른 업체와 비교해서 판단해야 합니다. 주의할 것은 시간적으로 쫓기고, 심리적으로 불안한 원장들이 실력 없는 업체들에 '낚이지 말아야 한다.'는 것입니다.

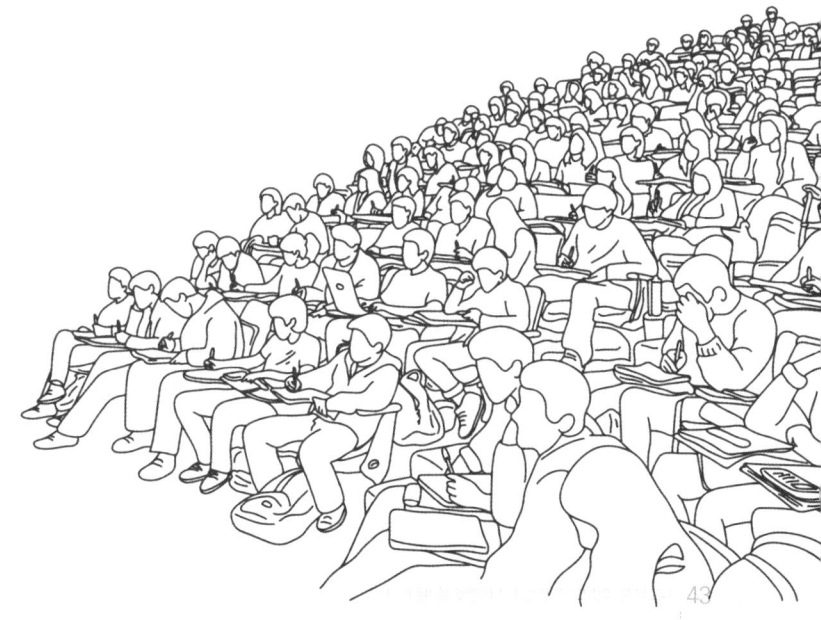

Q5. 개원 관련 책을 읽는 것이 도움이 되나요?

개원과 관련된 책을 읽는 것은 엄청난 도움이 됩니다. 강력 추천합니다.

아쉬운 것은 개원과 관련된 책이 그리 많지 않다는 것입니다. 그리고 더 아쉬운 것은 개원 관련 책들이 치과의사나 치과 코디네이터들이 작성한 글이 많다는 것입니다. 또한 병·의원 서비스 관련해서는 의사가 아니라 코디네이터들이나 서비스 강사들이 적은 글들이 많습니다. 그리고 병원 관계자가 작성한 책들은 주로 병원급에 해당되는 내용들이 많은 점도 아쉬운 대목입니다. 그렇기 때문에 그런 책들을 읽으면서 본인이 개원하고자 하는 형태에 도움이 되는 내용들만 발췌해야 한다는 아쉬움이 있습니다.
제가 이렇게 '개고생 시리즈' 책을 여러분들에게 선보이는 이유도 조금이나마 여러분들에게 책을 통해 도움을 드리고 싶어서입니다.

저는 개원 준비를 하면서 개원 관련 책들을 참 많이 읽었습니다. 병·의원 분야 이외에도 경영에 관한 책들까지 하면 150권 정도 읽은 것 같습니다.
문제는 그 책들을 '한 번만 읽어서는 도저히 이해할 수가 없었다.'는 점이고, 실제로 개원을 구체적으로 준비하기 전에 읽은 내용은 '직접적으로 와닿지 않는다.'는 한계가 있었습니다. 그래도 개원 전에 개원과 관련된 책을 많이 읽는 것은 개원을 준비하는 여러분들에게 큰 도움이 되므로 강력 추천합니다.

그 많은 책들을 읽으면서 제가 내린 결론은 '준비만 잘하면 개원이 그렇게 어렵지 않다.'는 것이었습니다. 물론 그냥 개원한다고 다 잘 되는 것은 아닙니다. 고객이 원하는 의료서비스를 제공하고, 다른 병·의원과 차별화된 서비스를 제공하는 것이 중요합니다. 원장이 잘 할 수 있는 분야가 무엇인지 정하고, 경쟁력 있는 분야를 선택하는 것 또한 중요합니다. 직원을 관리하고, 마케팅을 진행하고, 병·의원을 경영하는 것이 그리 쉽지만은 않습니다. 하지만 많은 책을 읽고, 많은 분들의 조언을 경청하고, 도전하고, 실패 원인을 분석하며 앞으로 나아간다면 개원은 반드시 성공할 것입니다.

개원과 관련된 책들에는 개원의 비결이 적혀 있고, 개원을 먼저한 선배들의 경험담이 적혀 있습니다. 진흙 속 진주를 캐내야 보물이 되듯이 그 책들 속에 적힌 '보석 같은 노하우들'을 실제로 적용해간다면 큰 도움이 될 것입니다.

저는 개원과 관련된 책 이외에도 의료서비스에 관한 책들도 추천드립니다. 그런 책들을 읽고 나서 제가 겪은 가장 큰 변화는 '환자를 고객으로 대하는' 태도의 변화입니다. 오랫동안 의학공부와 전문의 과정을 수료하면서 저에게 아픈 사람은 '환자'였습니다. 하지만 개원을 해보니 병·의원을 내원하시는 분들은 환자이면서 동시에 '고객'입니다. 저의 이런 생각에 반박을 하실 원장님도 많으실 거라 생각합니다. 하지만 저는 병·의원을 내원하시는 분들을 '고객'으로 대할 때 개원은 실패하지 않을 것이라고 생각합니다.

그리고 추가로 병·의원 경영에 관한 책들도 도움이 됩니다. 개원을 한다는 것은 의사 역할뿐만 아니라 경영자의 역할을 한다는 것입니다. '의사로서의 역할'만을 하기를 원하신다면 개원을 하셔서는 안 됩니다. 개원한 의사는 동시에 경영자여야만 합니다. 그래야 병·의원의 경영이 힘들지 않습니다. 따라서 경영 마인드를 갖추는 데 도움이 되는 책들도 개원 준비과정에서 읽어보시라고 강력 추천드립니다.

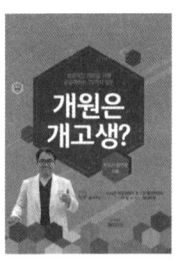
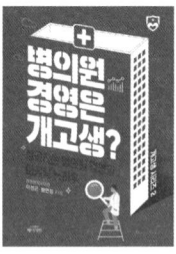
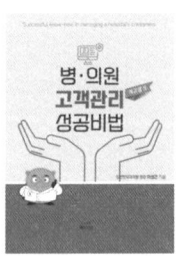
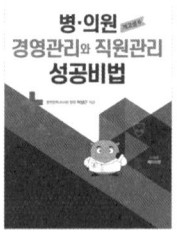
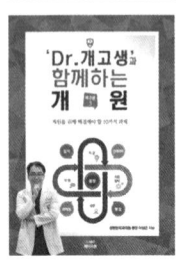
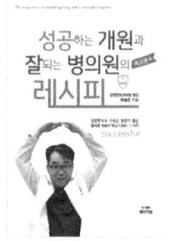
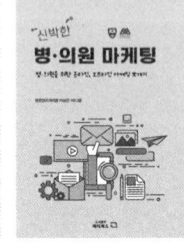
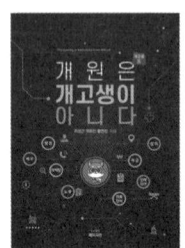

Q6. 개원하는 과정에서 가장 힘들었던 점은 무엇인가요?

불안감이 가장 힘들었습니다.

우리가 하는 걱정의 95%가 쓸데없는 걱정이라고 합니다. 하지만 저 역시나 개원을 준비하면서 쓸데없는 걱정이 많았습니다.

'개원을 하는 것이 진짜로 잘하는 것일까?'
'개원하지 말고 그냥 봉직의로 계속 지내면 진짜 안 되는 걸까?'
'개원을 했는데 적자면 당장 어떻게 할까?'
'개원한다고 5억을 투자했는데 망하면 어떻게 될까?'
'개원 후 망하면 당장 우리 식구들은 어떻게 해야 하나?'
'개원 후 고객들이 안 오면 어떻게 하면 되는가?'
'개원 전에 내가 세웠던 원칙들이 지켜질 수 있을까?'
'개원 후 적자가 되면 나도 역시나 변하는 것이 아닐까?'

지금 생각해보면 진짜로 쓸데없는 걱정이었는데, 당시는 꽤나 힘들었습니다.
개원 준비에 있어 비즈니스적인 문제는 의외로 어렵지 않습니다. 전문가와 계약을 하고 맡기면 되는 것입니다. 하지만 개원 과정에서의 불안감은 온전히 원장의 몫입니다.

이런 불안감을 극복하기 위해서는 운동이나 취미 생활을 하는 것도 도움이 됩니다. 개원 준비과정에서 여행을 다녀오는 분도 계시는데, 불안감을 극복하기 위한 좋은 방안이라고 생각합니다.

그리고 긍정적인 자기 주문을 외우는 것도 도움이 됩니다. 명상을 통해 마음의 안정을 취하는 것도 좋으리라 생각됩니다.

또한, 선배들의 병·의원을 다녀보는 것도 좋습니다. 선배라면 용기를 북돋아주고 희망을 선물해줄 것입니다. 저 역시나 선배들 병·의원을 참 많이 다녔습니다. 개원을 해야겠다고 생각이 들 때마다 4~5곳의 병·의원을 돌아다녔습니다. 저보다 먼저 개원을 한 선배님들이나 후배님들이 어떻게 살아가는지 들어보고, 식사를 같이 하는 것도 제게 큰 도움이 되었습니다. 이 자리를 빌려 많은 선·후배님들께 감사드립니다.

그리고 저에게는 좋은 멘토가 계셨습니다. 개원의 불안감을 줄이는 데 큰 도움을 주셨던 익산 장문외과의 최성양 원장님께도 큰 감사인사를 드립니다.

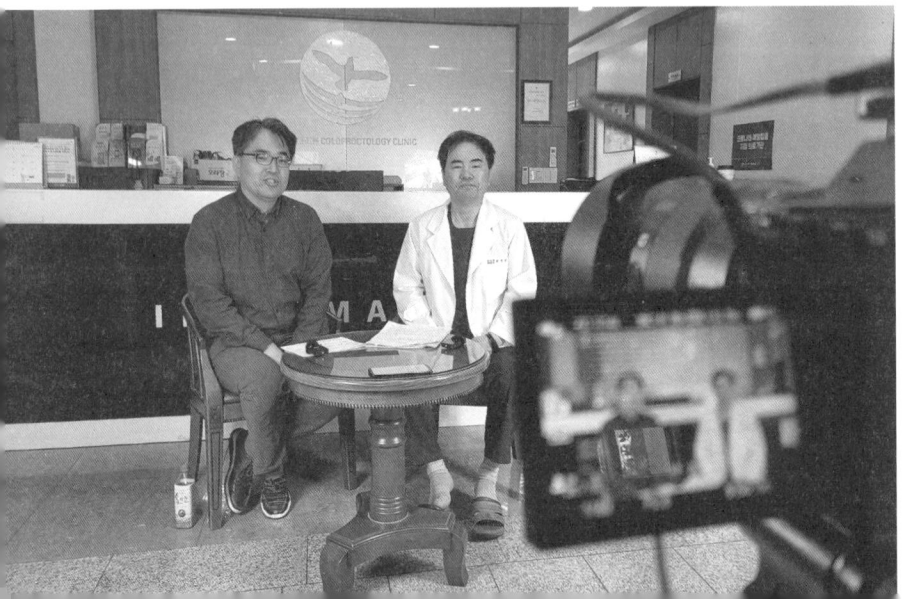

Q7. 개원 선배들이 개원 과정에서 가장 힘들었다고 이야기 하는 것은 무엇인가요?

> 직원문제가 가장 힘들다고 합니다.

개원 준비과정에서 가장 많이 듣는 이야기가 '입지가 핵심이다.'라는 이야기와 '인사(人事)가 만사(萬事)이다.'라는 이야기입니다. '인사(人事)가 만사(萬事)'라는 이야기처럼 직원의 선발과 관리는 무척이나 중요합니다.

좋은 직원을 선발하는 것은 쉽지 않습니다. 당연히 개원을 하는 병·의원에 오려고 하는 좋은 직원은 많지 않습니다. 개원하는 병·의원을 초반에 세팅하는 일이 힘들기 때문입니다.

능력있는 직원이라면 자신이 지금 근무하는 병·의원에서도 능력을 인정받고 좋은 대우를 받고 있을 것입니다. 그런 상황에서 굳이 새로 개원하는 병·의원으로 옮길 이유가 없습니다. 심지어 개원하는 병·의원은 일이 많습니다. 밑바닥부터 세팅을 다시 해야 되기 때문에 신경 쓸 일도 많고 챙겨야 할 일도 많습니다.

대부분의 개원하는 원장님들께서 직원 선발에 있어 선택하는 방법은 구인 사이트를 통해 직원들을 구하는 것입니다. 하지만 제가 해보니 그 방법은 그리 좋은 방법이 아닙니다.

제가 추천드리는 방법은 직원을 '스카우트'하는 것입니다. 프로의 세계는 실력으로 인정받고 급여로 대우 받습니다. 좋은 인재를 원하신다면 과감하게 투자를 많이 하셔서 스카우트 하셔야 합니다. 10년 동안 봉직의 생활을 하면서 제가 깨달은 것이 있습니다. '프로는 프로다워야 하고, 프로는 실력으로 증명해야 하며, 프로는 월급과 복지로 인정받는다.'는 것입니다. 스카우트를 위해 제가 공약했던 점은 '월급 30% 인상과 좋은 복지 혜택'이었습니다. 그 덕분에 많은 분들이 스카우트에 관심이 있으셨고, 제가 원하는 분을 모실 수가 있었습니다.

두 번째 방법은 좋은 직원이 소개해주는 직원을 선발하는 것입니다. 좋은 사람 옆에는 역시나 좋은 사람이 있습니다. 직원이 원장에게 좋은 사람이라면, 그 직원이 소개해주는 사람도 원장과 스타일이 맞는 경우가 많습니다. 직원이 다른 사람을 소개해준다는 것은 그 직원 역시나 병·의원에 만족한다는 것입니다. 그리고 새로운 직원이 왔을 때 적응을 잘할 확률도 높습니다. 여러모로 좋은 방법입니다.

개원시 원장이 해야할 일들

부동산	개원 자금	세무
· 임대차 계약	· 은행 대출 상담	· 사업자등록증 발급

인테리어	간판/사인	보안 업체
· 업체선정/계약 · 설계도면 확정 · 가구 및 집기 선정	· 디자인업체 선정 · 간판위치 선정 · 설치(안)작성/신고	· 업체 선정 · CCTV설치(안)작성

냉·난방 업체	네트워크 및 통신	의료 장비
· 인테리어도면 확정 · 업체 선정	· 전화/팩스 신청 · TV/인터넷 신청 · 네트워크 설치 · 카드단말기 설치	· 대/소 의료 장비 · 목록작성/업체 선정 · 재료/기구업체 선정

광고/홍보	인력계획	전자제품
· 대상지역 선정 및 계획 수립 · 매체 선정/예산 편성 · 홍보물 제작 및 배포	· 인력계획 수립 · 모집공고 및 면접 · 연봉협상/근로계약서 작성 · 인력현황 신고	· TV/태블릿 · 세탁기, 가습기, 공기청정기, 냉장고 등 · PC 및 전화/FAX

기타 관련 업체	인허가사업	
· 의약품 폐기물 업체 · 정수기/정수시스템 · 전자차트, 청소업체 등	· 보건소 개설신고 · 방사선/장비 신고 · 건강보험공단/심평원 등록 신고 · 건강검진 신청 등	

YOUTUBE
『Dr.개고생』

YOUTUBE
『Dr.개고생 개원 아카데미』

YOUTUBE
『Dr.개고생』

YOUTUBE
『Dr.개고생
개원 아카데미』

QR코드 사용방법

 →  → 웹페이지
브라우저에서 Youtube에 접속하려면 여기를 누르세요.

1. 기본 카메라 앱을 열어주세요.
(애플/안드로이드 동일)

2. 화면에 맞춰 사진을 찍는 것처럼 QR코드를 화면 중앙에 배치합니다.

3. 위와 같이 나타나는 창을 누르면 영상이 유튜브에서 재생됩니다.
(애플도 팝업창 열기를 해 주세요.)

II

개원 결심 후
결정해야 할 8가지

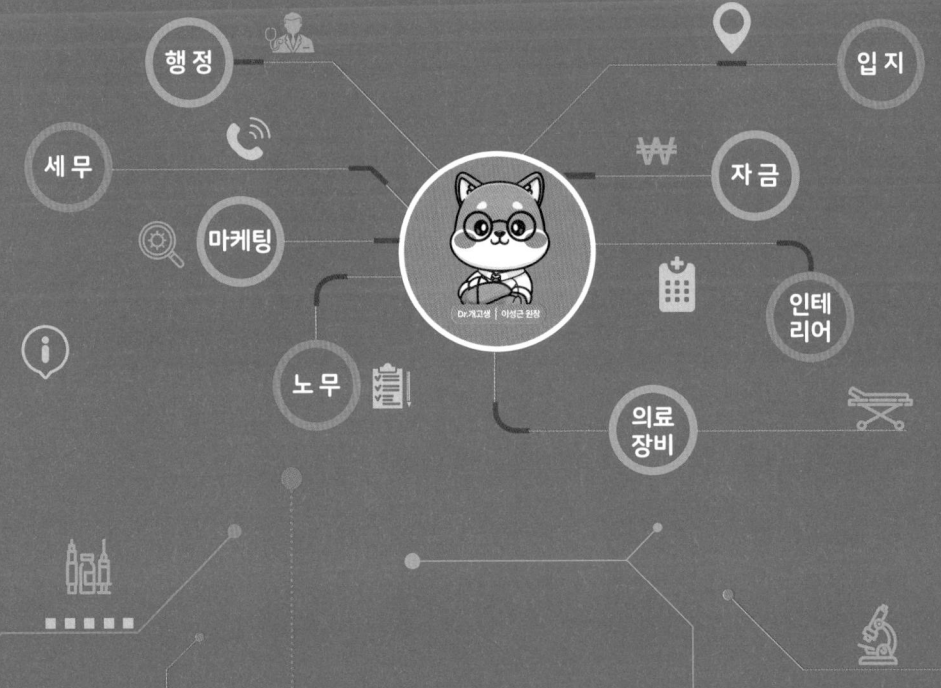

Part II 개원 결심 후 결정해야 할 8가지

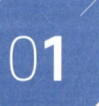 **입지**

Q1. 입지 고민을 하는 예비 원장님들을 만나면 어떤 이야기를 먼저 해주시나요?

원장님의 전문과별로 말씀드리는 내용에 차이가 있습니다. 다만 공통적으로 원장님들에게 여쭤보는 내용들은 크게 4가지 정도가 있을 것 같습니다.

첫 번째로는 진료 환자 연령대를 체크하고 있습니다.
어느 원장님의 경우 소아 환자는 보기 힘들고 연령대가 높은 환자만 보고 싶다고 하는 분도 계시고, 직장인 검진 위주로 하고 싶다거나 수술을 하고 싶다고 하는 원장님도 있습니다. 원장님들마다 선호하는 연령대가 다양하기 때문에 선호하는 진료 환자 연령대를 우선 체크하고 있

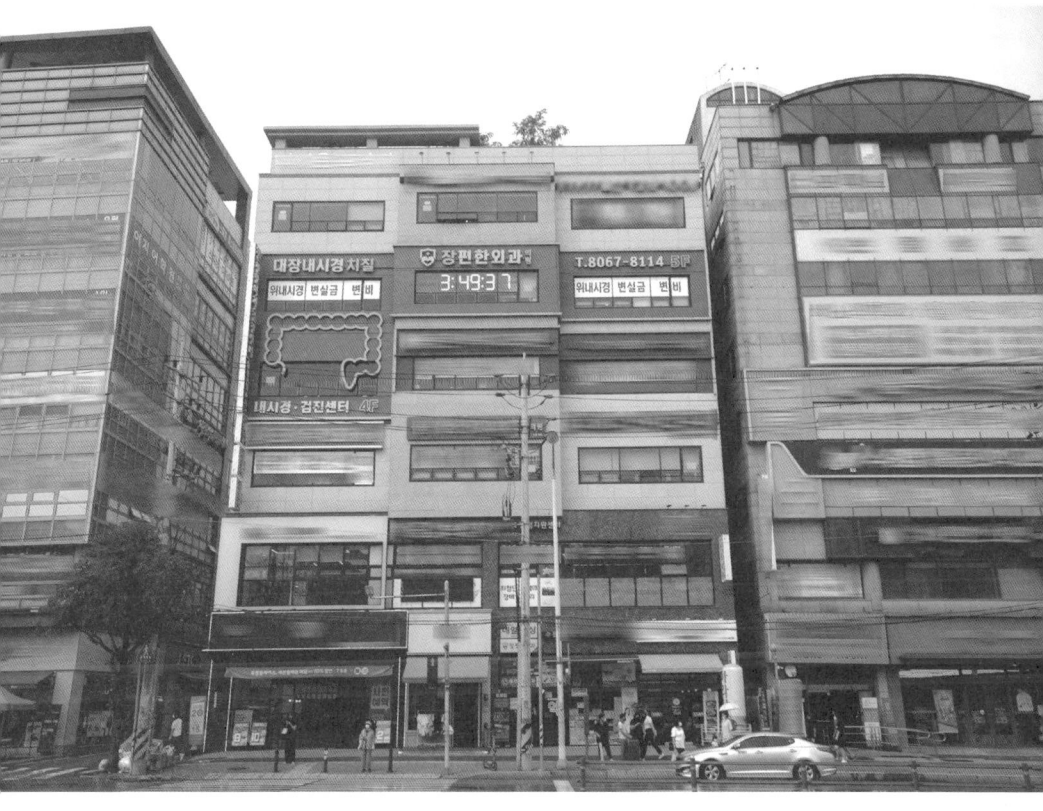

습니다.

두 번째로 진료 컨셉을 체크하고 있습니다. 원장님별, 과별로 진료 컨셉이 너무 다양하기 때문에 정확한 컨셉을 파악하는 것이 중요합니다. 만약 진료 컨셉을 고민 중이라고 하시면, 현재 근무하고 계시는 곳의 스타일을 많이 여쭤봅니다. 대부분 원장님들께서 개원을 준비하는 과정에서 전에 일하셨던 병·의원의 컨셉을 따라가는 경우가 많기 때문입니다. 즉,

본인이 그 병·의원에서 근무하고 있다는 것은 나도 그와 같은 진료를 하고 싶기 때문에 그 병·의원에서 근무하고 계실 확률이 높습니다. 그러므로 만약 컨셉에 대한 고민이 있다고 한다면 지금 자신이 근무하고 있는 병·의원의 진료 스타일을 체크하는 것이 좋습니다.

그리고 세 번째로 중요한 것은 개원 시기입니다.
원장님께서 입지를 확인하고 있는 상황이 내가 원하는 병·의원 개원 시기와 맞아떨어지는지, 아니면 너무 일찍 찾아보고 있거나 너무 늦게 알아보고 있는 것인지, 또는 시기를 뒤로 미뤄야 하는 경우도 있을 수 있습니다. 그러면 저희는 그와 관련해서 '지금은 이런 상황이므로 지금부터 입지를 보셔도 된다.' 또는 '시기를 당겨야 한다거나 미뤄야 한다. 추후 더 확인해야 한다.'고 말씀 드립니다.

통상적으로 입지계약을 하면 계약일부터 잔금일까지 한 달 정도 기간이 소요됩니다. 그리고 잔금일부터 인테리어를 시작해서 개원일까지 2~3달 정도 기간이 소요됩니다. 물론 인테리어 평수에 따라 기간은 차이 날 수 있습니다. 여유있게 계약일로부터 대략 3~4달 정도의 기간이 소요된다고 보고, 입지가 내가 원하는 개원 시기와 맞는지 체크해보면 좋습니다.

네 번째로 중요한 것은 거주지에서 병·의원까지의 출·퇴근 시간입니다. 저희는 자차 출근 1시간 이내가 적정한 거리라고 말씀드립니다. 그 이상이 되면 출·퇴근만으로도 지칠 수 있기 때문입니다. 또한 선호하는 지역이 있다면 그쪽으로 이사를 할 수 있는지도 체크합니다. 그래서 최대한 병·의원과 자택과의 거리를 고려하여 입지를 체크해드리고 있습니다.

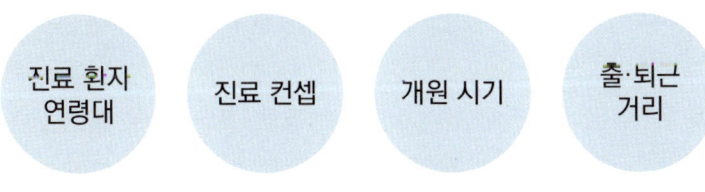

<입지 선택시 고려사항>

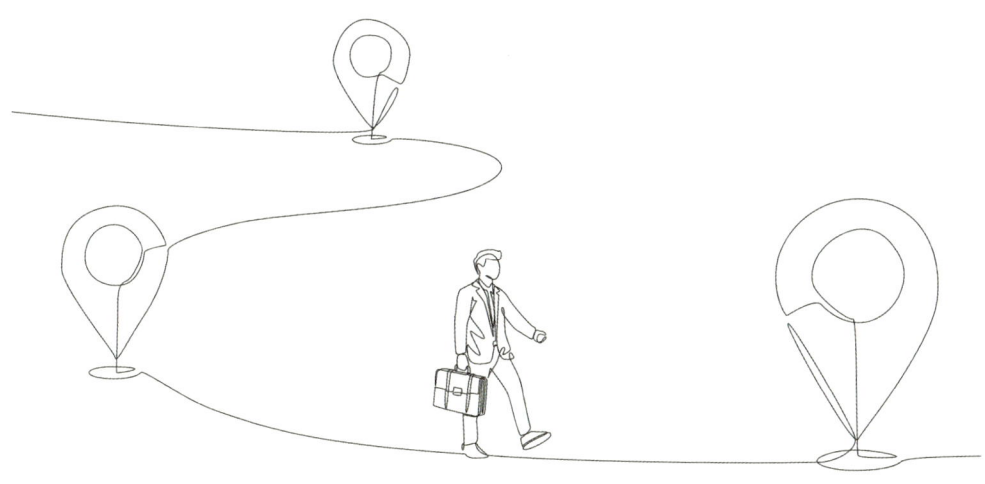

Q2. 입지 선택이 개원의 성공과 실패를 가르는 결정적인 키워드라고 생각하나요?

입지가 중요하다고 생각은 하지만 입지가 개원의 전부라고는 생각하지 않습니다. 굳이 말하자면 '반반'이라고 생각합니다. 입지가 중요하지 않은 건 아니지만 원장님의 성향도 중요하기 때문입니다.

아무리 입지가 좋은 곳에 간다 한들 원장님의 진료 스타일, 환자를 대하는 태도 등도 병·의원의 흥행을 좌우합니다. 또한 원장님 컨셉에 맞지 않는 입지에 들어가면 문제가 생길 수 있습니다.
예를 들면, 개원 입지가 B급이다 싶은 곳에 가도 환자를 끌어 모으는 원장님이 있습니다. 물론 그 반대의 경우도 있습니다. 그러므로 입지 자체의 중요성보다는 원장님과 입지가 서로 잘 맞아야 병·의원이 성공할 수 있다고 봅니다.
또한, 무조건 A급 자리에 간다고 해서 문제점이 없는 것이 아닙니다. 그런 곳은 월세나 보증금, 관리비가 비쌉니다. 그리고 내가 원하는 평수를 사용하지 못할 수도 있습니다. 따라서 여러가지로 잘 고민하고, 자신의 성향과 스타일도 고민해 봐야 합니다.

제 생각에는 입지가 50%, 원장님의 병·의원 운영 실력이 50%로 이 둘이 잘 어울려야 하는데, 굳이 조금 더 중요한 것을 따지자면 입지에 힘을 실어주고 싶습니다.

Q3. 좋은 입지의 필수 조건은 무엇인가요?

'좋은 입지란 무엇인가요?'라는 질문의 정답은 정해져 있다고 봅니다. 원장님의 진료 컨셉, 그 컨셉에 맞는 상권, 건물의 컨디션, 적은 경쟁의 원 등 모든 것이 맞아떨어지는 곳이 좋은 입지입니다. 하지만 아쉽게도 지금 개원 시장을 봤을 때 모든 조건에 맞는 입지는 없습니다.

만약 원장님의 과목별 진료 컨셉과 상관없이 '그냥 좋은 입지가 어디냐?'라고 물어보신다면 저희는 '기본적인 세대수가 받쳐주는 곳'이라고 말씀드리고 있습니다. 기본적인 세대수라고 하면 주변 반경 500m~1km 이내에 5천 세대 정도를 말합니다. 그 이유는 환자 발병률 때문입니다.

환자 발병률이라고 하면 병·의원을 오픈했을 때 주변에 환자가 얼마만큼 생길지에 대한 부분인데, 기본적인 평균 환자 발병률이 나오려면 최소 5천 세대를 보아야 한다고 말씀드릴 수 있습니다.

거기에 부수적으로 재래시장이냐, 역세권이냐 하는 것은 컨셉에 따라 달라지는 것이므로 일단은 세대수만 봐주시면 좋겠습니다.

두 번째는 내가 원하는 평수를 사용할 수 있는 건물입니다. 요즘은 원체 건물이 없어서 위·아래 층을 쓰는 분도 있는데, 그런 경우에는 인건비와 인테리어 비용이 대략 1.5배 정도 늘어납니다. 인원을 3명만 써도 됐는데, 4~5명을 써야 할 수도 있습니다. 제일 큰 문제는 환자가 위·아래로

오르락내리락한다는 불편함입니다. 그러므로 한 공간에 한 바닥을 쓸 수 있는 건물이 베스트(best)입니다.

그리고 내가 원하는 컨셉에 내가 원하는 환자군이 포진된 곳이 좋은 입지이고, 거기에 건물까지 내가 원하는 곳이라면 좋은 입지라고 할 수 있습니다.

하지만 서두에 말씀드렸던 것처럼 모든 것을 충족시키기는 어려운 것이 사실입니다. 이 중에 내 컨셉과 환자군이 맞아떨어지는 곳이 있다면 우선순위 입지로 생각하고, 나머지 모자란 부분은 원장님께서 채워가면 좋을 것 같습니다. 자신에게 100% 맞는 입지를 찾기는 어려움이 있습니다. 70~80% 정도의 상황들만 맞으면 나머지 20~30%는 채워간다고 생각하면 좋을 것 같습니다.

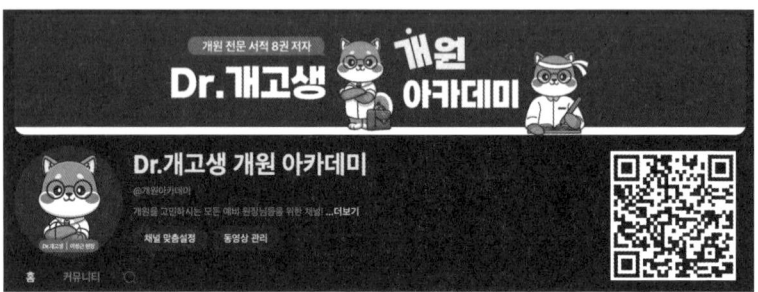

Q4. 예비 원장님들이 개원 입지를 선택할 때 고려해야 할 점은 무엇인가요?

상권을 크게 4가지로 정리하면 재래시장 상권, 아파트 대단지 상권, 오피스 상권, 역세권으로 나눌 수 있습니다.

우선 아파트 대단지 상권은 간단히 설명하면 신도시입니다. 신도시는 보통 평균 세대가 1만 세대 이상입니다. 여기는 신혼부부, 소아 환자, 연령대가 있는 분도 두루두루 있는 편이지만, 그중에서도 신혼부부의 비율이 상대적으로 높습니다. 그래서 모든 과가 두루두루 어울리긴 하지만, 젊은 층의 환자를 진료하는 과목에 좀 더 맞는 입지입니다.

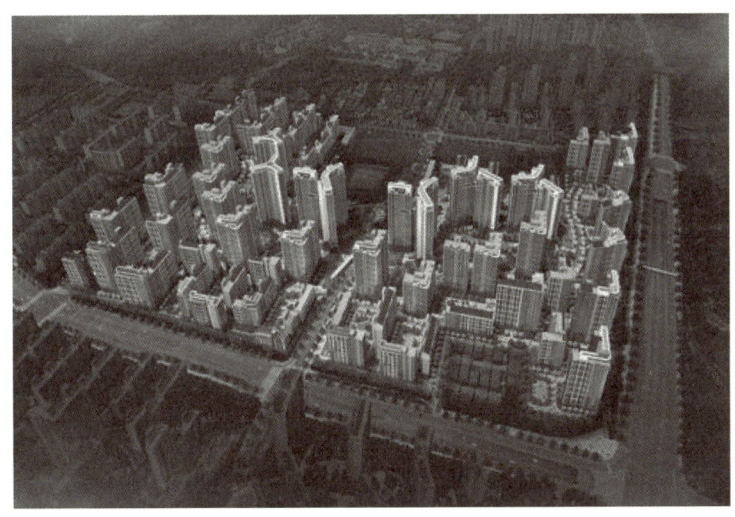

<검단신도시>

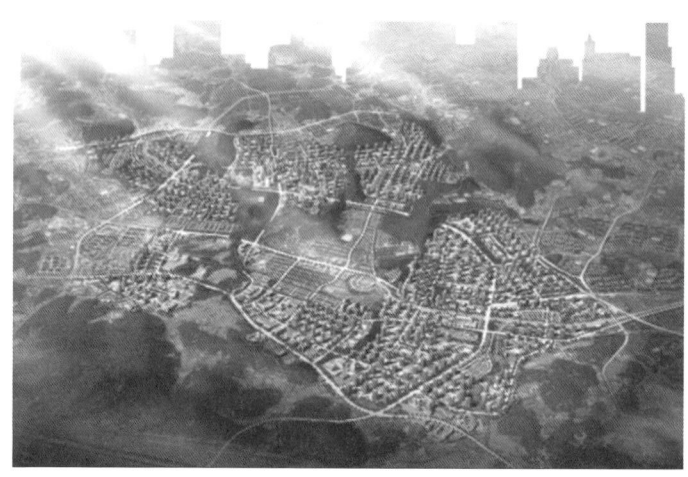

<미사강변신도시>

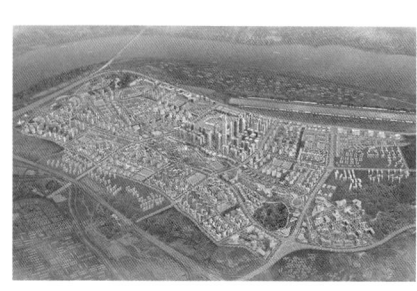
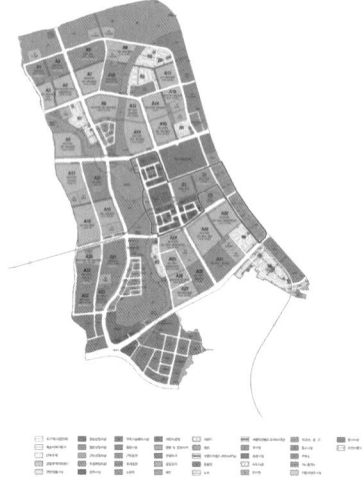

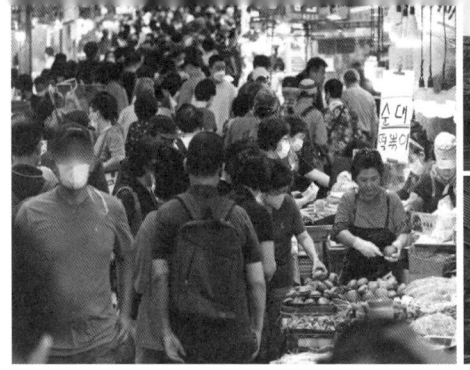
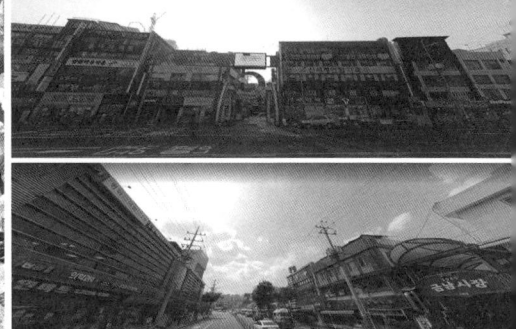

재래시장 상권은 구도심 상권이라고 할 수 있는데, 이곳은 연령대가 높습니다. 40대 이상부터 시작해서 60대, 70대도 많이 포진되어 있기에 이곳은 과가 한정적입니다. 소아과는 당연히 배제되고, 소아를 타깃으로 한 치과도 적절하지 않습니다. 내과, 정형외과 계열, 치과, 이비인후과, 비뇨기과 중에서 연령대가 높은 분을 컨셉으로 하는 진료과는 선호 지역이 될 수 있습니다. 그리고 이곳은 월세가 저렴한 곳도 상당수 있습니다.

<구리전통시장>

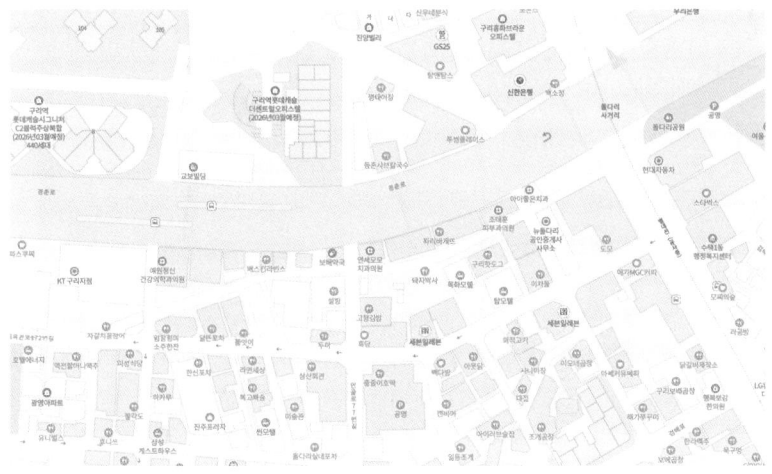

오피스 상권은 젊은 회사원이 많고 소비력이 높은 곳입니다. 직장인이 많다 보니 소비력이 있으므로 그 컨셉에 맞는 원장님이 들어가기에 좋은 곳입니다. 그리고 이곳은 주말 휴무도 가능합니다. 이 상권 같은 경우엔 직장인이 많은 특성상 월~금까지의 인원이 많고, 주말은 인원이 적은 편이므로 워라밸(work-life balanc)을 중시하는 원장님에게 맞습니다. 그리고 소비력이 높으므로 일반적인 지역의 진료 컨셉이나 스타일보다 조금 금액대가 높아도 충분히 환자를 볼 수 있습니다.

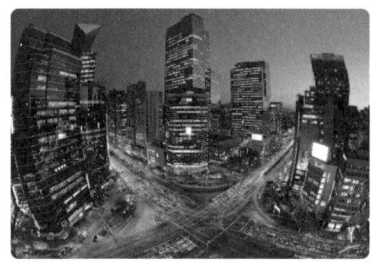 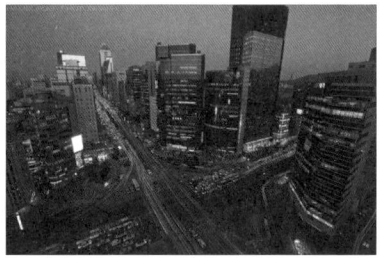

<테헤란로>

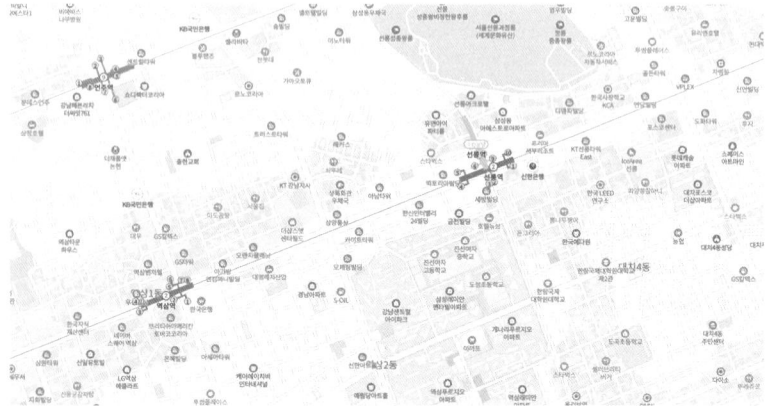

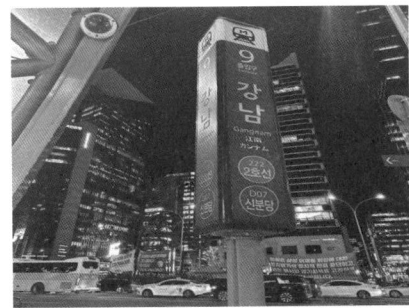 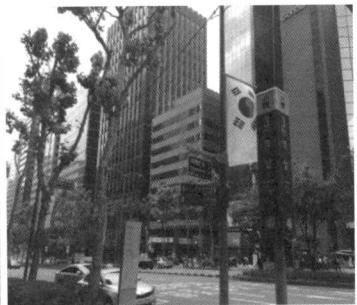

마지막으로 역세권 같은 경우는 많이 열려 있는 상권입니다. 즉, 교통이 편리하여 환자가 여기저기서 쉽게 올 수 있는 상권입니다. 내가 들어간 지역만이 아니라 여러 지역에서 오는 환자를 진료하고 싶다는 원장님에게 알맞습니다.

<강남역>

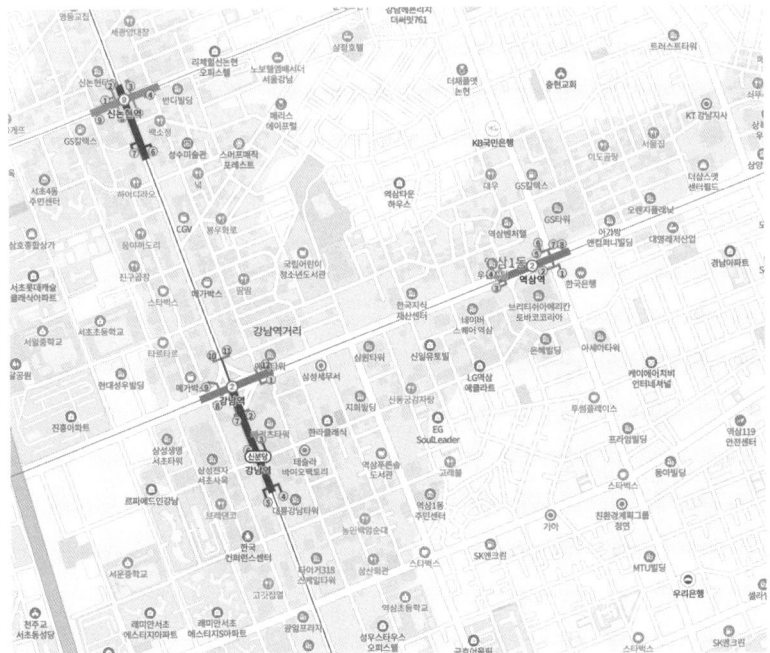

저희는 개원 입지를 정할 때는 자택에서 출퇴근 거리가 1시간 이내인 곳으로 동서남북 체크를 합니다. 그리고 그중에 원장님이 선호하는 지역이 있는지 확인합니다. 예를 들어, 서울 종로를 중심으로 한다면 '나는 강남과 강서는 마음에 안 든다. 강동과 강북 쪽으로 체크해달라.'라고 말씀하시는 분이 있습니다.

이렇게 지역을 설정하면, 그 지역 내에서 컨셉에 맞는 상권이 있는 곳을 검토합니다.

그리고 원장님께서 원하는 평수, 보증금, 월세, 건물 컨디션, 조건 등을 감안하여 상권 안에서 건물을 검토합니다.

요약하자면, 저희는 출퇴근이 가능한 지역, 컨셉에 맞는 상권, 거기에 맞는 건물 순으로 체크를 해드립니다.

다시 정리하자면, 4가지 상권 중 병·의원 컨셉에 맞는 상권을 체크하고, 거주지에서 1시간 이내 거리 중 눈여겨 봤던 지역을 검토하여 상권을 찾고, 그 안에서 건물을 찾아보면 개원 입지를 찾는 게 훨씬 수월합니다.

YOUTUBE
『Dr.개고생』

YOUTUBE
『Dr.개고생 개원 아카데미』

Q5. 만약 아무리 찾아도 마땅한 입지가 없다면 어떻게 하는 것이 좋을까요?

저희는 좀 쉬었다 가는 것도 방법이라고 말씀드리고 싶습니다.

저희는 원장님을 만나 뵙고, 자리를 보여드리고, 임대차 계약을 하는 날까지 평균 3개월 정도 걸린다고 말씀드리고 있습니다.
그 이유는 개원 전까지 3개월 이상의 시간을 보내면 원장님께서 체력적으로, 정신적으로 지칩니다. '전에 본 그 매물이 더 좋을 것 같은데.'라고 생각했는데 그 자리는 이미 계약해서 나가는 경우도 생기고, 매물을 보여드리면 보여드릴수록 어떤 입지가 맞는지 혼란스러워합니다. 그러므로 저희는 입지를 보는 데 3개월 정도의 시간이 제일 적당하다고 생각합니다.

만약 그 이상의 시간이 걸린다면 입지를 보는 걸 좀 쉬었다가 다시 체크하라고 말씀드립니다. 저희는 2~3개월, 최장 6개월 정도를 잡는데 이걸 역산해서 자신의 개원 시기를 유추해 볼 수도 있습니다.
만약 지금부터 3개월 내에 임대차 계약을 한다고 하면 평수에 따라 변동이 있겠지만 인테리어가 평균 2달 정도이고, 행정 업무까지 하면 입지선정부터 개원까지 5~6개월 정도의 시간이 걸립니다. 그러면 개원 시기를 대략이나마 예상해 볼 수 있습니다. 아니면 반대로 개원 시기를 정해놓고 거기에 맞춰 입지를 알아보면 되겠다고 판단할 수 있는데, 전반적으로 개원 계약까지는 3개월가량, 오픈까지는 5~6개월가량의 시간이 걸립니다.

저희가 원장님을 만나 뵐 때 3개월의 기한을 두는 것은 3개월 동안 대략 최대 10군데 정도의 입지를 보기 때문입니다. 그럼 그중 마음에 드는 입지가 있을 수 있고, 생뚱맞은 입지가 있을 수도 있습니다. 딱 맞는 입지를 만나면 좋지만 그렇지 못한 경우는 3개월 정도가 경과되면 입지 체크를 좀 쉬라고 권유합니다. 저희가 말씀드리는 3개월은 계약까지 진행되는 평균 기한으로 꼭 3개월 안에 모든 것을 결정해야 하는 건 아닙니다. 너무 많은 입지를 보면 역으로 결정이 어려워질 수 있으니 어느 정도 간격을 두고 보는 것도 하나의 방법입니다.

오랫동안 보고, 공부도 많이 하고, 지역에 대해 많이 고민해보는 것도 방법입니다. 그리고 꾸준히 입지를 봤는데 정말 '내가 원하는 개원지가 없다.'라고 판단한다면 차라리 1~2년 더 근무를 하고 천천히 보는 게 맞습니다.

원장님께서 '저는 한 1년 정도 봤으니 이제는 결정해야 할 것 같아요.'라고 말씀하시면 저희는 그게 제일 위험하다고 말씀드립니다. 그건 시간에 쫓겨서 결정하는 것밖에 되지 않으므로, 좀 쉬시라고 조언합니다. 지쳤을 때 판단을 내리면 결코 좋은 방향으로 흘러가지 않습니다. 지쳤을 때는 생각보다 눈에 안 보이는 것이 많기 때문입니다. 그러니 잠깐

휴식한 뒤에 다시 보는 것이 맞다고 생각합니다.

그리고 '내 동기는 벌써 오픈해서 운영하고 있는데 나는 왜 아직도 못하고 있냐.'고 자책할 필요는 없습니다. 결국 나한테 맞는 개원 입지 자리는 다 나타나게 되어 있습니다.

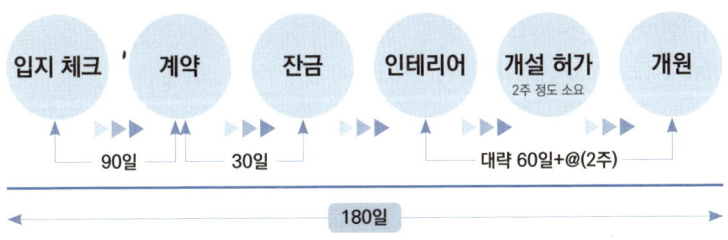

<대략적인 개원 준비 기간>

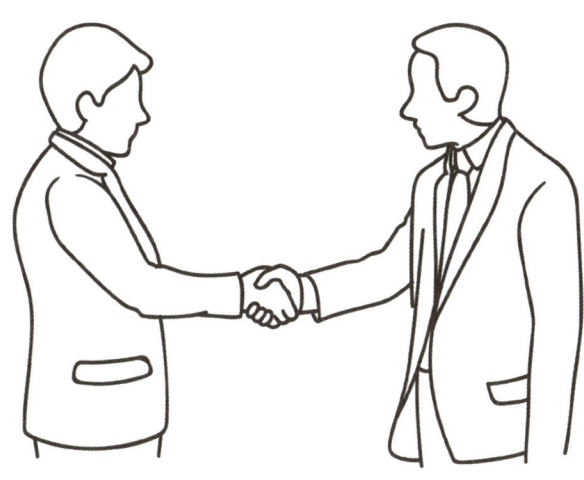

Q6. 임대차 계약 시 사전에 체크해야 것은 무엇인가요?

병·의원을 개원할 건물을 미리 살펴보셔야 합니다. 건물을 볼 때는 외부적인 부분과 내부적인 부분을 보아야 합니다.

먼저 외부적인 요소는 건물의 전시성, 접근성, 편의성을 고민해봐야 합니다.

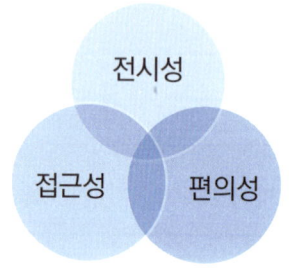

첫 번째로 전시성은 건물이 환자들한테 얼마나 잘 보이는지입니다. 즉, 내 병·의원이 얼마나 잘 보이는지를 생각해야 합니다. 환자가 '여기에 이런 병·의원이 있구나.'라고 확실하게 찾을 수 있어야 하기 때문입니다. 그리고 건물에 패스트푸드점, 유명한 프랜차이즈 카페, 은행처럼 랜드마크가 있으면 더 좋습니다.

두 번째로 접근성은 '환자가 내 병·의원에 접근하기가 얼마나 수월한지'를 따지는 것입니다. 남녀노소 누구나 건물에 접근하기 좋아야 합니다.

마지막으로 편의성은 '환자가 내 병·의원을 이용할 때, 얼마나 편리하게 이용할 수 있는지'를 따지는 것입니다. 주차 시설이 제대로 갖춰져 있는지, 엘리베이터가 있는지, 우리 병·의원에 찾아왔다가 은행 업무를 보거나 카페에 들를 수 있는 업종들이 있는지 등을 따지는 것입니다.

상권 구분			
아파트 단지	재래 시장	오피스	역세권
상권(건물) 체크 시 고려해야 될 사항			
1. 출퇴근 거리 체크	자차 1시간 이내 거리 선호		
2. 의원(진료) 컨셉	환자 연령 체크		
	근무지 컨셉 체크		
	원장님 성향 및 마인드 파악		
3. 전시성	건물 돌출, 간판		
4. 접근성	교통이용, 횡단보도, 건물주변 도로		
5. 편의성	주차장, 엘리베이터, 편의시설		

내부적인 부분은 우리가 실제로 쓰는 공간과 관련한 요소입니다. 예를 들면, 보증금, 월세, 평수, 용도변경, 특약 사항 등이 될 것입니다.

첫째는 평수입니다. 원장님께서 원하는 평수가 중요합니다. 상권이 아무리 좋아도 원하는 평수가 없으면 안 되니까 실질적으로 원장님께서 필요한 평수를 먼저 고민해야 합니다.

한 가지 재밌는 사실은 요즘 시장에서 통용되는 평수대가 있습니다. 많은 원장님께서 공통된 평수를 찾고 있다는 것은 내 경쟁 병·의원도 그만한 평수를 찾고 있다는 뜻입니다. 그러면 최소한 그 정도 면적은 따라가야 합니다.

평수가 넓어지면 넓어질수록 임대료가 비싸지지만, 제 생각으로는 평수를 넓게 가는 것이 맞습니다. 너무 딱 맞추면 나중에 확장성에서도 문제가 되고, 굉장히 비좁기 때문입니다. 원장님께서 봉직의 때 보던 관점과는 완전히 다르므로, 나중에는 병·의원이 잘 되어 확장하고 싶을 때 확장을 하지 못해 문제가 되는 경우도 있습니다.

두 번째, 용도변경입니다. 상가가 제1종 근린생활 시설(의원)로 표기가 되어있어야 병·의원 개설등록이 가능합니다. 만약 용도변경이 안 되어 있으면 원장님께서 용도변경을 해야 하고, 장애인 관련 시설을 체크해야 합니다.

세 번째, 필요 서류들입니다. 기본적인 서류로는 토지이용계획서, 건축물대장, 등기부등본 등이 있습니다.
건축물대장에는 우리가 들어가려는 건물에 대한 내용이 나오는데 전체적인 건물 층수별로 몇 평인지, 우리가 쓰는 전용 면적과 공유 면적에 대한 평수도 알 수 있고, 제일 중요한 용도 부분을 알아볼 수 있습니다. 만약 2층을 임대한다고 하면 2층에 대한 용도가 어떤 것인지 체크해볼 수 있습니다. 그리고 2층 201호라고 하면 201호에 관한 용도를 체크해볼 수 있습니다. 따라서 건축물대장을 뽑아 확인해야 하는 첫 번째는 평수의 정확도, 두 번째는 용도 확인, 세 번째는 임대인의 성함과 주소입니다.

먼저, 평수(면적)를 확인해야합니다. 원장님들이 계약하는 면적과 실제 면적이 다른 경우가 있기 때문입니다. 그래서 관리비도 생각보다 더 많이 나온다고 생각할 수 있으므로 실제로 건축물대장에 기재된 면적을 확인해야 합니다.

그리고 임대인에 대한 정보를 확인합니다.
등기부등본에는 표제부(건물의 표시), 갑구(소유권에 관한 사항), 을구(소유권 이외의 권리에 관한 사항)로 나누어집니다.

표 제 부 [건물의 표시]
소재지번, 건물명칭, 건물번호, 대지권 확인

표시번호	접 수	소재지번 및 건물번호	건 물 내 역	등기원인 및 기타사항
5	2018년3월12일	서울특별시 송파구 가락동 [도로명주소] 서울특별시 송파구 오금로	철근콘크리트라멘조 슬래브지붕 7층 업무시설 1층 439.28㎡ 2층 486.39㎡ 3층 486.39㎡ 4층 486.39㎡ 5층 486.39㎡ 6층 486.39㎡ 7층 486.39㎡ 지하1층 783.87㎡ 지하2층 693.67㎡	증축

갑 구 [소유권에 관한 사항]
소유자이름, 주소, 주민등록번호 등 인적사항 확인
압류, 가압류, 가처분 등이 되어 있는지 확인

순위번호	등 기 목 적	접 수	등 기 원 인	권리자 및 기타사항
44	소유권이전	2017년9월26일 제167938호	2017년7월5일 매매	소유자 주식회사한 110111- 서울특별시 송파구 풍납로 매매목록

순위번호	등 기 목 적	접 수	등 기 원 인	권리자 및 기타사항
		제10065호	전기	1동 104호
2 (전-3)	압류	1998년5월14일 제46664호	1998년5월14일 압류(원-징67100-983)	권리자 서울특별시동대문구 부동산등기법 제177조의 6 제1항의 규정에 의하여 1번 내지 2번 등기를 2001년 09월 20일 전산이기
3	2번압류등기말소	2003년3월14일 제8614호	2003년3월6일 매제	
4	압류	2011년9월8일 제295926호	2011년8월29일 압류(압은환원팀-4036)	권리자 서울특별시동대문구
5	4번압류등기말소	2011년9월29일 제300865호	2011년8월29일 매제	
6	압류	2015년4월20일 제40333호	2015년4월15일 압류(압은환원팀-10144)	권리자 서울특별시동대문구

갑구에 대한 부분은 소유자에 관한 사항입니다. 이 건물, 호실 또는 건물 전체의 소유자가 누군지에 대해 표시되어 있습니다. 몇 명이 소유하고 있는지에 대한 부분도 나와 있으므로 그걸 체크해보면 되고, 또 하나 중요한 점은 가압류에 대한 부분입니다.

순위번호	등 기 목 적	접 수	등 기 원 인	권 리 자 및 기 타 사 항
13	전세권설정	2012년3월2일 제46225호	2012년2월14일 설정계약	전세금 금26,000,000원 범 위 전부 존속기간 2012년 3월 1일부터 2014년 2월 28일까지 전세권자 에스케이네트웍스주식회사 110111-0005169 경기도 수원시 장안구 영화동 104-28 공동전세
13-1				13번 등기는 건물만에 관한 것임 2012년3월2일 부기
13-2	13번등기명의인표시변경	2014년4월9일 제82577호	2011년10월31일 도로명주소	에스케이네트웍스주식회사의 주소 경기도 수원시 장안구 광주대로 7956(영화동)
13-3	13번전세권이전	2014년5월28일 제118084호	2014년3월19일 양도	전세권자 피에스에이빌딩주식회사 110111-4072238 서울특별시 성동구 아차산로 38, 10층1실(성수동1가, 개풍빌딩)
14	근저당권설정	2013년5월10일 제115249호	2013년5월9일 설정계약	채권최고액 금249,600,000원 근저당권자 주식회사한국외환은행 110111-0672238 서울특별시 중구 을지로2가 181 공동담보

을구에 대한 부분은 이 등기부등본에 건물을 매매하거나 아니면 현재 임차인들의 전세권 설정이 얼마가 돼 있는지도 표시되어 있으므로 근저당권을 확인해 볼 수 있습니다.

그외에도 고려할 것이 많으므로 전문가의 도움이 없으면 원장님께서 체크하지 못하는 부분이 생길 수가 있습니다. 직접적으로 건물을 컨택하셨다면 주변에 공인중개사나 저희같은 업체에게 소정의 비용을 지불하더라도 계약서 관련 검토를 받아보시는 걸 추천드립니다.

Q7. 개원 준비를 하는 의사가 알아야 되는 임대차 관련 부동산법은 무엇인가요?

가장 먼저 체크해야 하는 것은 건물용도입니다. 의원 개설을 하려면 용도가 제1종 근린생활 시설(의원)이어야 합니다. 하지만 대부분 건물은 의원 용도에 맞지 않습니다. 그러면 용도변경을 해야 하고 비용이 발생하게 됩니다. 최악의 경우는 용도변경이 불가능해서 병·의원을 개설할 수 없는 상황도 발생할 수 있습니다.

용도변경을 가볍게 생각할 수 있는데 제1종 근린생활 시설(의원)로 변경하려면 장애인 관련 시설을 보수하거나 추가 설치해야 할 수 있습니다. 장애인 관련 시설로는 주출입구, 엘리베이터, 주차장, 화장실 등이 있는데, 생각보다 공사비용이 크게 들어갈 수 있으므로 사전에 체크하셔야 됩니다.

이 부분을 사전에 체크하면 보증금을 절충하거나 렌트프리(rent free)를 더 받는 식으로 임대차 계약 조율이 가능해집니다.

다음으로 체크해야 하는 것은 상가임대차보호법입니다.
상가임대차보호법은 상가 임차인을 보호하기 위해 만든 법입니다. 그러므로 상가를 임차하는 모든 임차인이라면 숙지를 하고 있는 것이 좋습니다. 그래야 임대인과 이야기할 때 확실하게 판단할 수 있기 때문입니다.
상가임대차보호법을 받을 수 있는 임차인도 지역마다 차이는 있지만 법으로 정해져 있습니다. 환산보증금을 계산하면 되는데, 서울은 9억, 부산, 인천광역시 과밀억제권역은 6억 9천, 세종, 안산, 김포 등은 5억 4천, 기타 지역은 3억 7천으로 되어 있습니다.

환산보증금은 '(보증금 + 월세×100)'을 계산했을 때 나오는 금액이라고 보면 됩니다. 지역마다 정해져 있는 금액 내에 들어오면 상가임대차보호법을 적용받을 수 있고, 그 금액을 넘으면 상가임대차보호법을 적용받지 못하게 되는데, 가장 중요한 문제는 임대료 인상률에 있습니다. 5% 이내 인상 협의에 대한 부분을 받을 수 있는지, 아니면 상가임대차보호법 적용을 못 받아서 임대료 인상률이 높아질 수 있는지에 대한 부분이 가장 핵심입니다.

나머지는 상위법에 포함이 되면 임차인에게 유리하게 되어 있습니다. 게다가 이게 강행 규정이다 보니 임차인에게 불리한 특약사항은 상가임대차보호법이 우선이어서 '내가 특약이 너무 불리한데.'라고 생각된다면 우선 상가임대차보호법을 한 번 찾아보는 것이 좋습니다.

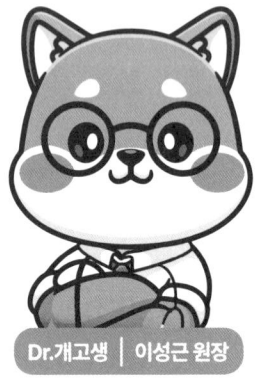

Q8. 의사에게 유리한 임대차 계약을 하는 노하우는 무엇인 가요?

우선은 임대인의 성향을 파악하는 것이 중요합니다.

그리고 그 외에도 중요한 것이 많은데, 주변 상가를 봤을 때 임차가 많이 됐는지 등도 그중 하나입니다. 주변 시장 상권이 매물이 나오자마자 나가는 곳이라면 임대인 입장에서는 꼭 병·의원 임차가 아니어도 괜찮다고 생각을 할 수 있습니다.

물론 병·의원은 우량 임차인이어서 다른 업종보다는 충분히 우위에 설 수 있습니다. 저희도 임대인에게 '병·의원 업종은 다른 업종보다 훨씬 더 깔끔하면서도 오랫동안 운영할 수 있는 업종'이므로 특약사항을 정할 때 병·의원에 유리하게 작성하게끔 말씀을 드립니다.

그런데 원장님께서 이러한 점을 과하게 활용하려고 해서 너무 많은 것을 특약 사항에 넣으려고 하는 경우도 있습니다. 정말 하나부터 열까지 체크하게 되면 추후 법적인 문제를 떠나서 감정싸움이 되는데, 그러면 계약이 어려워질 수 있습니다. 그리고 결국 '갑을 관계'이기 때문에 정말 이곳에서 오래 운영하고 싶다면 어느 정도 수준에서 정리를 할 필요가 있습니다. 전체적인 특약에서 반드시 들어가야 하는 특약들만 명시가 됐다고 하면 세부적인 특약들은 임대인의 성향을 봐서 진행하는 것을 추천드립니다.

두 번째, 협상 부분에서는 원장님과 임대인이 직접 이야기하기보다 저희 같은 사람에게 이야기해서 일을 맡겨주시는 것이 좋습니다. 원장님께서 직접 나서는 순간 서로에 대한 감정싸움이 될 수 있기 때문입니다. 그리고 임대차 계약은 한 번 작성을 하고 계약금을 넘기게 되면 해지를 하는 방법은 계약금을 포기하고 해지하는 방법밖에 없습니다. 그리고 임대인분도 계약서를 쓴 뒤에는 태도가 변하는 경우가 굉장히 많습니다.

그래서 계약 전에 이야기하면 우리가 조율할 수 있는 부분이 있는데 계약하고 난 이후에는 조율하기가 상당히 어렵습니다. 따라서 저희같이 병·의원 전문으로 진행하는 분들을 만나서 사전에 체크할 수 있는 것들을 미리 체크하고 조율할 필요가 있습니다. 하다못해 장애인 시설과 관련한 비용, 용도변경과 관련한 비용도 렌트프리(rent free)나 월세 조율로 지출을 덜 수 있습니다. 중개수수료가 아깝다는 생각으로 혼자서 모든 걸 진행하려고 하면 결국 득보다는 실이 많을 수밖에 없습니다.

YOUTUBE
『Dr.개고생』

YOUTUBE
『Dr.개고생 개원 아카데미』

Q9. 임대차 계약 이후 해야 할 일은 무엇인가요?

입지를 정하고 문제없이 임대차 계약을 하셨다면 이제부터 본격적인 병·의원 꾸미기를 진행해야 합니다.

계약일 이후 잔금일까지 평균 한 달의 기간을 정하는데, 이 기간 동안에는 인테리어, 대출, 세무를 잔금일 전까지 확정해야 합니다. 잔금일 이후부터는 인테리어 진행이 가능하고 렌트프리(rent free)도 시작되므로, 한 달 안에 인테리어팀을 확정지어 잔금일부터 바로 인테리어에 들어갈 수 있게 해야 합니다.

혹시나 용도변경을 해야 한다면 이 또한 계약일 이후부터 바로 진행해야 합니다. 잔금을 치른 뒤에는 되돌릴 수 없으므로 잔금일 전에 용도변경이 가능한지, 용도변경을 한다면 장애인 관련 시설을 어떻게 추가해야 하는지 체크해야 합니다. 그리고 장애인 관련 시설을 추가해야 한다면 잔금일 이후부터 공사가 가능하므로 공사업체를 사전에 선정하는 것이 중요합니다.

또한, 대출도 중요합니다. 자금 계획을 제대로 계획해야 보증금 잔금, 인테리어 비용, 장비 비용, 여유 운영자금 등을 문제없이 받을 수 있습니다. 계약금은 원장님 돈으로 한다고 해도 잔금부터는 대출금을 이용하는 것이 현명한 방법입니다.

잔금까지 준비가 되었으면 잔금을 치르고 인테리어를 시작하게 됩니다. 그리고 이때부터 직원 채용을 준비해야 합니다. 보통 인테리어 기간이 2~3달 정도이므로, 이 시기부터 직원 채용을 시작해서 잘 맞는 직원을 채용해야 합니다.

채용을 진행하는 동안 인테리어 공사 순서에 맞춰 네트워크, 방범, 인터넷, 정수기, 전자기기, 세탁기 등을 준비합니다. 그래야 인테리어팀과 상의해서 필요한 곳에 설치할 수 있습니다.

이후에는 마케팅도 준비하고, 인테리어 공정이 80~90% 정도 되었을 때 보건소 개설허가를 진행합니다. 그리고 소방 점검을 실시하고 통과되면 보건소 실사 후에 개설등록이 완료됩니다. 이후 의료 장비 등록, 검진 등록, 요양기관번호, 계좌신청 등 나머지 행정업무를 진행합니다.

개원 입지 체크부터 임대차 계약까지는 외형을 다듬는 시기라면, 임대차 계약 이후는 내부를 다듬는 시기입니다. 정말 손이 많이 가고 힘든 과정이므로 주변에 도와줄 수 있는 분이 있다면 도움을 받는 것을 적극 권합니다.

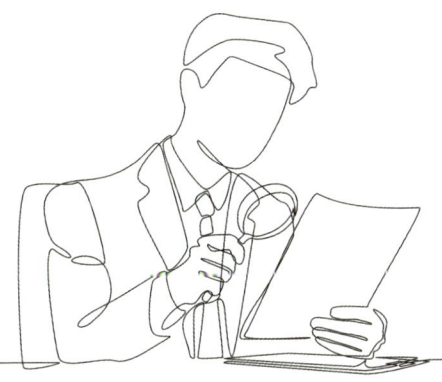

개원을 고민할 때 꼭 만나야 할 입지 전문가

안녕하세요, 부동산청년들 대표 공인중개사 조준희 이사입니다.

저희 부동산청년들은 원장님들의 개원을 위해 개원 입지부터 공인중개사가 직접 계약서 작성 및 검토, 개원 그리고 개원 이후까지 토탈 솔루션을 제시하는 회사로서 원장님들과의 신뢰를 중요하게 생각하고 그 신뢰를 쌓기 위해 지금도 열심히 뛰고 있습니다.

젊은 인재들이 모여있는 만큼 젊은 생각과 행동으로 그 누구보다 열정적으로 일한다는 자부심을 갖고 있습니다.

개원가 새로운 패러다임 No.1 부동산청년들이 되겠습니다. 감사합니다.

'Dr. 개고생'이 제안하는 개원하는 원장님들을 위한 체크리스트

- 입지 파트 -

- [ ] 1. 좋은 공인중개사를 선정하셨나요?
- [ ] 2. 입지의 진료 환자 연령대를 확인하셨나요?
- [ ] 3. 계획하고 있는 진료 컨셉과 입지가 어울리나요?
- [ ] 4. 개원 시기에 입주가 가능한가요?
- [ ] 5. 거주지와의 거리를 확인해보셨나요?
- [ ] 6. 좋은 입지를 선택할 때 제일 중요한 부분인 배후세대수를 확인하셨나요?
- [ ] 7. 아파트 대단지, 재래시장, 오피스, 역세권 중 어디를 선택할지 고민해 보셨나요?
- [ ] 8. 상가 건물 상태를 확인하셨나요?
- [ ] 9. 전시성에 대해 확인하셨나요? 상가가 잘 보이는 곳인가요?
- [ ] 10. 접근성에 대해 확인하셨나요? 병·의원에 접근하기 편한 곳인가요?
- [ ] 11. 편의성에 대해 확인하셨나요? 병·의원이 편리하게 이용 가능한가요?
- [ ] 12. 그 지역의 경쟁 병·의원을 확인하셨나요?
- [ ] 13. 입지의 평수는 적절한가요?

- 입지 파트 -

- [ ] 14. 보증금과 임대료가 적정한가요?
- [ ] 15. 용도 변경 필요 여부에 대해 확인하셨나요?
      제1종 근린생활 시설인지 확인하셨나요?
- [ ] 16. 특약 사항으로 원장이 원하는 것들을 추가 가능한가요?
- [ ] 17. 기본적으로 확인해야 하는 서류(등기부등본, 건축물대장)를 확인하셨나요?
- [ ] 18. 상가가 가압류 상태인지, 근저당이 얼마인지 확인하셨나요?
- [ ] 19. 상가임대차보호법에 대해 알고 계신가요?
- [ ] 20. 상가임대차보호법이 적용되는지 확인하셨나요?
- [ ] 21. 환산보증금이 얼마인지 계산해 보셨나요?
- [ ] 22. 임대인의 성향이 괜찮은지 확인하셨나요?
- [ ] 23. 상가의 실질적인 소유주가 누구인지 확인하셨나요?
- [ ] 24. 전력량에 대해 충분히 체크하셨나요?
- [ ] 25. 렌트프리(rent free) 기간은 확인하셨나요?
- [ ] 26. 간판 위치에 대해 확인하셨나요?
- [ ] 27. 주차 가능 여부와 여유 공간을 확인하셨나요?
- [ ] 28. 건물 내에 입주해있는 업종을 확인해보셨나요?

Part II 개원 결심 후 결정해야 할 8가지

02 자금

Q1. 개원 자금 준비는 어떻게 하면 좋은가요?

개원 자금이 얼마나 필요한지에 대한 고민이 많을 때는 먼저 개원한 선·후배님들을 찾아가는 것이 좋습니다.
찾아가서 내가 원하는 컨셉, 장비, 인테리어, 평수 등을 살펴보면서 대략적인 개원 자금이 어느 정도 들어갔는지 알아보는 것이 중요합니다. 오래전에 개원했다면 항상 추가 자금을 생각하시고, 최근에 개원을 했다면 지금 시점의 개원 비용과 비슷하므로 자세한 내용을 알 수 있습니다.

필요한 개원 자금을 대략 알았다면, 자신의 가용자금을 제외하고서 대출로 진행할 자금을 계산하는 것이 중요합니다.
우선 기존 대출이 어떻게 되는지 체크합니다. 신용대출, 주택담보대출,

전세자금대출, 학자금, 자동차 할부리스 등을 체크합니다.

만약 자신이 어떤 대출을 얼마나 했는지 모르겠다면 금융기관을 통해 금융거래확인서를 확인합니다. 만약 대출을 가지고 있다면, 후에 개원 대출을 진행할 때 대출이 차감이 되거나, 변수가 발생할 수 있기에 꼭 기존 대출을 체크한 후에 개원 대출을 알아봐야 합니다.

그리고 운영(여유)자금은 6개월 이상(대략 2~3억 정도)을 **준**비합니다. 개원 예정일 때는 대출이 그나마 수월하지만, 개원의가 된 이후에는 대출이 어려우므로 개원 예정일 때 어느 정도 준비해두어야 합니다.

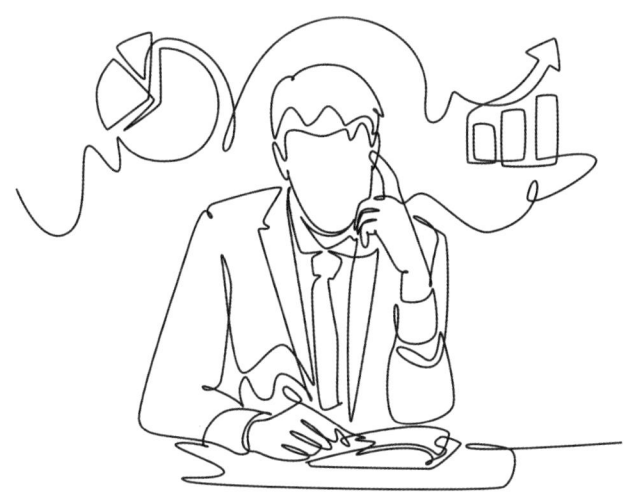

Q2. 개원 준비를 위해 대출을 알아볼 때 유의해야 할 점은 무엇인가요?

대출은 개원 준비과정 중 가장 먼저 알아봐야 합니다. 자신의 순수 자금, 개원시 필요한 자금 총액, 필요한 대출금액 등을 먼저 알고 있어야 개원을 준비하는 과정에서 구체적인 계획을 세울 수 있습니다.

현재 봉직의인데 막연히 성공할 거라고만 생각하고 퇴직한 후에 개원 계획을 세우면 막히는 것이 한두 가지가 아닙니다. 퇴직 전에 자금 계획부터 세워보고 대출을 현명하게 활용할 계획을 세워야 합니다. 봉직의 때부터 대출의 레버리지(leverage) 효과(차입금 등 다른 사람의 자본을 이용해 자기자본이익률을 상승시키는 효과)를 준비하는 편이 좋습니다. 소득이 증빙될 때 진행되는 개원 대출도 있기 때문입니다.
설사 개원 준비 과정이 길어지면 알아본 상황과 실제 대출 상황 때 차이가 생길 수 있지만, 그래도 대출을 먼저 알아볼 필요가 있습니다.

그리고 대출은 은행에서 진행되므로 은행에 대해 구체적인 내용을 잘 알고 있어야 합니다. 또한, 금융감독원에서 허가를 받고 진행하는 상담사를 만나야 전문적으로 상담을 받을 수 있습니다.
대출이 쉽고 진입 장벽이 낮다 보니 비전문가가 전문가인 것처럼 영업을 하는 경우도 많아서 사기를 당하거나, 엄청 고생을 하는 원장님들도 많기 때문입니다.

만약 자신이 만난 자금 전문가가 정말 제대로 된 전문가인지 검증하려면 명함을 꼭 받아야 합니다. 금융협회(은행연합회) 허가를 받은 대출상담사인지 확인하기 위해서는 명함 확인이 필수적입니다. '자금담당'과 같은 무자격 브로커 명함이 판을 치므로 주의해야 합니다.

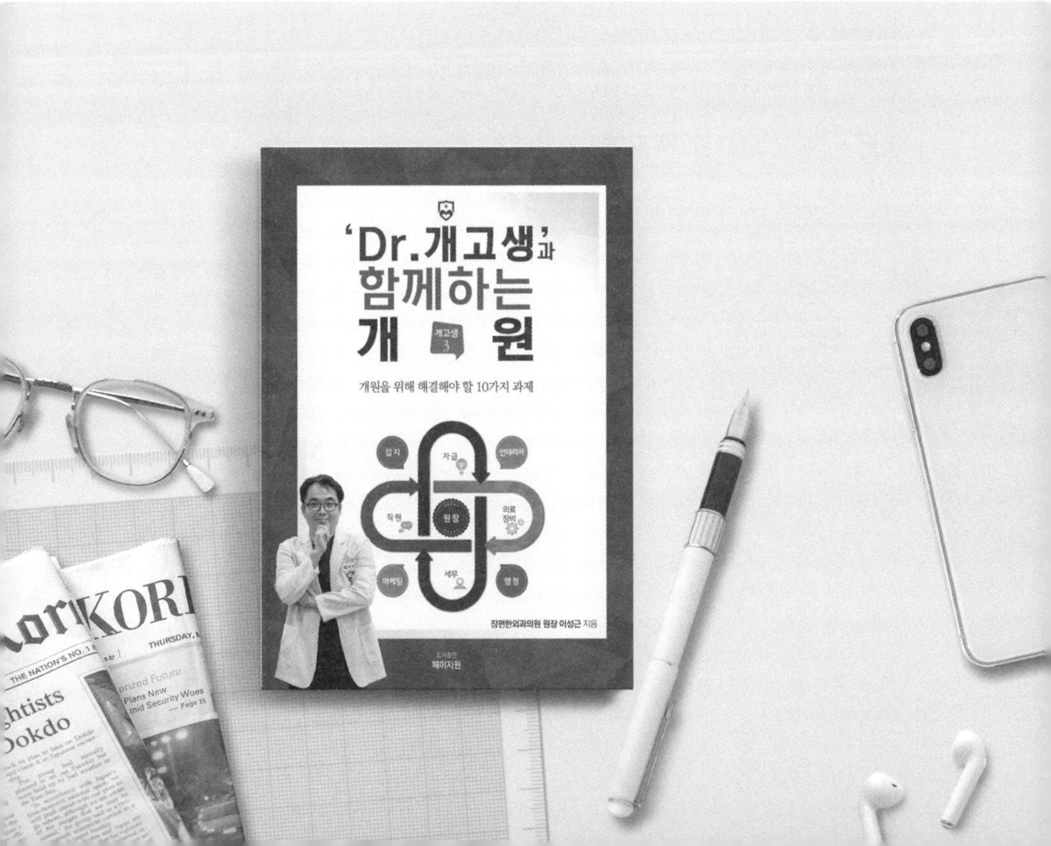

Q3. 대출을 받기 위해 신용 점수를 어떻게 확인하고, 어떻게 관리해야 하나요?

현재까지도 '신용 점수를 조회하기만 해도 신용 점수가 떨어진다.'는 오해를 하는 분이 많습니다. 일반적으로 널리 알려진 시중은행을 1금융이라고 하는데, 1금융에서의 조회는 신용 점수가 낮아지는 경우가 거의 없습니다. 반면 저축은행 같은 2금융이나 캐피탈, 사금융에서의 조회나 그 외의 여러 가지를 진행하면 신용 점수가 낮아질 수 있습니다.

요즘은 신용조회를 할 수 있는 사이트가 많은데, 대표적인 것은 올크레딧(https://www.allcredit.co.kr/), NICE(https://www.credit.co.kr/), KCB(http://company.koreacb.com/) 등입니다. 1회는 무료로 가능한 경우도 있지만, 원장님께서 개원을 준비한다고 하면 사이트에 가입해서 정기적으로 신용조회를 하는 것도 좋습니다.

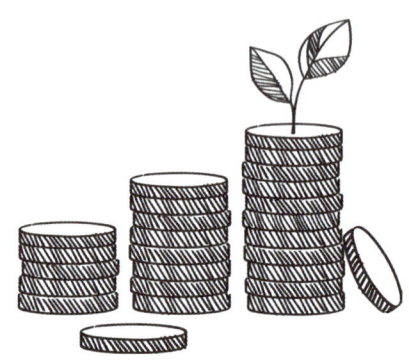

KCB : www.allcredit.co.kr 올크레딧

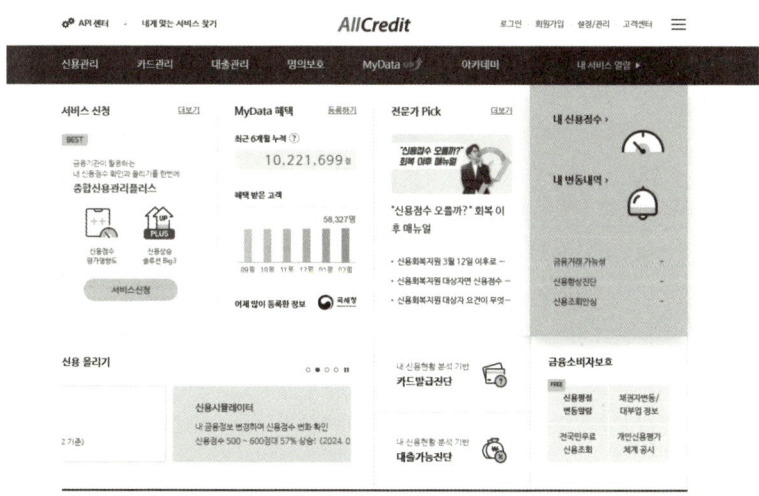

NICE : www.credit.co.kr 나이스지키미

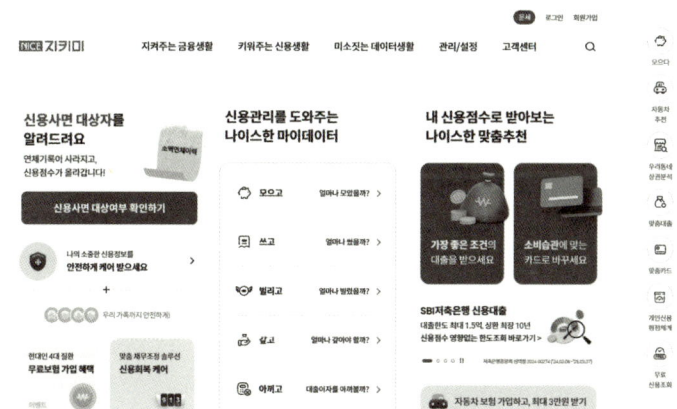

일반적으로 대다수 원장님께서 신용 관리를 잘 하는 편이지만, 간혹 급하다는 이유로 신용대출이나 카드론, 현금 서비스 등을 받는 경우가 있습니다. 이럴 때는 최대한 빨리 상환해야 신용 점수에 영향을 미치지 않습니다.

예전에는 이런 경우도 있었습니다. 원장님께서 대출을 진행 중이었는데, 어머님에게 갑자기 연락이 와서 현금 서비스를 3천만 원 받아 입금했습니다. 이로인해 나중에 신용등급에 문제가 생겨 대출진행이 잠깐 정지되었습니다.

따라서 카드론이나 현금 서비스 등을 받았다면 최대한 빨리 상환하셔야 합니다. 그리고 여러가지 대출을 조금씩 받았다면 최대한 하나로 통합해야 나중에 개원 대출을 받을 때 유리합니다.

그리고 할부는 기본적으로 큰 영향을 끼치지는 않지만, 그래도 너무 많은 할부가 진행되고 있으면 어느 정도는 상환해두는 것이 좋습니다.

그리고 신용카드 연체는 당연히 하면 안 되는 것이고, 마이너스 통장은 잘 사용하는 것이 관건입니다.

그렇다고 해서 '난 대출이 무서우니까 하나도 안 받고 은행도 이용 안 해.'라고 생각하면 안 됩니다. 잘 쓰고, 잘 상환해야 신용 등급이 높아지므로 쓸 때는 쓰고, 갚을 때는 갚는 것이 가장 중요합니다.

Q4. 개원하려면 자금이 얼마나 필요하고, 가능한 대출의 한도는 얼마인가요?

개원 시 필요자금 규모는 딱히 정해진 것은 없습니다.
과목별, 평수별, 장비 유무, 직원 수 등에 따라서 달라집니다. 다만 평균을 낸다면 5~7억 원 정도는 생각해야 합니다. 물론 이 또한 여러 요건에 따라 가감될 수 있습니다. 그리고 여기에 6개월 정도의 운영(여유)자금을 추가로 고려해야 합니다.

상가 임대시에는 평균적으로 보증금, 인테리어(냉·난방 포함) 비용, 권리금, 필요에 따라 철거금액, 장비 구입금액, 간판비, 홍보비, 인건비, 월세 등이 필요합니다.

개원 과목별로 더 필요한 부분은 필요자금이 올라가고, 덜 필요한 부분은 필요자금이 내려가므로 여러 가지로 고민할 필요가 있습니다. 이러한 부분을 알아보기 위해서는 개원전문 상담을 받거나 주위에 있는 같은 진료과목 원장님들에게 조언을 받을 필요가 있습니다.

전용 80평 의원 개원 기준 필요자금(예시)

보증금	: 1억 원 ~ 3억 원
인테리어	: 1.5억 원 ~
의료 장비	: 1.5억 원 ~
간판	: 1천만 원 ~
비품	: 2천만 원 ~
홍보	: 5백만 원 ~
운영자금	: 7천만 원 ~

합 계 : 5억 원 이상~

개원 시 대출 한도는 의원을 개원한다는 전제를 했을때 최대가 15억 정도입니다.

일반의와 전문의의 대출 한도 차이, 개인신용대출과 사업자대출의 한도 차이 등은 상담을 통해 확인하는 것이 제일 좋습니다.

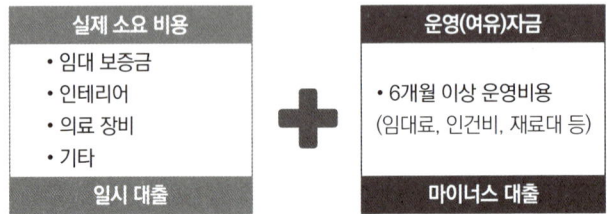

Q5. 자기자본과 대출자금 중 원장에게 어떤 것이 이득인가요? 대출을 받는 것이 좋은 이유는 무엇인가요?

자기자본으로 개원하는 것이 가장 좋지만, 전문직 대출을 이용해서 개원을 하는 것을 추천합니다. 봉직의 때 대출이자는 부담이지만, 개원 이후 대출이자는 경비 처리를 할 수 있으므로 부담이 줄어듭니다. 이 점은 담당 세무사와 상담할 필요가 있습니다.

일반적으로는 개원 대출을 활용하여 개원하고, 자기자본은 제2의 재테크로 수익을 늘리는 것을 추천합니다.

Q6. 개원시 가장 일반적인 대출의 종류는 무엇이 있고, 어떤 대출을 이용해야 유리한가요?

대출은 감당할 수 있는 범위 내에서 받는 것을 추천합니다.

개원 대출(닥터론)의 종류에는 크게 신용대출과 사업자대출이 있습니다.

닥터론-구분	개인신용대출	사업자대출
DSR적용 / 소득자료	적용 / 소득 있어야 가능	미적용 / 소득 없어도 가능
사업자등록증	(나중에 보완), 임대차 계약서만 있어도 진행	필수적으로 있어야 진행
사용용도 증빙	X (사용 용도 묻지 않음)	○ (3개월 이내 증빙해야 함) (사업용으로만 사용해야 함)
폐업 시	바로 상환 X	바로 상환 ○ (한 달 이내)
취급 은행	기업, 하나	하나, 부산, 경남, 신용보증기금, 메디컬론 등
대출연장 시	연장 진행 수월	매출자료 요청 등 연장 진행 어려움

'개인신용대출 닥터론'은 소득이 있어야 받을 수 있는 대출입니다. 2024년 상반기 기준 DSR(총부채원리금상환비율)40을 충족해야 받을 수 있습니다. 이는 대출금의 사용용도 증빙이 필요 없고, 임대차 계약만 해도 받을 수 있습니다. 또, 사업자등록증은 3개월 내에 보완하면 되며, 폐업 시 대출을 가지고 갈 수 있는데 이때 상환요청을 받지 않습니다. 그리고 대출 연장이 수월합니다.

반면, '사업자대출 닥터론'은 말 그대로 사업자대출이어서 사업자등록증이 필수입니다. 하지만 소득은 없어도 대출이 가능하므로(DSR을 적용하지 않음) 대출금의 사용 용도 증빙이 필수적입니다. 그리고 폐업 시에는 상환해야 합니다. 또, 대출 연장 시에는 은행의 목표치에 못 미치면 일부 상환이 필요할 수 있습니다.

개원 시 개인신용대출과 사업자대출 중 어느 쪽으로 대출을 받을지 고민하는 분들을 간혹 보게 되는데, 이는 선택의 문제가 아닙니다.
개원 자금을 편히 쓰고 싶다면 개인신용대출을 받는 것이 좋지만, 소득이 낮으면 한도를 적게 받게 됩니다. 그리고 지역에 따라 차이가 있습니다. 사업자대출이 안 되는 지역도 있기 때문입니다.
또 하나는 취급 은행이 어디인지에 따라 차이가 있습니다. 예를 들면, 개인신용대출은 대부분 기업은행이나 하나은행에서 주로 진행하고 있습니다. 사업자대출은 신용보증기금이나 하나은행, 경남은행, 부산은행 등이 진행하고 있으므로 이쪽으로 진행하려 한다면 접근성을 체크할 필요가 있습니다.

'난 개인신용대출을 받고 싶다.'라는 원장님께서 사업자대출을 받아야 하는 경우가 있고, 반대로 '난 사업자대출을 받고 싶다.'라는 원장님께서 개인신용대출을 받아야 하는 경우가 있습니다. 이는 원장님의 상황에 따른 것이므로, 자신이 어떤 대출을 받아야 유리한지는 상담 후에 결정하는 것이 가장 좋습니다.

Q7. 대출은 언제 실행하는 것이 좋고, 은행 대출 활용 시 주의할 점이 있다면 무엇인가요?

기본적으로 대출은 임대차 계약이 진행된 순간부터 가능하며, 자신의 대출 금액을 어떻게 활용할지에 따라 대출을 초반에 받을지 인테리어 시점 때 받을지를 정합니다.
대출이 진행되는 순간부터 이자가 발생하게 되므로 언제 대출을 빌어서 이자를 납부하기 시작할지를 생각해야 합니다. 반대로, 지금 당장 돈이 필요한데 대출 실행 시점이 늦어져서 곤란한 경우도 있습니다.

따라서 계획을 잘 짜야 합니다. 입지를 정하고 잔금을 치르면 보증금이 들어가고, 인테리어를 시작할 때 미리 몇 퍼센트 정도 돈을 줘야 합니다. 인테리어 회사마다 조금씩 다르지만 어떤 곳은 50% 비용을 요구하는 곳도 있으므로 목돈이 들어가게 되는데, 대출 상담만 받고 실행하지 않으면 돈이 들어오는 시기가 늦어져서 곤란해지는 경우도 있습니다.
요약하자면, 좋은 입지를 찾았어도 잔금 처리가 안 되어 놓치는 경우가 생길 수 있으므로 대출을 언제 받을지 잘 계획해야 합니다.

은행 대출을 활용할 때는 내가 받는 대출의 특성을 잘 이해하고, 현금 활용보다 계좌이체로 처리하는 것을 권장합니다. 그리고 전문직 대출 전문가와 상담해야 합니다.
그리고 이자 납입 시에는 절대 연체하면 안 됩니다. 따라서, 이자가 나가는 통장을 항상 확인할 필요가 있습니다. 자신도 모르게 발생된 연체라고 해도 추후 대출 활용 시 불이익이 발생할 수 있습니다. 그리고 원금 상환도 무턱대고 상환하지 말고, 세무 전문가와 상담 후에 진행해야 합니다.

그리고 대출을 받을 때는 일시 대출과 마이너스 통장을 활용할 수 있습니다. 평균적으로 일시 대출보다는 마이너스 통장의 이율이 조금 더 높습니다. 은행 입장에서는 일시 대출은 한 번에 돈이 나가므로 원장님이 그 돈을 사용하든 사용하지 않든 매월 이자가 발생하기에 이율을 낮출 수 있습니다. 하지만 마이너스 통장은 원장님이 대출은 했지만, 원장님이 사용하지 않으면 이자가 발생하지 않으므로 이율이 높을 수밖에 없습니다.

따라서 지금 당장 써야 하는 돈, 즉 보증금이나 인테리어 비용, 양도 양수금은 일시 대출로 받고, 미리 비축해야 하는 여유 자금은 마이너스 통장 형식으로 소지하는 것이 훨씬 좋습니다.

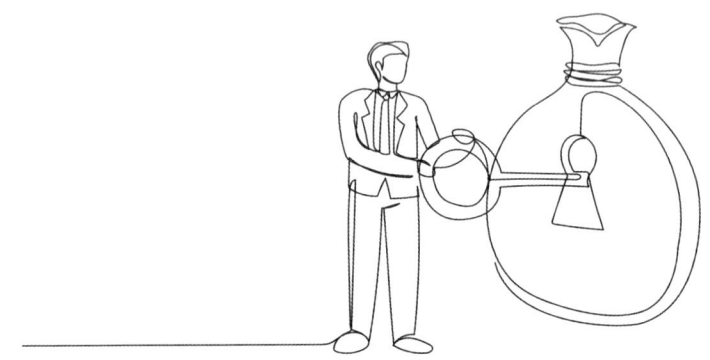

Q8. 신용보증기금 대출이란 무엇인가요?

신용보증기금은 정부가 보증을 해주고, 은행에서 대출을 받는 시스템입니다.
신용보증기금은 사업자대출이므로 대출금의 사용용도 증빙이 필요합니다. 그리고 접수시점의 자기자본 비율대로 접수가 가능하므로 자기자본의 이해도가 필요합니다. 또한, 신용보증기금의 대출은 금리외에 보증료와 한도약정수수료의 항목이 추가로 있기 때문에 받는 금액대비 얼마가 지출되는지 체크해야 합니다.

닥터론은 서류만 준비되면 대출이 진행되는 '자판기 형식'의 대출이라면, 신용보증기금은 담당자들이 일일이 검토하면서 진행하므로 까다로운 대출입니다. 자신이 접수한 금액을 전부 받을 수도 있지만, 적게 받을 수도 있는 것이 신용보증기금입니다.

신용보증기금의 대출 보증 한도는 평균적으로 1~10억입니다. 10억보다 조금 더 많이 대출받는 것도 가능은 하지만, 의원급에서는 1억에서 10억까지입니다.
그리고 1억까지는 크게 문제없이 대출받을 수 있지만, 그 이상은 자기자본 비율이 대출액과 '1 대 1'로 있어야 접수가 가능합니다. 만약 3억을 대출받고 싶다면 내 통장에 3억이 있어야 접수가 가능합니다. 하지만 접수가 가능한 것이지, 꼭 '1 대 1'로 대출을 받을 수 있는 것이 아닙니다. 3억으로 접수는 했지만, 2억이 나올 수도 있고 1억이 나올 수도 있습니다. 즉, 3억 대출을 접수하기 위해서는 자신의 통장(자금)에 3억이 필요하지만, 3억을 접수했다고 해서 3억 그대로를 받을 수 있는 것은 아닙니다.

신용보증기금 대출 또한 1금융권에서 하기 때문에 일반적인 금리는 일반 닥터론과 거의 비슷합니다. 하지만 1년에 한 번 내는 보증료가 붙고, 40세 이상이거나 3억 원을 초과하면 보증료가 0.3%에서 1% 내외까지 늘어나므로 이율이 좀 더 높다고 볼 수 있습니다.
또한, 마이너스 통장은 통장 사용료라는 개념으로 한도 약정 수수료라는 항목이 하나 더 붙으므로 일시 대출보다도 이율이 좀 더 높긴 합니다.
그러므로 닥터론에서 최대한 많이 받고, 추가적으로 신용보증기금 대출을 받는 것이 최대의 이득입니다.

아쉽게도 최근 신용보증기금 대출 과정이 많이 까다로워졌습니다. 그래서 진행 기간을 보통 3~4주 정도로 생각해야 하므로, 신용보증기금이 필요한 시점에서 몇 개월 전이 상담 시점의 마지노선이라고 할 수 있습니다.

〈신용보증기금 홈페이지〉

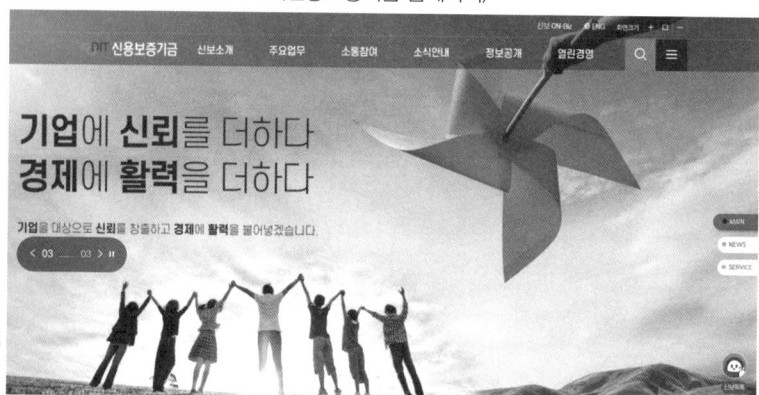

Q9. 렌탈과 리스 활용 시 주의할 점은 무엇인가요?

렌탈과 리스는 최후의 수단으로 생각하는 것이 좋습니다. 기본적으로 1금융이 아니므로 2금융 이상의 금리가 나옵니다.
그리고 원장님께서 확인할 때는 일반적인 금리가 그리 높다고 생각되진 않겠지만, 원장님께서 상환하는 금액 대비해서 원금과 이자를 따지게 되면 보이는 이율보다는 높습니다.

무엇보다 중요한것은 리스와 렌탈 대출을 먼저 받게 되면 닥터론이나 신용보증기금 대출을 진행하기가 어려워지므로, 리스와 렌탈 대출은 정말 필요할 때 마지막 단계에서 진행해야 합니다.

개원을 고민할 때 꼭 만나야 할 자금 전문가

안녕하세요, 전문직(개원전문) 대출상담사 김형준입니다.
저는 전국을 누비며, 자금대출로 도움이 필요한 원장님들을 만나고 있습니다.
봉직의, 개원예정의, 개원의 등 원장님들께서 대출이 필요하다면 최상의 상담으로 원장님의 컨디션에 맞춰서, 유용할 수 있는 자금대출을 위해 최선을 다하고 있습니다.
전국 어디든 허심탄회하고 편안한 상담으로, 명쾌한 자금관련 가이드를 해드리고 있습니다.
원장님들께서 현명하게 자금대출을 할 수 있도록 오늘도 불철주야 달리고 있는 김형준입니다. 감사합니다.

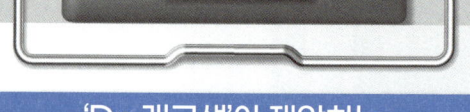

'Dr. 개고생'이 제안하는 개원하는 원장님들을 위한 체크리스트

- 자금 파트 -

- [ ] 1. 개원을 위한 자금 계획을 세워보셨나요?
- [ ] 2. 개원을 위해 자금과 관련된 논의를 할 수 있는 멘토(선배 원장님)를 만나보셨나요?
- [ ] 3. 개원하기 위해서 얼마의 자금이 필요한지 계산하셨나요?
- [ ] 4. 개원 자금을 가용자금, 대출자금 등으로 구분해서 계획을 세우셨나요?
- [ ] 5. 개원 자금과 운영자금(여유자금)은 어떤 비율로 준비해야 할지 결정하셨나요?
- [ ] 6. 6개월 이상의 여유자금을 확보하셨나요?
- [ ] 7. 인테리어, 의료 장비, 인건비 등의 비용 계획은 충분히 세우셨나요?
- [ ] 8. 원장님이 기존에 가지고 있는 대출에 대해 확인해보셨나요?
- [ ] 9. 원장님께서 만난 상담사로부터 명함을 받고, '금융협회(은행연합회)' 허가를 받은 분인지 확인해보셨나요?
- [ ] 10. 원장님의 신용 조회를 해보셨나요?
- [ ] 11. 어떻게 신용 점수를 관리해야 하는지 알고 계신가요?
- [ ] 12. 원장님의 대출 한도에 대해 확인해보셨나요?

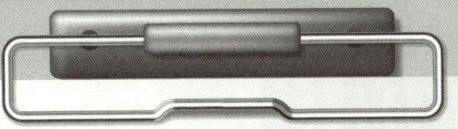

- 자금 파트 -

- ☐ 13. 자기자본을 사용하는 것과 대출 자금을 활용하는 것의 장·단점을 알고 계신가요?
- ☐ 14. 개원 대출(닥터론)의 종류인 신용대출과 사업자대출에 대해 비교해 보셨나요?
- ☐ 15. 원장님의 상황에 따라 개인신용대출과 사업자대출 중 어떤 것이 유리한지 확인하셨나요?
- ☐ 16. 개원을 위한 자금 대출을 언제 실행할지 결정하셨나요?
- ☐ 17. 은행 대출을 활용할 때, 어떤 부분을 주의해야 하는지 확인하셨나요?
- ☐ 18. 신용보증기금 대출 시 주의해야 할 점에 대해 확인해보셨나요?
- ☐ 19. 신용보증기금의 대출 한도와 절차에 대해 확인해보셨나요?
- ☐ 20. 신용보증기금 대출 상담을 받아야 할 시점에 대해서 확인해보셨나요?
- ☐ 21. 렌탈과 리스를 먼저 하면 안 되는 것을 알고 계신가요?
- ☐ 22. 렌탈과 리스를 할 때 주의해야 될 점은 무엇인지 알고 계신가요?
- ☐ 23. 은행 대출 상환 시 세무사와 상담하고 상환해야 함을 알고 계신가요?

Part II 개원 결심 후 결정해야 할 8가지

03 인테리어

Q1. 입지를 고민할 때부터 인테리어 대표를 만나야 하는 이유는 무엇인가요?

입지를 결정하고 계약하기 위해서는 부동산 중개인을 반드시 만나야 합니다. 하지만 부동산 중개인은 계약을 따내야 하기 때문에 임대인과 임차인 양쪽의 편을 들 수밖에 없습니다. 하지만 인테리어 대표는 오롯이 임차인(원장님)의 편에 서서 조언해드리므로, 좀 더 유리한 정보를 토대로 조금이라도 나은 결정을 할 수 있도록 도와드립니다.

물론, 인테리어 회사에서 입지의 타당성과 관련된 자료를 가진 것은 아니므로 어떤 자리가 얼마나 좋은지는 확신할 수 없습니다. 하지만, 해당 입지에 병·의원을 오픈할 때 필요한 것과 주의해야 할 점은 미리 짚어드릴 수 있습니다.

예를 들어, 전기 용량은 충분한지, 간판 설치 위치는 괜찮은지, 해당 입지 용도가 제1종 근린생활 시설(의원)이 아니면 용도변경을 진행해야 하는데 이때 진행상 문제가 없는지 등은 체크할 수 있으므로, 인테리어 회사와 함께 고민하는 것이 좋습니다.

전기의 용량은 부족하면 비용이 들긴 하겠지만 늘리면 되고, 간판 위치도 건물 측과 충분하게 협의하면 되므로 그리 어려운 작업은 아닙니다. 하지만 현재 입지가 제1종 근린생활 시설(의원)이 아닌 경우에는 용도변경을 해야 합니다.

용도변경의 진행은 인테리어 회사가 아니라 건축사 면허를 가지고 있는 건축사가 전반적인 부분을 진행합니다. 그리고 '제1종'으로 용도변경을 하는 과정에서 장애인 편의시설이 건물 내에 갖춰져 있지 않은 경우에는 건축사 설계와 건물 내부 공사를 통해 장애인 편의시설을 설치해야 합니다. 이때 바로 진행하면 좋겠지만 장애인 편의시설 설치가 가능한 공간이 나오더라도 장애인협회와의 협의를 거치면서 공사를 해야 하므로 공사기간이 더 길어지고, 설치가 불가할 정도로 공간이 협소하여 아예 용도변경 자체가 불가하여 계약을 파기해야 하는 경우도 생길 수 있습니다.

그 외에도 간혹 다른 이유들로 인해서 용도변경이 불가한 경우가 있으므로, 처음부터 '용도변경이 진행될 경우 계약을 파기한다.'는 특약 내용을 임대차 계약때 미리 추가하는 사례도 있습니다.

장애인 편의시설 설치 전

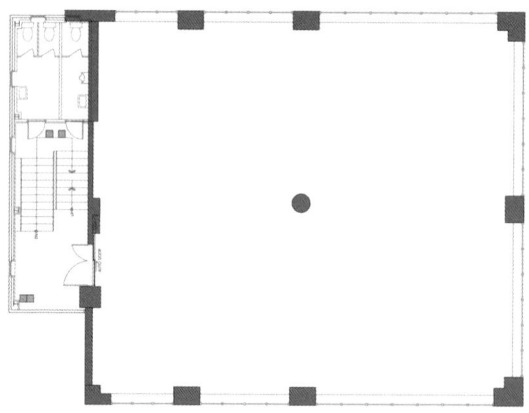

<편의시설 기준 엘리베이터와 장애인 화장실이 없는 상태의 도면>

장애인 편의시설 설치 후

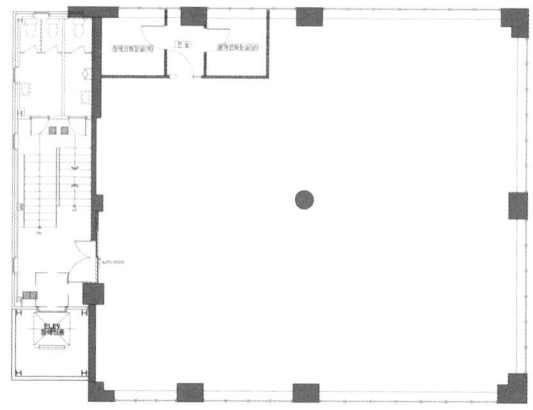

<건물외부로 엘리베이터를 설치하고 내부에는 장애인 화장실을 추가한 도면>

Q2. 인테리어 대표와 만나기 전에 원장이 준비해야 하는 것은 무엇인가요?

개원할 위치의 건물도면이나 사진 같은 대략적인 자료들, 그리고 어떤 컨셉으로 인테리어를 할 예정인지 결정해서 말하는 것이 빠른 작업에 도움이 됩니다. 그리고 각 방의 이름과 어떤 의료 장비를 세팅할지에 대한 자료를 준비하면 됩니다.

이때 '이건 내부 전체 공간이 협소해서 다 안 들어갈 것 같은데 빼야겠다.'라는 생각이 들어도 빼지 말고 원장님께서 원하는 만큼의 자료를 주시면 좋습니다. 그러면 저희가 설계하는 과정에서 뺄 부분은 빼고 키울 수 있는 부분은 키우므로, 최대한 많이 이야기해 주는것이 빠르고 좋은 도면이 나오는 데 큰 도움이 됩니다.

<초음파 기기 위치의 예시>

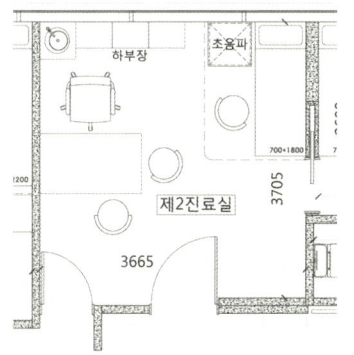

진료실 내부에서 초음파 진행

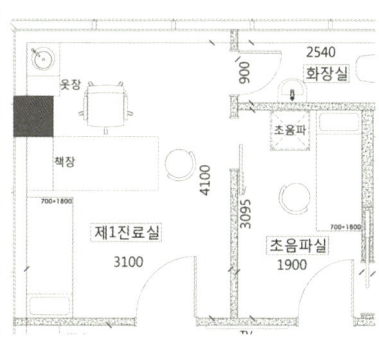

진료실 옆 초음파실에서 진행

Q3. 인테리어 업체 선정에서 고려해야 할 점은 무엇인가요?

인테리어 공사의 시작부터 종료까지 매끄럽게 잘 이루어지는지, 공사 후 A/S를 제대로 보장하고 실행하는지, 표면적으로 공개된 회사의 정보가 믿을만한지를 체크합니다.

인테리어 공사 시작은 매끄럽게 잘 진행되나 공사 예정기간 안에 잘 마무리가 되지 않는 경우, 공사가 끝난 후에 과한 추가 금액을 요구하는 경우, 공사 잔금을 먼저 받고 나서 공사를 제대로 끝내지 않는 경우가 많습니다. 이 같은 가능성이 조금이라도 있는 회사는 최대한 피해야 합니다.

두 번째, 공사 후 A/S 보장 문제는 그 회사에서 진행해 본 사람이 있는지 직접 수소문해 본 후, 공사 기간에 문제는 없었는지 들어보고 피드백까지 받아봐야 합니다. 시간에 쫓긴다고 해당 인테리어 회사의 홈페이지와 블로그만 살펴보면 조작된 후기나 잘못된 정보 때문에 잘못된 결정을 할 수 있습니다.

세 번째, 인테리어 회사의 정보를 정확히 파악해야 합니다. 요즘은 온라인으로 홍보하는 회사가 상당히 많아져서 정보를 접할 수 있는 회사들이 많습니다. 회사들이 많다 보니 전부 다 만나고 연락해 보기에는 시간이 많이 드는 것도 사실이고, 그 정보들에서 정확한 정보들만 추려

내는 것도 힘듭니다. 따라서 표면상으로 보이는 광고같은 정보가 아닌, 해당 회사의 연 매출액, 규모, 직원 수 등을 위주로 정보를 알아보면 어느 정도의 능력을 가지고 있는지 가늠해 볼 수 있습니다.

그리고 인테리어 회사가 도면을 잘 그린다고 해서 꼭 좋은 업체라고 할 수 없습니다. 도면을 가지고 내부를 얼마나 정확하고 실용적으로 꾸밀 수 있는 능력이 있는지가 훨씬 더 중요합니다. 그러니 좋은 업체를 선성할 때 감(感)에만 의지하거나, 외형만 보고 선정하면 안 됩니다. 주변 사람들의 객관적인 의견을 들어보고 참고해서 결정하는 것을 추천합니다.

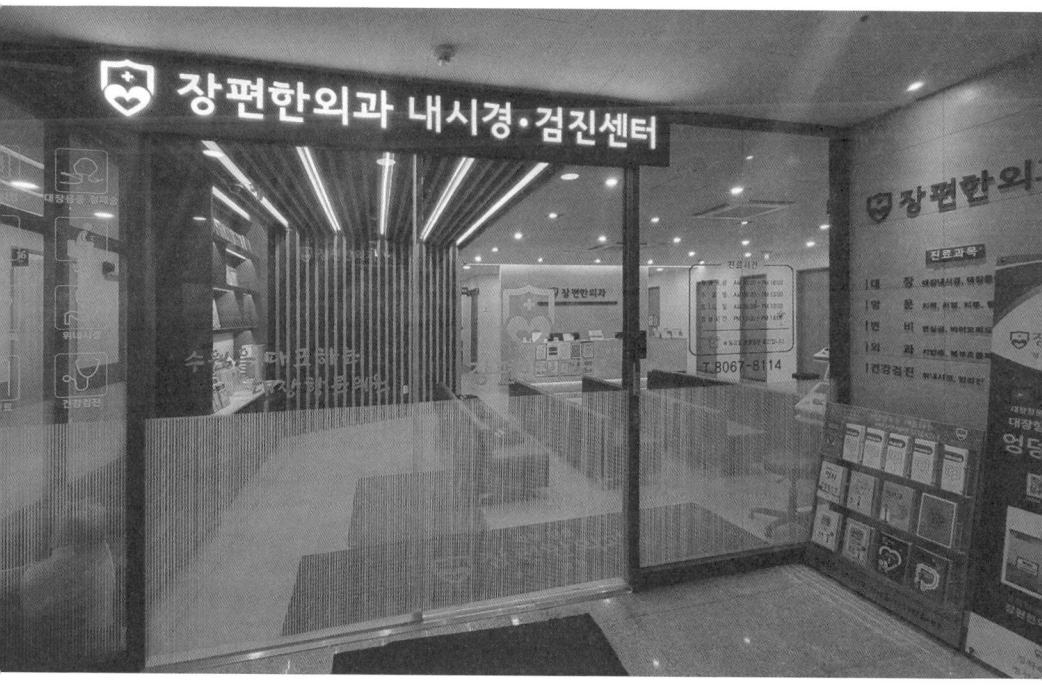

Q4. 인테리어 소요 기간과 비용은 어느 정도로 예상하면 될까요?

보통 평형대별로 대략적인 공사 기간이 정해집니다. 저희 회사 기준으로는 50~70평대면 40일 정도가 걸리고, 80~150평대면 45일 정도 걸립니다. 그리고 150~200평대는 대략 50~55일 정도 걸립니다.

그리고 건물 상태에 따라서 약간의 기간 변동이 생길 수 있습니다. 예를 들어, 건물이 구축일 경우에는 바닥이나 천장 상태가 좋지 않은 경우가 많은데, 이때는 바닥 다듬기와 천장 설치 시간 때문에 공사기간이 약간 늘어나게 됩니다. 물론, 신축 건물중에도 구축 건물처럼 상태가 좋지 않은 경우가 있으므로 이 점을 염두에 두는 편이 좋습니다.
그리고 겨울은 다른 계절에 비해 기온이 낮아 일하는 사람들의 능률에 영향을 끼쳐 기간이 조금 더 오래 걸립니다.

신축 현장   구축 현장

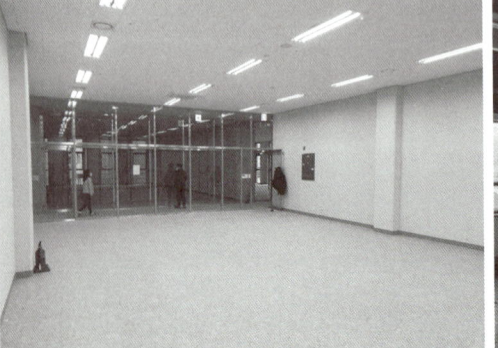 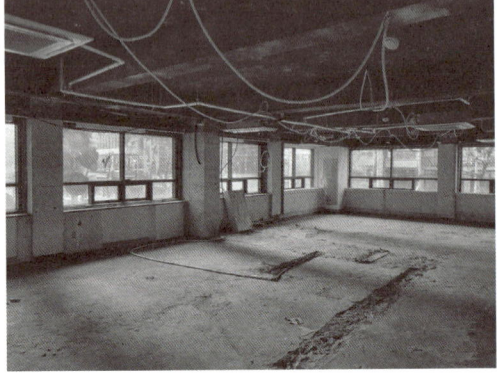

<신축이면서 바닥과 천장은 물론 벽까지 깔끔한 현장> <바닥에 이전 업체의 흔적이 남아있고 상태가 안 좋은 현장>

Q5. 인테리어 공사 전에 선정해야 할 업체는 어떤 업체들인 가요?

1. 통신 업체, 네트워크구축 업체 (LG, KT, SK 등)
2. 무인경비 업체 (패키지로 CCTV 및 화재, 책임보험 가입)
3. 가전제품
4. 간판 업체(내부사인, 외부사인)
5. 냉·난방 공사 업체

첫 번째는 통신 업체 선정입니다.
대표적인 통신회사인 KT, LG, SK의 대표번호로 전화해서 신청하는 것 보다는 대리점을 통해 업체 선정을 하는 것을 권합니다. 대리점에서 업체 선정을 하게 되면 선정된 업체가 하나부터 열까지 모든 과정에 관여해서 병·의원 운영의 전체 네트워크 구축에 도움을 주고, 통신 작업 중 발생할 수 있는 어려운 일 또한 해결해 줄 수 있기 때문입니다.
반면 대리점을 통하지 않고 대표번호로만 신청하면 통신 개통만 해주므로, 나머지 작업을 직접 진행해야 해서 추가로 들어가지 않아도 될 금액이 나가게 됩니다.

두 번째는 무인경비 업체 선정입니다.
무인경비 업체 선정 또한 경비보안 뿐만 아니라 CCTV를 설치하는 것부터 시작해서 직원의 근태 관리 등도 놓치지 않기 위해 중요합니다. 그리고 경비회사에 특약으로 가입하면 책임보험(화재보험)도 안내받을 수 있습니다.

세 번째는 가전제품 선정입니다.
인테리어 공사가 진행되는 중이나 끝나기 전에 미리 어떤 가전제품을 놓을지 정한 다음 크기나 제품이 들어갈 위치를 체크하면서 설치하는 데 문제가 없는지를 염두에 두고 진행하는 것이 좋습니다. 요즘은 병·의원에서 사용할 전체 가전제품을 한 번에 알아봐주고 조금 더 저렴한 가격에 납품까지 하는 업체도 있으니 참고하면 좋습니다.

네 번째로 간판 업체 선정입니다.
간판회사를 선정할 때는 인테리어 업체를 선정할 때와 동일하게 2~3개 회사를 비교하고 선택하는 편이 좋습니다. 마음에 드는 디자인과 합리적인 가격을 제시하는 곳을 선택하려면 아무래도 한 달 정도의 기간이 걸릴 수 있으므로, 인테리어 업체 선정을 마친 이후에는 곧바로 간판 업체 선정을 시작해야 합니다.

다섯 번째로 냉·난방 공사 업체 선정입니다.
냉·난방 공사는 인테리어와 동시에 시작하여 공사를 진행해야 하는데, 업체 선정은 인테리어 업체에서 추천받거나 근처의 대리점에 가서 견적을 의뢰하여 선정하면 됩니다. 물론, 인테리어 업체에서 추천해 주는 업체를 선정하면 좋겠지만, 그렇지 않은 경우에는 직접 업체를 알아보고 견적을 비교한 후 마음에 드는 업체를 정하면 됩니다.

Q6. 인테리어 도면과 병·의원의 디자인을 정할 때 예비 원장님들이 해야 할 일은 무엇인가요?

본인에게 가장 편한 동선을 고민해야 하며, 그렇게 결정된 동선을 토대로 다른 병·의원을 방문해 보고 해당 병·의원과 자신의 동선을 비교했을 때의 차이점이나 장단점을 파악해봅니다.
근무했던 병·의원의 동선이 마음에 들어서 그대로 하려는 원장님도 계시고, 반대로 그 동선이 마음에 안 들어서 개선한 동선을 말해주며 이대로 해달라는 원장님도 계십니다.

그리고 진료과가 같아도 원장님마다 원하는 부분이 다릅니다. 원장님 휴게실이 있었으면 좋겠다는 원장님이 있는 반면, 그런 건 필요 없다는 원장님도 계십니다. 진료실 옆에 내시경실이 있었으면 좋겠다는 원장도 계시고, 엑스레이실이 바로 옆에 있으면 좋겠다는 의견을 주는 원장님도 계십니다. 외과 같은 경우에는 수술실(처치실, 시술실)이 원장실과 가까이 있는 것을 선호하는 원장님도 계십니다.

YOUTUBE
『Dr.개고생』

YOUTUBE
『Dr.개고생 개원 아카데미』

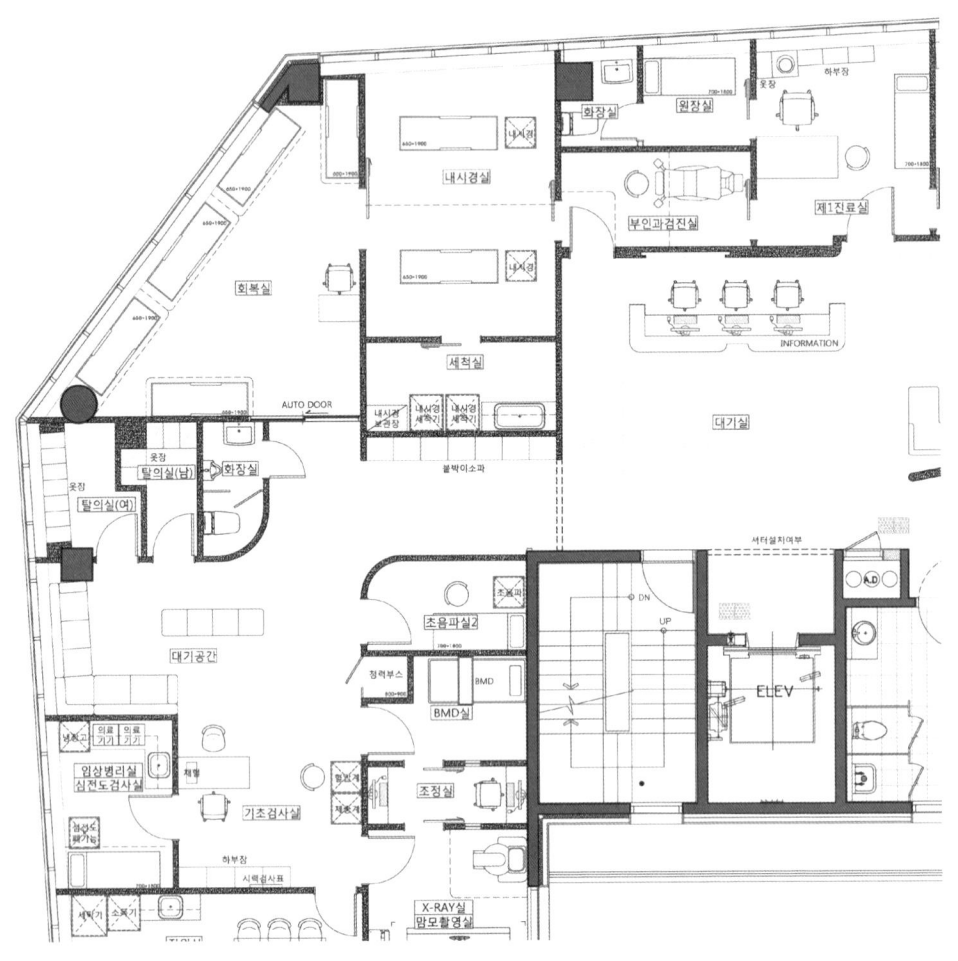

<제1진료실에서 부인과 검진 및 내시경실로 바로 이어지는 동선>

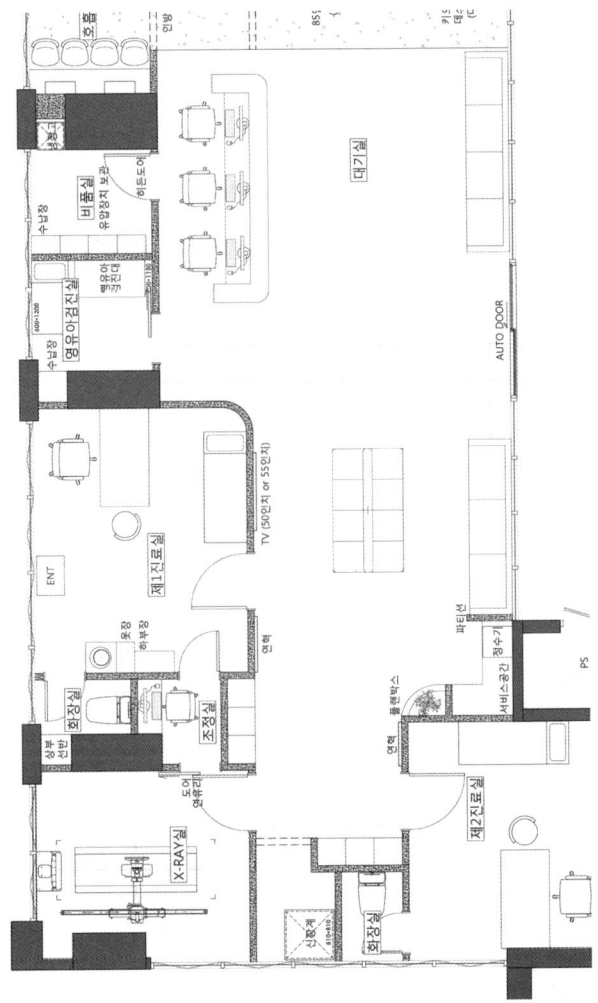

<병·의원 내 방사선사가 없어서
원장님이 직접 엑스레이 촬영을 해야 할 경우의 동선>

Q7. 인테리어 공사 도중에 예비 원장님들이 해야 할 일은 무엇인가요?

인테리어 공사가 진행될 때의 원장님의 주된 역할은 도면을 꼼꼼하게 재점검하는 것입니다.

그리고 먹매김 미팅시에 현장에 오셔서 도면과 구성에 문제가 없는지 또는 사용하는 각 공간이 너무 좁거나 넓지는 않은지를 보는 것이 중요합니다. 도면으로만 보는 공간감과 실제 현장에서 바닥에 그려진 벽의 위치로 느끼는 공간감은 많은 차이가 있기 때문입니다.

또한, 결정된 디자인으로 마감 공사를 하기 전에 시공하는 마감재에 대한 설명을 드리는 '마감재 선정 미팅' 때 반드시 참여해야 합니다. 직접 바닥에 깔릴 타일을 직접 보면서 자신의 취향에 맞는지, 원하던 이미지대로 자재가 들어가는지 체크해야 하기 때문입니다.

마지막으로 어느 시기에 의료기관 개설 신청을 하는 것이 제일 좋은지에 대해서도 미리 체크해야 합니다. 이 부분이 개원 시기와도 밀접한 관련이 있습니다. 물론, 이 같은 내용은 인테리어 회사에서 공사시기별로 안내를 드립니다.

인테리어가 끝나면 보건소에 신고를 해야 하고, 보건소 신고를 해야 개설 허가증이 나와야 하는데 이 타이밍이 너무 늦으면 늦어지는 만큼 개원은 늦어지게 됩니다.

보건소에 개설신고를 하면 소방서에서 소방 점검을 나오고, 그게 끝나야 보건소에서 나온 주무관이 체크하는데, 이런 것이 전부 끝나야 비로소 의료기관 개설증이 나옵니다. 따라서 소방 점검 때 바로 합격하지 못하면 보완해서 다시 한 번 점검을 받아야 하고, 보완점검하러 나오는 기간이 며칠 후가 될 수도 있기 때문에 시간의 낭비가 없으려면 한 번에 통과하도록 준비해야 합니다.

또한, 소방점검을 통과했더라도 이후 이어지는 보건수 체크 중 추가 보완을 요청받게 되면 또 기다려야 하기 때문에 그만큼 개원이 지연되게 됩니다. 그래서 개설신고 날짜를 미리 정하는 것이 전체 일정 중 큰 비중을 차지합니다.

인테리어 공사 초반에는 원장님께서 집중적으로 개입해야 할 부분이 많지만, 공사가 어느 정도 진행되고 나면 원장님께서 신경 쓸 게 별로 없습니다. 공사진행의 불안감 때문에 공사 초기 단계에는 원장님들께서 현장에 많이 방문하는 편인데, 공사가 20~30% 정도 지나고 난 이후부터는 대부분 재방문을 잘 안 하는 편입니다.

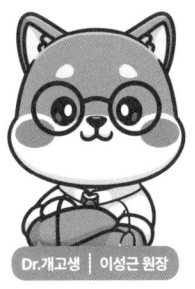

Dr.개고생 | 이성근 원장

Q8. 인테리어 비용을 절감할 수 있는 방법은 무엇인가요?

첫째로 임대차계약을 진행할 때 최대한 임대인에게 요구할 것이 있습니다.

먼저, 바닥, 천장 등이 제대로 안 되어 있다면 설치를 요구합니다. 그리고 전기용량이 부족하다면 증설을 요구합니다. 또한, 용도변경이 안 되어 있다면 용도변경을 요구합니다. 그래야 임차인이 부담하는 비용을 최대한 줄일 수 있습니다.

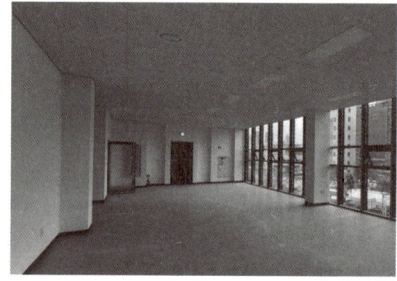

\<바닥과 천장이 마감되어 있는 현장\>

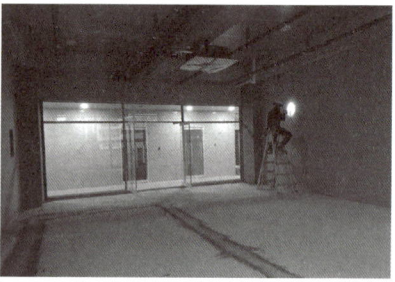

\<바닥상태도 안 좋고 천장도 없는 현장\>

두번째로 전체적인 분위기에 어울리는 색상을 가졌거나 다른 마감재와 잘 어우러지는 소재를 찾는 것이 중요합니다.

무작정 비싼 것만 고집하다 보면 전체적인 분위기에 어우러지지 않고 혼자 '툭' 튀어나온 것처럼 되어 균형감을 해칩니다. 그리고 비용도 만만치 않으므로 저렴하면서도 좋은 효과를 내는 소재를 적극 활용하는 것이 필요합니다.

세번째로 '바닥 먹매김'이라는 작업도 중요합니다.

먹매김이란 현장 바닥에 먹을 이용해서 도면으로만 있던 추상적인 그림을 현실로 가져와서 그리는 작업입니다. 따라서 먹매김을 마치면 벽체 공사를 하기 전에 최종적으로 원장님께서 확인하셔야 합니다. 현장에서 직접 진료실 사이즈나 치료하는 공간 등의 사이즈를 체크했을 때 불필요하게 넓거나 좁지 않은지 등을 봐야 합니다. 이때가 현장에서 비용 추가 없이 벽의 위치를 변경할 수 있는 마지막 순간이기 때문입니다. 이때를 놓치면 추후에 마음이 바뀌어 벽의 위치를 변경하고 싶을 때마다 추가비용이 발생할 수 있습니다.

실제로 현장에서 확인해보면 도면으로 받은 자료와 느낌이 다를 때가 있습니다. 도면으로 봤을 때는 진료실이 굉장히 좁다고 느꼈는데 실제 현장에서 보면 넓게 느껴지는 경우도 있고, 복도가 넓다고 생각했는데 생각보다 넓지 않은 경우도 있습니다.

<바닥 먹매김 현장>

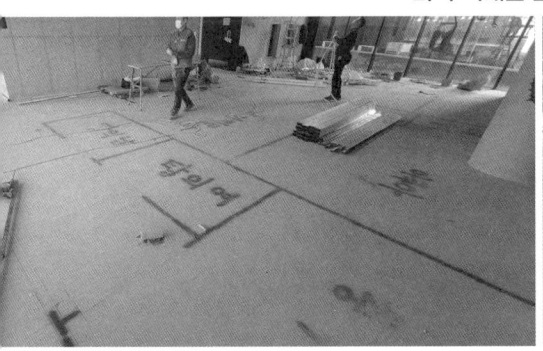 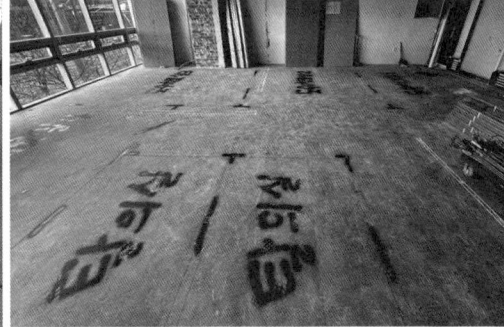

Q9. 공사지연과 하자보수를 막기 위해 예비 원장님들이 해야 할 사전조치는 무엇인가요?

공사지연은 대부분 인테리어 총괄 업체의 잘못된 스케줄 관리 또는 일하는 기술자를 제때 투입하지 못했을 때와 자재 공급을 원활하게 하지 못했을 때 주로 발생합니다.
기술자는 있지만 자재가 없거나, 반대로 자재는 있지만 기술자가 없어서 아무 것도 할 수 없는 경우가 대부분입니다.

상황이 어떻든 공사기간이 계약서에 표시된 날짜보다 지연된다면 당연히 인테리어 업체의 잘못이므로 미리 방지책을 만들어 놓아야 합니다. 예를 들면, 계약서상에 '공사 지체 상환금'이라는 항목을 넣어서 인테리어 회사가 공사를 지체할 경우 1일당 도급갑에게 지불한다는 식으로 미리 기재해 놓는다면 인테리어 회사도 손해를 보지 않으려고 공사 완료 기간을 지키려 더 노력하게 됩니다. 이 같은 항목이 없으면 지연을 해도 페널티(penalty)를 적용받지 않아서 아무래도 인테리어 회사의 긴장이 좀 풀려 하루이틀 정도 늦는 것도 대수롭지 않게 여길 수 있습니다.

두 번째로 공사하자는 처음부터 시공을 잘해서 일어나지 않게 하는 것이 제일 좋습니다.
하지만 항상 그럴 수 없으므로 결국 해당 인테리어 회사가 가지고 있는 시공 노하우에 따라 하자 발생률이 결정됩니다. 예를 들어, 병·의원의 운영 중 시설물이 파손되거나 훼손되는 경우가 있는데, 이는 마감재를 어떤 소재를 사용하고 얼마나 꼼꼼하게 시공하느냐에 따라 예방이 가능합니다.

원장님 입장에서는 무엇보다 하자이행증서를 반드시 받는 것이 좋습니다.
하자이행증서란 서울보증보험을 통해서 하자가 발생할 시 반드시 보수하겠다는 약속을 담은 보험증서입니다. 여기에는 공사 총 금액의 3%면 3%, 5%면 5%를 설정해 놓고, 만약 인테리어 업체에서 A/S를 처리해주지 않으면 피보험자는 이 설정 금액만큼 서울보증보험에서 돈을 받아 그 비용으로 우선 A/S를 처리할 수 있습니다. 그리고 서울보증보험에서 하자이행증서 발급 업체에 그만큼의 돈을 청구합니다.
즉, 하자이행증서를 발급받게 되면 인테리어 업체는 처음 계약시 약속했던 A/S 기간 동안 A/S를 반드시 해야 하고, 피보험자는 아무런 피해를 받지 않게 됩니다. 그러므로 안전장치를 만든다고 생각하고 꼭 발급받는 게 좋습니다.
간혹 계약금이 크니까 보험금도 커서 인테리어 회사에 손해를 끼치지 않을까 생각할 수도 있습니다. 하지만 실제 보험 가입금액은 매우 적습니다. 예를 들어, 인테리어 공사 비용이 2억이라고 가정했을 때, 내야 할 보험료는 10만 원 이내입니다. 총 공사료의 몇 퍼센트도 되지 않습니다. 그러므로 인테리어 업체에서 자체적으로 증서를 발급해서 드리

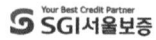

이행(하자)보증보험증권
(인터넷 발급용)

증권번호 제 100-000-2020 0444 2917 호

기본사항

보험계약자	376-81-00167 (주)디자인바이엘 이상영	피보험자	
보험가입금액	金 六百八萬壹阡九百 원整 ₩6,081,900-	보험료	₩23,350- ■ 일시납 □ 분납
보험기간	2020년 09월 11일부터 2021년 09월 10일까지(365 일간)		

보증하는 사항

보증내용	건설공사계약에 따른 하자보증금
특별약관	1. 신용카드이용보험료납입특별약관 본 증권에 첨부되어 있는 보통약관 및 이 보험계약에 적용되는 특별약관의 내용을 반드시 확인하여 주시기 바랍니다.
특기사항	
주계약내용	[주계약내용] 주계약명 담보기간 계약체결일자 계약금액 보증금율

알아두셔야 할 사항
1. '보증보험증권으로 보증하는 내용'이 '주계약상 보증이 필요한 내용'과 일치하는지 여부를 반드시 확인하시기 바랍니다.
2. 증권발급사실 및 보험약관, 보상심사 진행사항은 회사 홈페이지(www.sgic.co.kr)에서 확인하실 수 있습니다.

우리 회사는 이행(하자)보증보험 보통약관, 특별약관 및 이 증권에 기재된 내용에 따라 이행(하자)보증보험 계약을 체결하였음이 확실하므로 그 증으로 이 증권을 발행합니다.

2020년10월14일

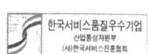 서울보증보험주식회사
서울 종로구 김상옥로 29(연지동,보증보험빌딩)

대표이사
사 장 김 상 택

증권발급	대리점	대리점명		
		모집자 고유번호		
	지점	고객지원센터	신영주	1670-7000
		서울 종로구 김상옥로 30 12층 기독교연합회관건물 (연지동, 기독교연합회)		

대한민국 정부 인지세 200원
종로세무서장
인쇄승인 제2003-1호.

SGI was rated "A+ (stable)"
by S&P Global Ratings

"AA" (stable)
Fitch Ratings

한국서비스품질우수기업
산업통상자원부
(사)한국서비스진흥협회

202010160004927-0012-001

후면

는 경우도 있으나, 그렇지 않은 경우에는 부담가지지 말고 꼭 요구해서 발급 받으시기 바랍니다.

간혹 공사가 끝난 뒤 원장님과 연락이 끊기는 업체들이 있습니다. 이런 경우를 소위 '먹튀'라고 하는데, 공사비만 입금되면 연락이 안 되거나 연락이 되어도 수리하러 온다고 기별만 하고 방문조차 하지 않는 경우입니다. 그렇게 되면 결국 하자보수에 들어가는 손해를 전부 원장님께서 책임져야 하는 순간이 올 수도 있습니다.

이 책을 읽는 분들께서는 개원을 결심하고 인테리어 회사를 선정할 때, 사후관리와 하자보수에 꼭 충분한 비중을 두고 결정하기를 바랍니다. 그것이 최대한 손해를 막고 서로 얼굴 붉힐 일을 만들지 않는 지름길입니다.

개원을 고민할 때 꼭 만나야 할 인테리어 전문가

병·의원 인테리어 전문회사 (주)디자인바이엘 대표 이상영입니다.
디자인바이엘은 십수년 동안의 많은 시행착오와 경험을 바탕으로 원장님께 최적화된 공간과 인테리어 디자인을 만들어내는 회사입니다.
인간에게 행복의 터전을 만들어주는 전문가이자 환경적 행복의 가치를 만들어주는 중차대한 본분을 가진 전문가로 거듭나기 위해 끊임없이 노력하겠습니다.
믿고 맡겨주시는만큼 보답하는 회사가 되겠습니다. 감사합니다.

'Dr. 개고생'이 제안하는 개원하는 원장님들을 위한 체크리스트

- 인테리어 파트 -

- ☐ 1. 입지 선정 때부터 인테리어 업체를 만나셨나요?
- ☐ 2. 임대차 계약 시 인테리어 대표로부터 여러 가지 조언을 받으셨나요?
- ☐ 3. 인테리어 업체와 함께 입지 선정 시 함께 확인해야 할 사항을 체크하셨나요?
- ☐ 4. 계약하신 곳의 용도가 제1종 근린생활 시설(의원)로 표기가 완료되었는지 확인하셨나요?
- ☐ 5. 건물 내에 전기 용량에 대해 확인하셨나요?
- ☐ 6. 인테리어 업체를 만나기 전 공간 구성에 대해 고민해 보셨나요?
- ☐ 7. 전체적인 병·의원의 인테리어 컨셉과 분위기를 결정하셨나요?
- ☐ 8. 인테리어 업체를 선정하기 위해 어떤 것들을 비교·확인해야 하는지 확인하셨나요?
- ☐ 9. 인테리어 업체로부터 공사일정표를 받아보셨나요?
- ☐ 10. 인테리어 업체의 A/S 등 사후 관리에 대해서 확인하셨나요?
- ☐ 11. 인테리어 업체가 믿을만한 업체인지 매출액, 규모, 직원 수 등을 확인하셨나요?
- ☐ 12. 인테리어 공사를 진행했던 다른 원장으로부터 피드백을 받으셨나요?
- ☐ 13. 인테리어 소요 기간과 비용에 대해 확인하셨나요?

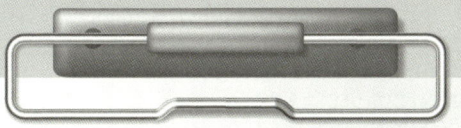

- 인테리어 파트 -

- [ ] 14. 다른 인테리어 업체와 비교 분석하셨나요?
- [ ] 15. 인테리어 공사 전 어떤 통신회사를 선택할지 결정하셨나요?
- [ ] 16. 인테리어 공사 전 어떤 무인경비 업체를 선택할지 결정하셨나요?
- [ ] 17. 인테리어 공사 전 어떤 가전제품을 어디에 배치할지 결정하셨나요?
- [ ] 18. 인테리어 공사 전 어떤 간판 업체를 선택할지 결정하셨나요?
- [ ] 19. 인테리어 공사 전 어떤 냉·난방 공사 회사를 선택할지 결정하셨나요?
- [ ] 20. 차트 업체와 장비 업체를 인테리어 회사와 연결해주셨나요?
- [ ] 21. 인테리어 도면 작업과 디자인 작업 시, 동선에 대한 의견을 제시했나요?
- [ ] 22. 인테리어 공사 초기에 진행되는 먹매김 미팅에 참석하셨나요?
- [ ] 23. 인테리어 공사 후반에 진행되는 마감재 미팅에 참석하셨나요?
- [ ] 24. 인테리어 비용을 절감할 수 있는 방법에 대해 인테리어 대표와 상의하셨나요?
- [ ] 25. 인테리어 대표와 계약 시에 공사 지체 상환금 특약을 추가하셨나요?
- [ ] 26. 하자이행증서를 요청 하셨나요?
- [ ] 27. 의료기관 개설 신고 전략을 수립하셨나요?
- [ ] 28. 간판 위치를 확인하셨나요?

Part II 개원 결심 후 결정해야 할 8가지

 # 의료 장비

Q1. 의료 장비를 구매할 때 고려해야 할 점은 무엇인가요?

개원예정 원장님들께서 개원할때 많이 하는 고민 중에 하나가 의료 장비의 구매입니다. 개원 시 의료 장비 구매가 비용면에서 많은 부분을 차지하기 때문입니다. 개원하는 입장에서는 모든 장비들을 비싸고 좋은 제품으로 구매하고 싶겠지만, 결국은 한정된 준비 자금으로 인한 현실적인 문제와 직면하게 됩니다.

개원하는 병·의원의 컨셉에 맞게 장비 구매를 계획해도 시간이 지난 후 병·의원이 안정화 또는 활성화되었을 때, 개원 시 구입한 의료 장비 중 큰 활용도가 없는 의료 장비가 발생할 수도 있습니다. 그리고 의료 장비는 필요시 언제나 추가 구매가 가능하므로 처음부터 크게 무리할 필요가 없습니다.

의료 장비 구매 시 고려해야 할 구체적인 요소는 다음과 같습니다.

첫째, 우리 병·의원에 알맞은 사양의 제품인가?
규모가 큰 병·의원(종합병원, 대학병원 등)에 근무를 하다가 개원하는 원장님들은 고가의 고성능 사양의 제품을 주로 사용했을 겁니다. 하지만 개원하게 되면 병·의원 규모가 달라짐에 따라 내원하는 환자의 상태도 많이 달라집니다. 필요한 장비를 구매하기 전에 내원할 환자군을 예상하여 그에 맞는 사양의 제품을 선택하는 것이 좋습니다. 의료 장비는 사양이 많을수록 가격이 높아지기 때문에 굳이 필요하지 않는 사양을 추가하여 고가의 장비를 구매할 필요는 없습니다.

둘째, 제품의 가격이 상식적이며 사후관리에 문제는 없는가?
개인 판매업자들은 의료기기를 판매하는 데 있어 제조사로부터 도매로 제품을 받아와 마진을 적게 남기면서 판매하는 경우가 많습니다. 이런 이유로 동일 제품임에도 판매업체마다 판매가격이 달라지게 됩니다. 이에 원장님들은 판매 업체별로 가격을 비교한 후 가장 저렴한 업체를 선택하는 경우가 많은데, 이때 해당 판매업체의 사후관리 수준을 반드시 알아봐야 합니다. 너무 적은 마진으로 판매한 업체의 경우에는 A/S가 필요한 경우에 연락이 두절되거나 서비스를 계속 미루는 등 사후관리를 제대로 하지 않는 경우도 많습니다. 따라서 의료기기 제조사의 직영 대리점이나 먼저 개원한 병·의원 원장님들께 정보를 얻어 사후관리가 검증된 유통업체를 이용해 구매하는 것이 좋습니다.

셋째, 제품의 브랜드가 중요한가?
고사양, 고성능의 의료 장비들은 미국이나 유럽 등 외국 유명브랜드 제품들이 주로 차지하고 있습니다. 그러나 이러한 제품들은 대학병원 등 상태가 심각하거나 큰 수술을 받아야 하는 환자에게 유용한 경우가 많습니다. 앞에서 언급하였듯 개원할 병·의원에 내원할 환자에 맞는 사양과 성능을 가진 제품을 구매하는 것이 합리적입니다. 그리고 같은 성능과 사양을 가진 제품이라도 외국산과 국산의 가격 차이가 있습니다. 가격 차이가 적다면 원장님께서 선호하는 제품을 선택해도 되지만, 만약 가격 차이가 크다면 합리적이고 실용적인 제품을 고려하는 것이 좋습니다.

넷째, 몇 개 정도의 업체를 만나보아야 하는가?
앞서 언급하였듯, 동일 제품에 대해서는 직영 대리점 또는 사후관리가 검증된 업체를 이용하는 것이 좋습니다. 다만 제품을 선택하기 전에 타 브랜드의 동일 또는 비슷한 사양 및 성능의 제품을 여러 개 보고 가격 등을 비교하는 것을 추천합니다.

다섯째, 제품 구매 시 구매처로부터 받을 수 있는 혜택들이 있는가?
판매업자들은 제품 판매시 개원하는 원장님들께 병·의원에 필요한 물품 및 소장비 등을 끼워서 납품하는 경우가 많습니다. 원장님들은 제품을 싸게 구입하는 느낌을 받고 개원 비용을 절약하는 것 같아 만족할 수 있습니다. 하지만 알고보면 덤으로 주는 제품은 판매가격에 포함된 것입니다. 따라서 서비스 품목을 받는 대신 장비의 가격을 싸게 해달라고 해서 구매하고, 덤으로 주는 제품은 따로 구매해서 매입 자료를 만들어 두는 것이 추후 세금을 낼 때도 유리하게 작용합니다.

여섯째, 고가의 의료 장비들은 시험사용(데모)이 가능한가?
개원 전이라 환자에게 직접 사용이 어렵다면 적어도 제조사나 수입사가 운영하고 있는 Show room을 방문해서 시험사용을 하는 것이 나중에 생길 수 있는 제품의 문제점을 미리 파악하는 데 도움이 됩니다. 요즘 고가의 장비들은 제조사나 총판 판매사에서 제품을 전시하고 시연을 해볼 수 있는 Show room을 운영하는 업체들이 많으니 필히 확인 후 요청합니다. 그리고 시험사용을 해봤더라도 주변에 동일모델을 사용하고 있는 원장님들에게 제품에 대해 꼭 물어봐야 합니다.
고가의 의료 장비를 무작정 구매하는 것은 굉장히 위험한 선택이므로 판매업체나 영업사원들의 설명 또는 주변의 평판만 듣고 판단하는 것은 피해야 합니다. 의료 장비라는 것이 사용자에 따라 느낌이나 생각이 다를 수 있으니, 고가 장비는 꼭 시험사용(데모)이 필요합니다.

Q2. 인테리어 도면 작성 시부터 의료 장비를 고민해야 하는 이유는 무엇인가요?

우선 병·의원 건물을 계약할 때 해당 건물의 가능 전력량을 필히 확인해야 합니다.
신축 건물들 중 병·의원을 유치하기 위해 지어진 건물들은 대부분 의료 장비를 가동하기 위한 전력량을 공급할 수 있는 시설을 가지고 있지만, 노후 건물이나 규모가 작은 건물들은 필요한 전력량을 공급할 수 없는 경우가 간혹 있습니다. 이 경우에는 의료 장비를 가동하기 위해 승압기 등 전력 공급에 필요한 장비를 추가로 구매해야 하는 경우가 있어 불필요한 개원 비용이 발생할 수 있습니다.

그리고 병·의원 건물을 계약하기 전에 해당 건물의 도면을 의료장비 회사에 보여주고 논의할 필요가 있습니다. 경험이 많은 업체라면 자세히는 아니더라도 전체적인 Outline 정도의 안내 및 필수조건 등을 조언해 줄 수 있는 정보는 가지고 있습니다.

그리고 몇가지 특정 장비는 늦어도 인테리어 공사기간까지는 정해야 합니다.
무영등은 수술실 천장을 마감하기 전에 미리 작업을 해놓아야 설치가 용이하며, 수술대, 소독기, 내시경 세척기 및 영상장비들도 콘센트, 랜포트 등을 알맞은 곳에 위치시켜야 장비나 카트, 의료진의 이동이 용이합니다.

반면, 카트 및 수술준비대는 장비 설치가 모두 끝난 뒤 여유 공간에 맞는 크기의 제품으로 준비하는 것이 좋습니다. 간혹 공간이 부족해서 배치하지 못하는 경우도 있으므로, 도면 작성 시에 이 같은 부분들까지 고려하면 동선 문제 등 불편한 사항을 미리 예방할 수 있습니다.

제품 준비에 추가하여 그 외 일반 소모품 및 수술 기구류는 최소한 개원 2~3주 전 원장님과 직접 상의하여 준비하거나, 수간호사 또는 물품담당 간호사가 미리 채용되어 있다면 이분들과 사전미팅을 하여 품목 및 수량 등을 정하여 원장님께서 확인 후 준비하는 과정을 거쳐야 합니다. 직원 채용 시 장비, 소모품, 약품 담당자를 미리 지정하시면 개원을 준비하시는 데 도움이 됩니다.

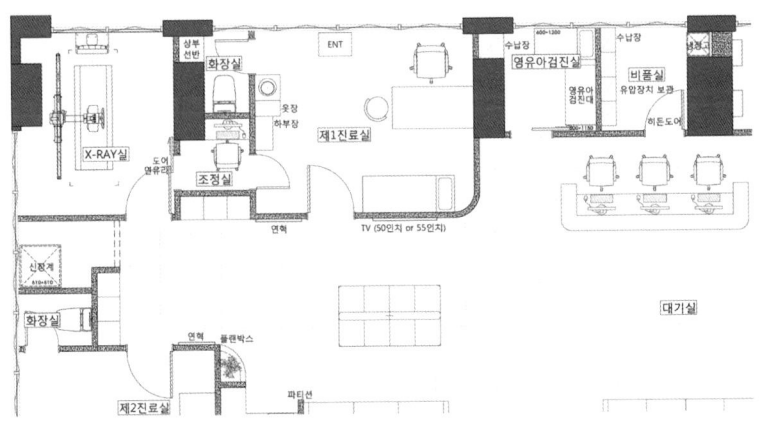

< 의료장비 설치를 위한 도면의 예시 >

Q3. 의료 장비는 신품이 좋은가요? 중고로 사면 안 되나요?

무작정 의료 장비를 구매하지 말고 병·의원의 진료 컨셉을 먼저 생각한 뒤 거기에 맞는 장비로 구성해야 합니다.

자신의 병·의원의 주요 진료는 무엇이며, 주요 진료를 하기 위해 필요한 장비들은 어떤 것들이 있는지, 그중 가장 중요하다고 생각되는 장비는 무엇인지, 그 외에 진료 및 치료를 위해 필요한 장비는 어떠한 것들이 있는지 우선순위를 정합니다. 그리고 각 장비의 신품과 중고품에 대한 가격을 확인합니다. 그 이후에 꼭 필요하고 중요한 장비이지만 신품의 가격이 너무 비싸서 예산과 맞지 않는다면 중고품 구매를 고려합니다.

많은 판매업자 및 전문가들 사이에서도 중고 의료 장비의 성능 및 효율성에 대해서는 정확한 답변을 하지 못합니다. 이는 외관은 멀쩡해도 내부는 얼마나 손상되었는지 확인할 수가 없기 때문입니다.
개인적으로는 개원 시 중고장비 구입을 권하지 않습니다. 하지만 개원할 때 고가의 장비를 전부 새 제품으로 준비하려고 하면 재정적인 부담이 굉장히 커지므로, 어쩔 수 없이 중고장비를 구입해야 할 수 있습니다. 이때 필히 고려해야 할 사항은 다음과 같습니다.

첫째, 정품 확인 및 사용이력 확인입니다.

모든 의료 장비들은 제품마다 고유번호가 적혀 있는 라벨이 부착되어 있습니다. 확인된 정품이 아닌 경우에는 제조사 및 수입사에서 A/S를 받을 수 없을지도 모르니 필히 정품 여부를 확인합니다. 그리고 이전에 어느 병·의원에서 어떻게 사용되었는지도 확인하면 제품 선택에 도움이 됩니다.
꼭 기억해야 할 점은 중고 의료 장비도 자동차와 비슷한 면이 있어서 제품 외관이 깨끗하고 새 것처럼 보인다고 하더라도 제품의 성능이 새제품처럼 작동한다고 볼 수 없으므로, 장비 설치 전이나 설치 후 바로 시험사용을 해보시는 것이 좋습니다.

둘째, 판매업체의 사후관리 능력 여부 및 수리 소모품 단종 확인 여부입니다.
판매하는 업체가 사후관리를 제대로 해줄 수 있는 업체인지 확인하는 것은 필수입니다. 그리고 너무 오래된 의료 장비는 생산이 단종되고 수리를 위한 부품조차 단종된 경우가 많으니 판매업체 및 제조사에 고장시 A/S가 가능한지를 확인해야 합니다. 의료 장비를 판매하기 전에는 모든 문제를 다 처리해 줄 것처럼 이야기하다가 막상 판매 및 설치가 이루어진 후에 연락이 안 되는 업체도 종종 있기 때문입니다.

한 가지 덧붙이자면, 중고장비 구입 후 고장이 발생했을 때 입니다.
예를 들어, 엑스레이 장비를 중고로 구입했을 때, 구성부품 중 가장 비용이 많이 들어가는 Tube와 Generator가 고장나면 중고장비 가격에 버금가는 수리 비용이 발생할 수 있습니다. 따라서 중고제품 구입 시 수리부품에 대한 가격과 수리비용을 확인하고 신품 가격과 비교해서 선택할 필요가 있습니다.

많은 원장님들께서 고가의 고성능 외국산 장비를 중고로 구입할지, 성능은 조금 떨어지지만 중저가의 국산 장비를 새 제품으로 구입할지를 고민합니다. 개인적인 생각으로는 환자의 치료에 큰 영향을 미치지 않는다면 중저가의 실용적인 새 제품을 구입하는 것을 추천합니다. 최근에는 국내 업체들의 장비도 수준이 많이 높아졌고, 특히 A/S를 받기 쉽다는 장점이 있기 때문입니다.

YOUTUBE
『Dr.개고생』

YOUTUBE
『Dr.개고생 개원 아카데미』

Q4. 의료 장비는 개별적으로 구입하는 것이 좋은가요? 턴키(turnkey)로 구매하는 것이 좋은가요?

턴키(turnkey)의 뜻은 모든 제품을 일괄로 한 개의 업체로부터 구매하는 것을 의미하는데, 보통 건설사 등에서 주로 사용하는 용어입니다.

턴키 구매의 장점은 계약조건에 따라서 모든 제품의 설치부터 유지보수까지 한 업체에게 관리받을 수 있어서 편하다는 점입니다. 의료 장비 구매 시에 원장님들께서 제품마다 개별적으로 고려해야 할 업체별 제품리스트, 견적서 담당자 연락처, 제품별 업체별 비교분석 등 세세하고 자잘한 부분까지 신경써야 하는 번거로움이 크게 줄어들 수 있습니다.
그리고 구매 후 유지보수 및 사후관리 부분에서도 문제 및 요청사항 발생 시 좀 더 빠르고 원활하게 문제 해결을 진행할 수 있다는 점도 장점입니다.

단점으로는 선택한 턴키 업체가 직접 취급하지 않는 품목들을 구매 의뢰했을 경우에는 유통과정이 추가될 수 있으므로 전체적인 가격이 올라갈 수 있는 여지가 있습니다.
또한, 턴키구매 시 사후관리에 대한 계약내용이 미진하거나 불분명하다면 구매 후 해당 업체로부터 만족할만한 관리를 받기 어려울 수도 있거나, 판매 후 사후 응대가 약속한 것과 달리 안 좋은 업체도 있습니다. 따라서 주변 병·의원 또는 해당 업체가 현재 거래중인 병·의원들을 소개

받아 평판을 확인하는 것도 필요합니다.

필요한 의료 장비를 개별로 구입하면 제품에 이상이 생겼을 때 각각의 판매처에 연락해야 하는 번거로움이 있습니다. 따라서, 사후관리 측면에서는 턴키로 구입하는 것이 좋지만, 내시경이나 초음파 등 고가의 의료 장비들은 제조사나 수입사에서 지정해주는 판매회사를 통해 구매하는 것이 안전하고 가격적인 측면에서도 유리합니다.
하지만 진료 또는 검사를 위해 기본적으로 필요한 장비들은 개별로 구입해도 가격적인 면에서 큰 이점이 없으므로 턴키로 구매해서 관리를 좀 더 편하게 받는 것이 효율적입니다.

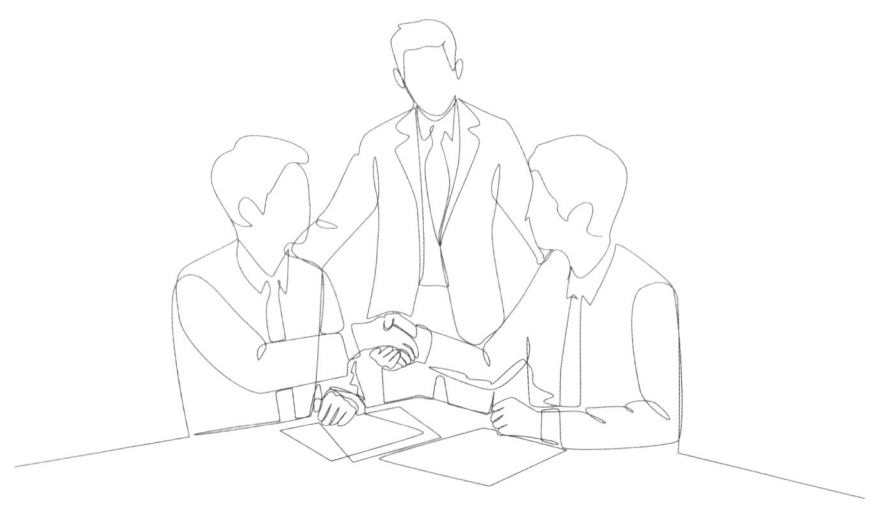

Q5. 각종 의료 장비 구입 시 비교 방법은 무엇인가요?

가능한 여러 의료 장비 업체들을 만나보는 것이 필요합니다. 그리고 그 업체들에게 견적서를 요구해서 비교하는 것이 좋습니다.
다른 업체들과 비교하다 보면 각 업체에서 추가로 할인이 가능하다고 하는 경우가 많습니다. 그리고 추가로 제공되는 서비스도 있을 수 있기 때문에 반드시 다른 업체들과 비교하여 면담하는 것이 좋습니다.

또한, 원장님께서 필요한 의료 장비의 요구사항을 명확하게 업체에 전달한 후 각 업체들로부터 해당 의료 장비에 대한 정보와 자료들을 최대한 많이 받고 자세하게 설명을 들어야 합니다. 해당 업체에 경쟁품과의 장단점 비교 등 궁금하신 사항들도 질문하고, 충분한 설명을 듣는 것이 큰 도움이 됩니다.
해당 업체에서는 자사 제품이 제일 좋다고 말하겠지만, 이같은 자료들이 축적되면 원장님도 의료 장비에 관한한 전문가 수준에 도달할 수 있습니다.

그리고 의료 장비를 비교할 때는 직접 사용해보고 판단해야 합니다. 대부분의 의료 장비 업체에서는 시험사용(데모) 장비가 있습니다. 직접 사용하지 않았던 제품이라면 1~2주만이라도 사용해보고 판단할 필요가 있습니다. 특히나 고가의 의료 장비를 신뢰와 평판만으로 구입하면 원치 않은 장비를 구입할 수 있습니다.

만약 의료 장비를 데모로 사용해볼 수 없다고 하는 업체의 장비는 구매하지 않는 게 좋습니다. 데모 장비 또는 쇼룸(show room)도 운영하지 못하는 규모의 회사에서 고가의 장비를 구입한다면 사후 어떠한 서비스를 받게 될지는 생각해볼 것도 없습니다.

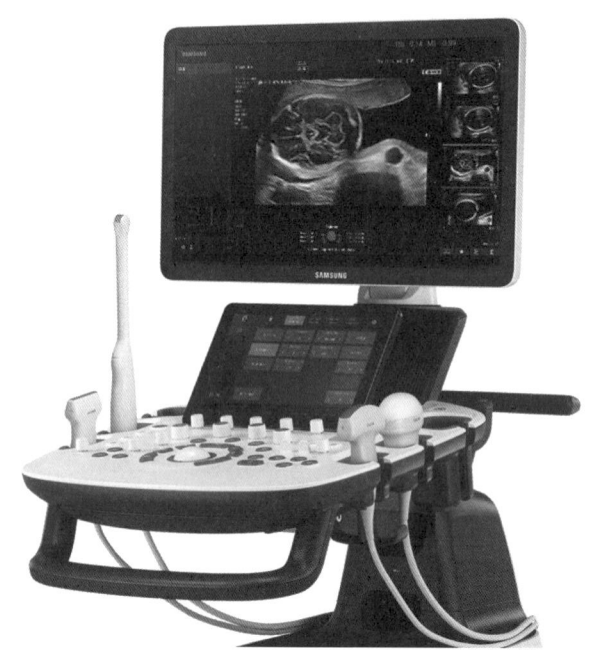

Q6. 의료 장비 업체 선정에서 고려해야 할 점은 무엇인가요?

의약품이나 의료 장비 업체는 각 병·의원별 또는 지역별로 업체의 담당 영업사원 또는 담당 판매 대리점이 있습니다. 대다수 원장님들은 개원 전에 근무했던 병·의원에서 이런 영업사원들을 종종 보았을 겁니다.

따라서 제품을 구매함에 있어 영업사원들의 태도와 성실성 등도 제품의 품질과 함께 구매 제품을 선택할때 고려하면 좋습니다. 만약 개원 전 근무하던 병·의원에서 좋은 평판인 장비업체나 영업사원 등을 알고 있다면, 그 사람들과도 필요한 제품에 대해 이야기해볼 필요가 있습니다.

그러나 여러 가지 사정들로 인해 새로운 업체를 선정해야 한다면, 구매 시점에 영업사원들에 대한 평가는 불가능하므로 개인이 아닌 회사의 개념으로 업체를 판단해서 선정해야 합니다. 새로운 업체의 영업사원들에 대한 개별평가는 병·의원을 운영하며 자연스럽게 판단할 수 있습니다.

업체를 선정할 때 고려해야 할 점은 다음과 같습니다.

첫째, 의료 장비는 구입할 때도 중요하지만, 구입 후 유지관리를 잘 해주는 업체를 선정해야 합니다.

유지관리를 위해 장비를 조심히 잘 사용하는 것도 중요하지만, 모든 장비는 계속 사용하다 보면 부품 노후화, 장비 에러, 사용자 과실 등으로 고장 등의 문제가 발생할 수 있습니다.

환자 진료 및 치료를 계속 해야 하는 병·의원에서 장비 고장으로 환자를 볼 수 없다면 여러모로 큰 손실입니다.

원활한 의료 장비 유지관리라는 것은 고장 등의 문제로 장비를 사용할 수 없게 되었을 때, 병·의원에 큰 피해가 없도록 업체가 잘 처리해주는 것도 포함됩니다.

따라서 업체에서 의료 장비를 구매하기 전에, 구매 이후 의료 장비에 문제 발생 시 문제를 해결할 기간 동안 활용할 대체장비가 업체에 있는지, 아니면 요청 즉시 방문하여 문제를 해결해 줄 수 있는지 등 사후관리에 대한 지침 및 대책들이 어떻게 되어 있는지 등의 사후관리 Process를 고려해서 업체를 선정해야 합니다.

두 번째, 구매시점에서 업체가 제품에 대해 필요한 정보를 정확하고 신속하게 제공하는지, 합리적이고 정직한 가격을 제시하고 있는지도 업체 선정을 할 때 필요한 지표입니다.

개인적으로 제품 견적가의 변동이 큰 회사는 신뢰도에 문제가 있을 거라고 생각합니다. 처음 방문 시 비싼 가격의 견적서를 제출하고 재방문 때 견적 가격을 깎아주는 업체가 간혹 있습니다. 왜 그런 방식으로 견적을 내는지 물어보니 업체는 원장님들께서 처음부터 가격인하를 요구하기 때문이라고 말합니다.

물론 모든 업체가 그런 것은 아니며, 아주 일부의 업체에서 사용하는 방법입니다. 요즘은 인터넷 등 가격 정보에 관해 알아볼 수 있는 방법들이 예전보다는 많이 생겨서 이러한 일들이 줄어들었지만 그래도 주의해서 살펴보셔야 합니다.

정직한 업체는 상식적인 적정마진을 책정하고 그 마진 내에서 가격을 조정합니다. 처음부터 제품에 대한 가격에 정직함을 가지고 원장님들께 알려드린다면, 깎아드릴 수 있는 가격의 폭은 결코 클 수 없습니다.

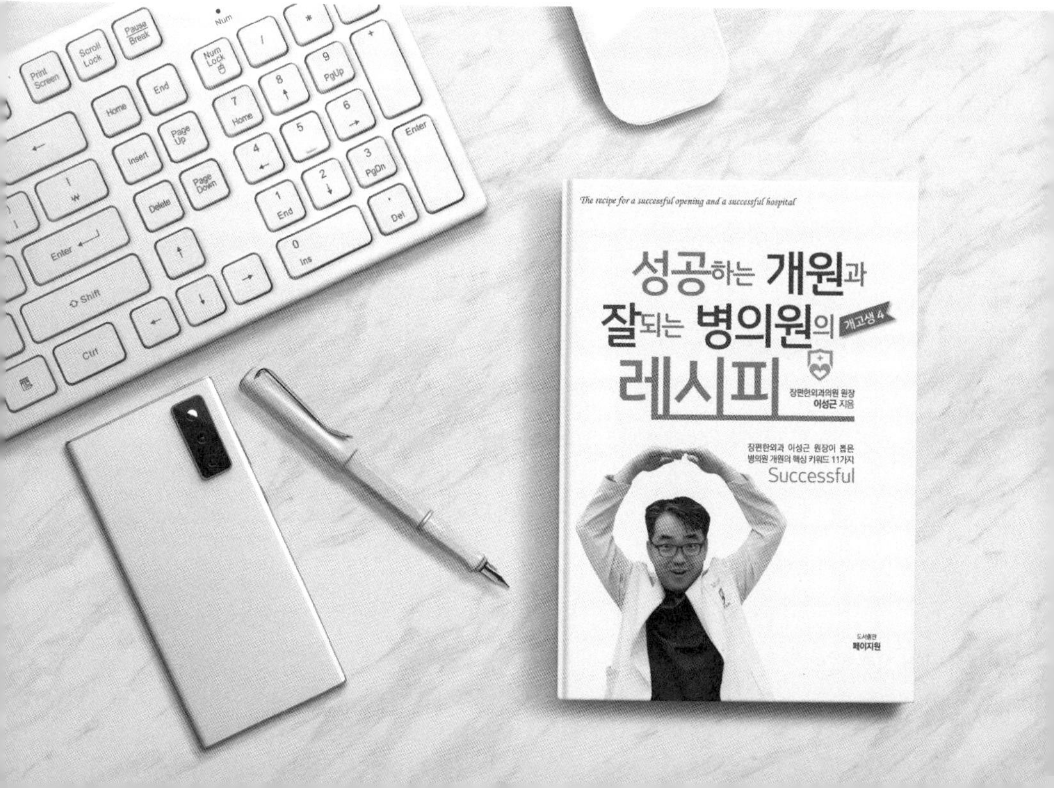

Q7. 의료 장비 구매 시 어느 정도 예산을 생각하는 것이 좋은가요?

병·의원의 규모 및 컨셉에 따라 비용이 천차만별입니다.
예를 들어, 건강검진까지 생각한다면 5대 암검진을 기준으로 X-RAY, 맘모그래피, 초음파 장비를 주요 장비로 준비하고, 심전도계, 산소포화도 측정기, 혈압계 등 검진을 위한 기타 장비들이 필요합니다. 외과의 경우에는 수술을 위한 수술대, 무영등, 보비(bovie), 환자감시 모니터, 석션기(suction machine), 소독기 등을 준비해야 합니다.
작은 규모의 병·의원이라도 건강검진을 염두에 두고 개원하는 원장님들이 대부분이므로 기본적으로 필요한 장비 목록을 아래에 표로 정리하였습니다. 다만 이 목록은 진료과마다 다를 수 있고 더 필요한 장비가 있을 수도 있으니 참고만 하시면 됩니다.

용도	장비명
5대 암검진	X-RAY
	유방촬영 장비
	심전도계
	혈압계
	신장체중계
	시력검사용 장치
	청력검사용 장치
	폐활량 측정기
	초음파검사 장비

수술실	수술대	
	무영등	
	bovie	
	소독기	
	석션기(suction machine)	
	환자감시 모니터	
	산소포화도 측정기	
	stretcher car	
입원실(회복실)	환자용 침대	
	폴대	
기타 (진료과에 따라 다름)	내시경 장비	
	산부인과, 이비인후과용 진료대 등	
	의료영상 저장전송 시스템	
	골밀도 진단기 등	

목록에서 보듯 아주 기본적으로 필요한 의료 장비들만 챙겨도 적지 않은 수의 의료 장비를 준비해야 합니다.

의료 장비의 가격대 또한 의료 장비의 용도 및 종류에 따라 워낙 광범위하게 차이가 있고, 신품과 중고품, 국산품과 수입품으로 한 번 더 나뉘므로 대략 어느 정도의 예산이 필요한지 계산하기는 어렵습니다. 다만 저희 회사에서 판매 및 시장조사를 한 경험으로 보았을 때 의원급, 국산 새 제품 기준 외과의원급 개원용 수술실 기본장비(무영등, 수술대, 소독기, 진찰대 침대 등)들은 평균 2~3천만 원 전후로 비용이 필요하였습니다.

개원을 준비하시는 예비 원장님들께서 개원하려는 병·의원과 비슷한 규모의 병·의원을 방문하시어 확인하면 아시겠지만, 앞에서 말한 장비들은 대학병원 또는 종합병원의 장비와는 차이가 있을 수 있기 때문에 대형 병원에서 근무하셨던 예비 원장님들께서는 100% 만족하지 못할 수 있습니다.

여기에 각 진료과에 필요한 전문장비들은 적게는 수천만 원에서 많게는 억 단위가 쉽게 넘어갈 수 있고, 검진에 필요한 X-RAY, 유방촬영 장비, 초음파검사 장비들도 만만치 않은 비용이 들어가니 전체 개원 예산에서 적지 않은 부분을 차지합니다.

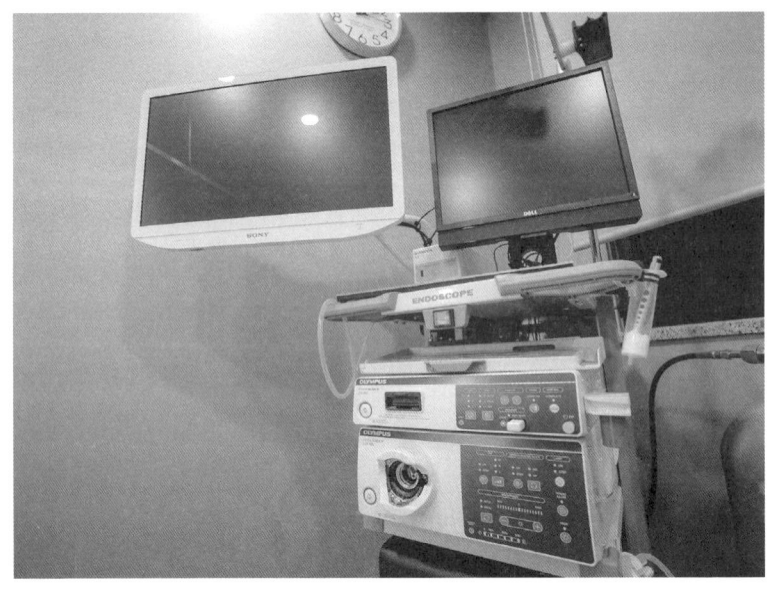

Q8. 의료 장비 구매 시 제품의 보증기간 확인이 얼마나 중요한가요?

의료 장비를 구매할 때 제품의 보증기간을 확인하는 건 필수입니다. 그리고 보증 범위, 기간, 유의사항 등을 꼼꼼하게 확인해야 합니다.

의료 장비마다 다르지만 A/S 보증기간은 평균적으로 1~3년 정도입니다. 어떤 장비들은 가전제품이나 자동차처럼 특정 부품들의 보증기산을 3년 이상 보증하는 경우도 있습니다.

대부분 판매사에서 제품 판매가격에 A/S 비용도 포함하여 산정하므로, 업체가 제시한 보증기간이 1년이면 1년에 대한 비용이 가격에 녹아있다고 생각하면 됩니다.
따라서 보증기간이 늘어나면 그 기간 동안의 비용이 발생하게 되므로 만약 업체가 판매가격 제시 후 최초에 알려준 보증기간보다 더 연장한 기간을 요청했을 때, 판매 마진에 여유가 있으면 좀 더 긍정적인 답변을 들을 수 있습니다. 반대의 경우에는 곤란해할 것입니다.

몇몇 업체들은 제품 가격 할인 대신 보증기간을 연장해주겠다고 제시하는데, 이 또한 가격 할인에 해당됩니다. 이런 경우에는 제품 상황에 맞게 선택하면 됩니다.

Q9. 의료 장비 구매 시 대금 결제방법을 유리하게 할 수 있는 방법은 무엇인가요?

요즘은 결제방법이 투명하고 다양하며 업체의 매입·매출에 대한 세금 신고가 명확하여 현금으로 결제해도 판매사 입장에서는 금액적으로 유리한 부분이 없습니다.

대부분의 판매사들은 원장님들께 '현금결제가 어려우면 리스회사를 통한 할부결제를 추천합니다.'라고 합니다. 규모가 큰 판매사들은 대부분 거래하는 리스회사들이 있기 때문에 장비마다 판매사를 통해 리스회사들을 소개받아 조건들을 비교하는 것도 방법 중 하나입니다.

하지만, 자금 조달 및 대금 결제부분은 세무, 회계와 직접적인 관련이 있으니 이 부분을 집행하기 전에 꼭 세무사 또는 회계사와 상의하여 불필요한 비용이 발생하지 않고 예산을 절감할 수 있는 가장 효율적인 방법을 찾는 것이 중요합니다.

대금 결제를 하기 위한 자금조달 방법을 간략하게 표로 정리하였습니다. 더 정확하고 자세한 내용은 세무·회계 전문가와 상의가 필요합니다.

구분	자금조달 방법	장점	단점
자기자본	본인자금	이자 비용 미발생	이자 비용 처리 불가능
타인자본	금융기관 대출 등	이자 비용 경비 처리 가능	이자 지급으로 인한 현금유출 발생
리스	리스회사(할부)	사업(병·의원) 양도시 타인에게 원활하게 승계 가능	할부금 지급으로 인한 현금유출 발생

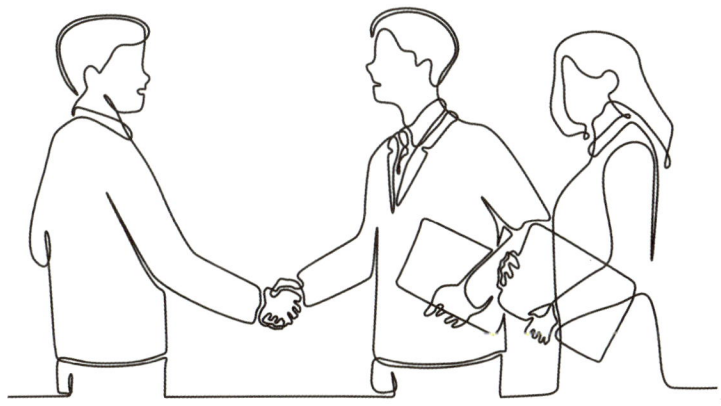

개원을 고민할때 꼭 만나야할 의료 장비 전문가

(주)지아이메디테크 김성근 대표입니다.

저희 회사는 개원 시 필요한 의료 장비 및 의료기구를 포함한 각종 의료소모품을 병·의원 컨셉에 맞추어 공급하는 의료기 판매 회사로 병·의원 및 대학병원에 제품을 공급하고 있으며, 특히 저희가 거래하고 있는 의원들은 대부분이 개원 시부터 저희에게 공급을 맡겨 주시어 지금까지 함께 하고 있습니다.

모든 직원들이 정직과 성실함을 바탕으로 최선을 다해 일하고 있으며, 특히 병·의원 환자들께 피해가 가면 안된다는 생각으로 납품기일을 지키는 것을 우선시합니다. 또한, 진료 중 필요하신 제품들은 저희가 취급하지 않거나 모르는 제품일지라도 최선을 다해 찾아서 안내를 해드리고 있습니다.

끝으로 병·의원과 원장님께 도움이 될 수 있다는 자부심을 가지고 더욱 더 열심히 노력하는 (주)지아이메디테크가 되겠습니다. 감사합니다.

'Dr. 개고생'이 제안하는 개원하는 원장님들을 위한 체크리스트

- 의료 장비 파트 -

- ☐ 1. 병·의원에 필요한 장비 목록을 작성하셨나요?
- ☐ 2. 구매하려는 의료 장비들이 병·의원에 알맞은 사양의 제품인가요?
- ☐ 3. 구매하려는 의료 장비들의 가격이 합리적이고, 사후관리에 문제가 없나요?
- ☐ 4. 구매하려는 의료 장비들의 브랜드와 가격에 대해 비교해보셨나요?
- ☐ 5. 의료 장비 구입을 위해 2~3개의 업체를 만나보셨나요?
- ☐ 6. 의료 장비 구입 시 구매처로부터 받을 수 있는 추가적인 혜택에 대해 확인해보셨나요?
- ☐ 7. 고가의 장비의 경우, 시험사용(데모)이 가능한지 확인해보셨나요?
- ☐ 8. 인테리어 도면 작성 시부터 의료 장비에 대해 고민해야 한다는 것을 알고 계신가요?
- ☐ 9. 인테리어 업체에게 의료 장비에 대한 가이드를 제공했나요?
- ☐ 9. 상가의 전력량을 확인하셨나요?
- ☐ 10. 의료 장비를 구매하시기 전에, 병·의원의 진료 컨셉에 대해 먼저 고려하셨나요?
- ☐ 11. 의료 장비를 신품으로 구매하실지, 중고로 구매하실지 결정하셨나요?

- 의료 장비 파트 -

- [ ] 12. 중고 의료 장비를 구매하신다면, 정품 여부와 사용 이력은 확인하였나요?
- [ ] 13. 중고 의료 장비를 구매하신다면, 판매 업체의 사후 관리에 대해 확인하셨나요?
- [ ] 14. 중고 의료 장비를 구매하신다면 고장 발생 시 수리 비용과 수리 소모품 단종 여부를 확인하셨나요?
- [ ] 15. 의료 장비를 구매할 때, 턴키(turnkey)로 구매할지 개별로 구매할지 결정하셨나요?
- [ ] 16. 필요한 의료장비에 관한 정보를 최대한 많이 확보하셨나요?
- [ ] 17. 의료 장비 구매 시, 병·의원에 맞는 전체 예산을 편성해보셨나요?
- [ ] 18. 의료 장비 구매 시, A/S 보증기간에 대해 확인하셨나요
- [ ] 19. 정확한 의료 장비 사용 방법과 교육 가능 여부에 대해 확인하셨나요?
- [ ] 20. 의료 장비 구입 시 발생할 수 있는 추가 비용에 대해 확인하셨나요?
- [ ] 21. 동일한 의료 장비 사양 모델의 제품 간 가격을 비교해보셨나요?
- [ ] 22. 의료 장비 구매 시, 원장님에게 유리한 대금 결제 방법에 대해 알아보셨나요?
- [ ] 23. 의료 장비 구입 시, 자금 조달 및 대금 결제에 대해 세무사와 논의하셨나요?

Part II 개원 결심 후 결정해야 할 8가지

05 마케팅

Q1. 다양한 마케팅 방법들이 있는데 어디까지 해야 하나요? 다양한 마케팅 방법 중 무엇에 집중해야 하나요?

기본적으로, 예산이 충분한 상황이라면 당연히 넓은 범위에 걸쳐 다양한 형태의 마케팅을 동시에 집행하시는 것이 효과적이라고 할 수 있습니다. 하지만, 보통은 개원하시는 시점에 대규모 마케팅 집행을 하시기에는 여러모로 부담이 있을 수 있으므로, 전략적으로 '선택과 집중'을 하는 것이 가장 좋은 방법입니다.

원장님들로부터 '마케팅 중 무엇이 가장 중요한가?'라는 질문을 자주 듣곤 합니다. 저는 자신있게 '블로그'라고 말씀드리고 있습니다. 이미 잘 알고계신 바와 같이, 최근에는 환자들이 병·의원을 탐색하고 선택하는 과정에서 네이버 플랫폼을 통한 검색을 매우 활발하게 이용하고 있습니다. 따라서 병·의원에 환자를 유입시킬 수 있는 풀(Pool)을 가장 넓게 보유하고 있는 네이버 등의 검색엔진 기반 플랫폼에 과감하게 마케팅 예산을 집중하시는 것이 좋은 방법입니다.

동시에, 네이버 플랫폼 내에서의 신뢰도와 유입 채널을 공고히 하기 위하여 잘 만들어진 홈페이지는 반드시 준비하시는 것이 좋으며, 네이버 검색광고(파워링크, 플레이스) 등을 동시에 활용하시는 것도 검색엔진 기반 마케팅 효율을 극대화하기 위한 전략으로서 효과적입니다.
특히, 네이버에서 제공하는 검색광고의 경우 실제로 클릭이 발생되었을 경우에만 과금을 하는 CPC(Cost Per Click) 형태의 광고 상품이라, 큰 부담 없이 이용이 가능합니다. 초기에는 원장님께서 계획하는 만큼의 월간 예산을 설정하여 검색광고를 집행하실 것을 적극 권장드립니다.

일부 원장님들께서는 개원을 하시면서 마케팅 자체를 아무런 고려없이 업체에 위탁해버리시는 경우도 있습니다. 하지만, 이러한 마케팅은 비효율적일 가능성이 높습니다. 뾰족한 타겟팅을 가지고 집행하는 오프라인 마케팅을 제외하면 큰 효과를 기대하기 어려울뿐더러, 마케팅의 성과를 확인하는 것도 매우 어렵습니다. 그래서 초기일수록 더더욱 온라인 마케팅에 집중하시고, 그 중에서도 검색엔진과 관련이 있는 블로그, 홈페이지, 검색광고 등에 집중하시기를 권장드립니다.

추가적으로 권해드릴만한 마케팅 방법론은 '유튜브(Youtube)' 채널 운영입니다. 실제로, 이미 많은 원장님들께서 유튜브 채널을 메인 마케팅 채널로 활용하고 계시고, 그 효과도 톡톡히 누리고 있습니다.

실제로 저희 클라이언트 중에는 직접 유튜브 채널을 운영하고 계신 것도 아닌데, 게스트로 몇 번 출연하신 것만으로 '유튜브를 보고 왔다.'고 하는 환자들이 꽤 많았다는 원장님도 계십니다. 이렇게 실질적인 효과를 피부로 느끼신 후, 그 원장님께서는 얼마 전 유튜브 채널을 개설하시고 지금은 적극적으로 영상 콘텐츠를 제작하고 계십니다.

물론, 모든 분께 유튜브가 적합하다고 말씀드리는 것은 아닙니다. 유튜브의 특성상 영상 콘텐츠를 제작해야하고, 원장님들 중 촬영 자체에 대한 거부감이나 부담감을 가지고 계신 분들도 있습니다. 그래서 저희 팀도 미팅 시에 모든 분들에게 유튜브 채널 운영을 권장드리지는 않습니다. 하지만, 원장님께서 흔히 말하는 'E'의 성향(외향적)을 가진 분이거나, 적극적으로 마케팅 활동에 참여하고자 하는 의지가 있다면 유튜브는 분명히 매력적인 마케팅 채널이라는 점을 말씀드리고 싶습니다.

유튜브를 통해 우리 병·의원을 접하고 방문하는 환자들은 이미 꽤 높은 수준의 충성도를 가지고 있는 경우가 많습니다. 이른바 '팬심'을 가지고 있는 환자들이라는 의미입니다. 그렇기 때문에 이러한 환자들을 잘 케어한다면, 실제로 우리 병·의원의 고정 고객층으로 자리잡게 될 가능성이 높다고 볼 수 있습니다. 병·의원의 매출과 성장을 위해서는 이러한 고정 고객층을 단단하게 구축하는 것이 매우 중요하므로, 유튜브 채널 운영이 장기적 관점에서 병·의원 경영에 플러스가 된다는 건 자명한 사실입니다.

요약하자면, 무리한 오프라인 광고보다는 온라인 광고가 효율이 좋고, 그 중에서도 검색엔진 최적화를 위해 네이버 블로그, 검색광고 등에 집중하시라고 말씀드리고 싶습니다. 여기에, 이미 주류로 자리잡은지 오래인 유튜브 플랫폼을 추가적으로 활용하시는 것도 아주 좋은 전략이라고 말씀드리고 싶습니다.

YOUTUBE
『Dr.개고생』

YOUTUBE
『Dr.개고생 개원 아카데미』

Q2. 홈페이지는 '누구'와 '어떻게' 준비해야 하나요?

홈페이지는 병·의원에서 중요한 마케팅 포인트라고 할 수 있습니다. 마케팅 업계에서는 홈페이지를 흔히 '얼굴'이라고 표현합니다. 우리 병·의원을 찾는 잠재 환자들이 온라인상에서 우리 병·의원의 브랜드를 처음으로 마주하는 시점이라는 의미입니다. 따라서 홈페이지를 잘 정리하고 구성하는 것이 매우 중요합니다.

사실, 최근에는 이미 많은 원장님들께서 홈페이지의 중요성을 알고 계시기 때문에 홈페이지를 운영하지 않는 경우는 정말 드물다고 볼 수 있습니다. 실제로 제가 만나뵙는 원장님들 중 95% 이상은 홈페이지를 이미 운영하고 계십니다. 하지만 안타깝게도, 브랜딩의 관점에서 홈페이지를 탁월하게 운영하고 계신 원장님들은 전체의 10% 내외에 그치는 수준입니다.

그렇다면, 잘 만들어진 홈페이지의 정의는 무엇일까요?
다시 말씀드리자면, 홈페이지는 우리 병·의원이 잠재고객과 만나는 첫 번째 접점이 될 가능성이 높은 요소입니다. 그래서 우리 병·의원이 잠재고객에게 어떻게 기억되고 싶은지에 대한 원장님의 모토가 잘 반영되어야 합니다. 즉, 홈페이지에 접속한 순간부터 짧게는 10초 안에 잠재 고객들에게 우리 병·의원의 명확한 브랜드 메시지가 전달되어야 하는 것입니다.

우리 병·의원의 메시지는 결국 원장님에게서 나올 수밖에 없습니다. 원장님의 진료 철학이 무엇인지, 환자들에게 제공하고자 하는 핵심가치는 무엇인지, 어떤 병·의원으로 기억되기를 원하는지를 컬러, 슬로건, 이미지 등을 활용하여 압축적으로 첫 화면에 담아야 합니다.

원장님께서 우리 병·의원의 브랜드에 대해 깊이 고민하실수록 홈페이지는 뚜렷한 색깔을 가질 수 있으며, 이러한 원장님의 명확한 브랜드 철학이 제작 업체에 잘 전달되어야 좋은 홈페이지를 만들 수 있습니다. 그래서 가급적 모든 마케팅 관련 준비를 시작하시기에 앞서, 원장님께서 생각하시는 우리 병·의원의 브랜드 이미지를 선명하게 하기 위한 사전 작업들이 선행되어야 합니다.

그 이후엔 좋은 업체를 선정하는 것 역시 중요합니다. 터무니 없이 비쌀 필요도 없으며, 그렇다고 오직 가격만을 고려하여 결정해서도 안 됩니다. 가장 좋은 방법은 해당 업체가 가지고 있는 포트폴리오(portfolio)나 레퍼런스(reference)를 먼저 받아보는 방법입니다. 원장님 스스로가 의료 소비자라고 가정하고, 포트폴리오의 홈페이지를 봤을 때 그 병·의원의 브랜드 가치가 온전히 전해지는 경우라면 좋은 작업물을 기대해볼 수 있는 업체일 것입니다.

원장님의 생각을 잘 반영해줄 수 있는 실력이 있는지, 요구사항에 대한 피드백을 빠르게 반영할 수 있는 기민함이 있는지를 최소한의 미팅을 가져보면서 비교해보시길 권해드립니다.

그럼, 이제 조금 더 실무적으로 설명드리겠습니다.
좋은 홈페이지를 만들기 위해 명확한 브랜드 철학이 확립되었다면, 그 다음으로 고려해야할 부분은 디자인과 핵심 문구입니다. 다시 말해, 앞에서 확립된 우리 브랜드의 철학을 가장 잘 표현할 수 있는 효과적인 디자인과 핵심 문구가 필요한 것입니다.

여기서, 디자인은 트렌디하진 않더라도, 깔끔하고 세련된 느낌을 주는 것이 좋습니다. 홈페이지 제작에 활용되는 이미지는 가급적 고화질 이미지로 사용하셔야 하며, 시간이 지나도 구식이라 생각되지 않을 보편적인 레이아웃(구조)을 사용하시는 것이 좋습니다. 홈페이지는 한 번 제작하면 꽤 오랜 시간 사용할 수 있기 때문에 과한 요소를 포함하는 것보다는 심플하고 깔끔한 느낌으로 디자인하는 것에 집중하시는 것이 좋습니다.

다음으로, 핵심 문구는 앞에서 정리한 브랜드 철학을 짧은 문장으로 정리하는 것을 의미합니다. 가령, '당신을 가장 잘 아는 피부과'처럼 원장님께서 생각하시는 우리 병·의원의 모토가 한 문장으로 정리되면 가장 좋습니다. 그리고 이 문구가 홈페이지에서 가장 눈에 띄는 부분에 사용되는 것이 좋습니다. 많은 텍스트를 넣어서 가독성이 떨어지는 느낌을 주기보다는, 짧고 강한 인상을 줄 수 있는 문구를 적절히 사용하는 것이 효과적입니다. 또한 일반적으로 병·의원에서 많이 사용하는 평범하고 무난한 문구보다는, 우리 병·의원의 차별성을 잘 드러낼 수 있는 문구를 고민해보실 것을 권해드립니다.

장편한외과
대장·항문 의원
정확 · 정직 · 정성
내시경센터
건강검진센터
장편한외과 소개
항문외과클리닉
내시경·검진클리닉
장편한외과 소식·공지
더 나은 의료서비스를 제공하기 위해
최근 의료지식 습득과 연구를
멈추지 않겠습니다.
진료시간
오시는길
특별함
의료진 소개
5층 시설소개
4층 시설소개
장편한외과 소식
2024년은 장편한외과가 '개원 5년차…
대한외과학회 외과내시경 연수강좌
2024대한대장항문학회 춘계학술대회 강…
※ 3월은 시작의 달이라고 합니다.
장편한외과 공지
※ 5월18일 토요일 이성근원장님 단축…
※ 매주 수요일 오후에도 진료합니다.
※ 5월13~14일 정경원 원장님 휴진…
장편한외과 비급여 항목별 수가 및 제증…
장편한외과의 차별화된 진료
치질·항문질환
대장내시경
변비·변실금
건강검진
'대장항문외과 세부전문의'와 '대장내시경 세부전문의' 경력으로
정확하고, 정직하고, 정성을 다하겠습니다.

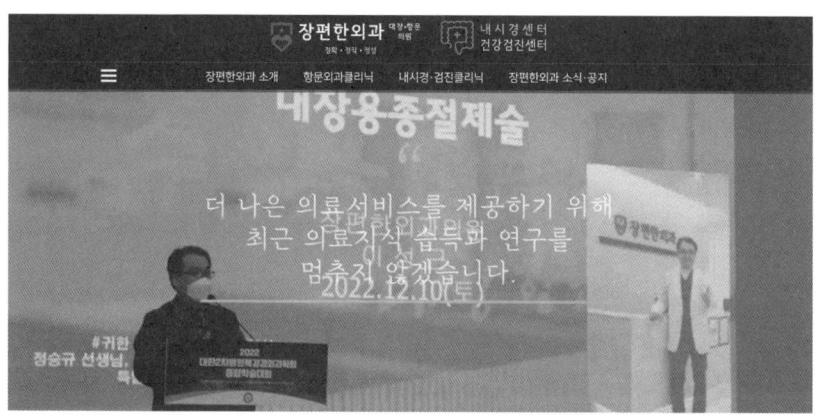

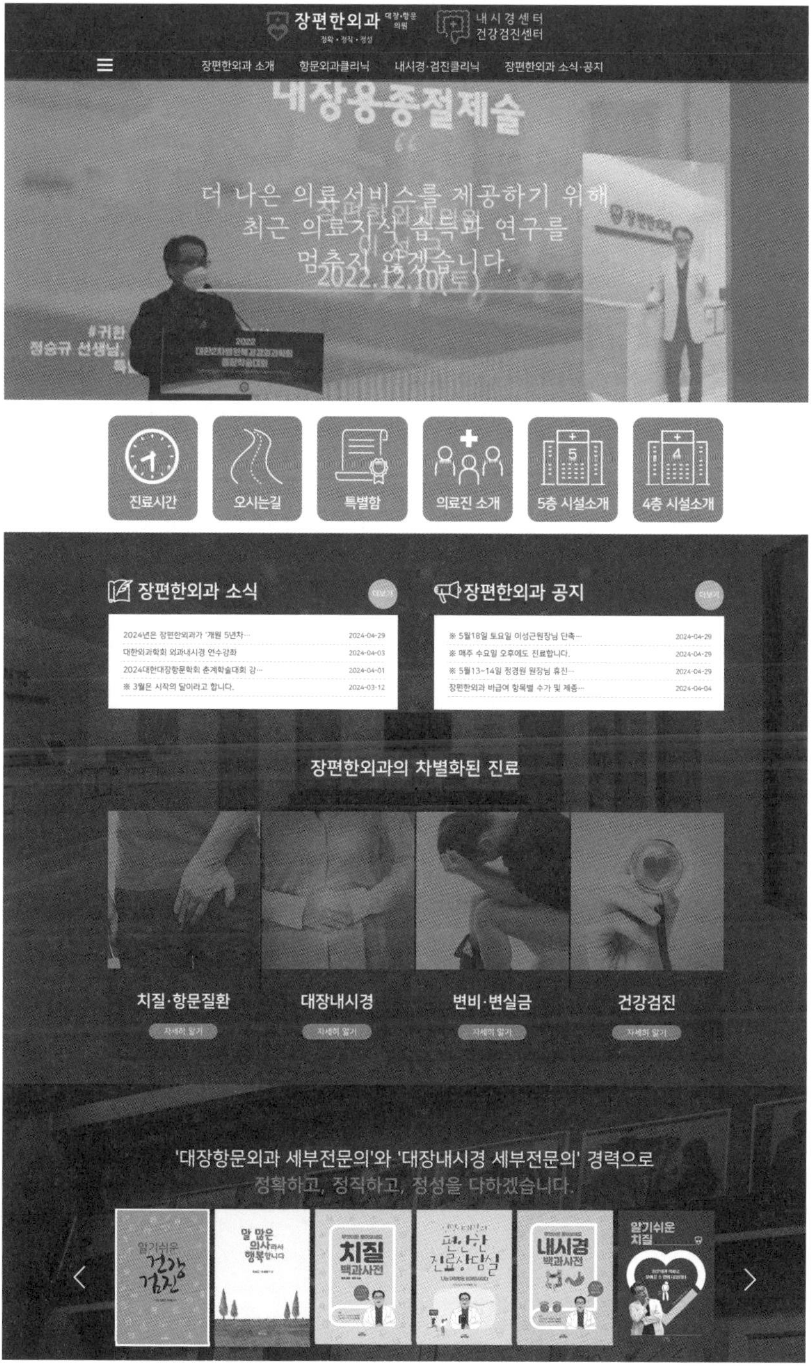

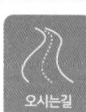

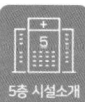

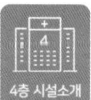

<장편한외과 홈페이지>

위와 같은 실무적인 사항들은 업체와 미팅을 통해 복합적으로 논의하시길 권해드립니다. 당연히 원장님들은 홈페이지 전문가는 아니므로, 원장님의 브랜드 철학을 최대한 반영하되 실무적인 진행 방식이나 구성은 업체의 의견을 폭넓게 들어보시길 권해드립니다.

홈페이지는 매우 중요한 요소임에 틀림이 없습니다. 하지만, 홈페이지 자체를 너무 어렵게 생각하시거나 부담스러워하실 필요는 없습니다. 가장 중요한 것은 '브랜드 철학'을 명확하게 확립하는 부분이며, 그 이후에 실무적인 부분은 홈페이지 제작 업체와 논의하시면서 결정하시면 됩니다.

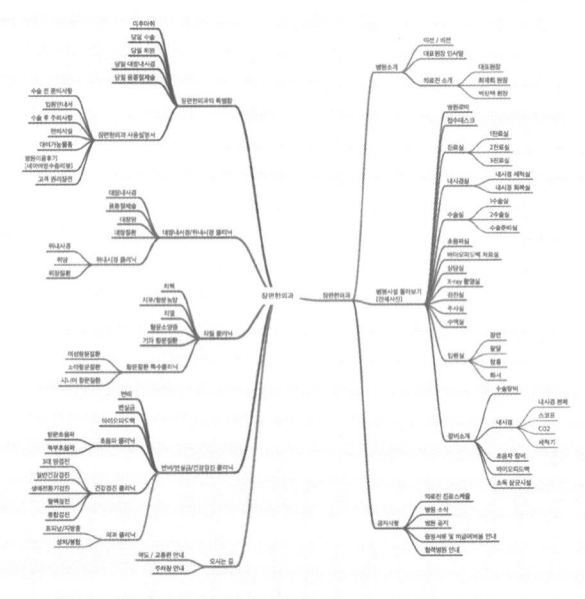

<장편한외과 홈페이지 맵>

Q3. 블로그 운영은 '누구'와 '어떻게' 준비해야 하나요?

홈페이지가 준비되었다면, 그 다음으로 집중해야 할 요소는 블로그입니다. 블로그의 중요성에 대해서는 과거에는 갑론을박이 있었던 것이 사실이지만, 최근에는 부정할 수 없이 중요한 부분이라는 점에 의견이 모아지고 있습니다. 실제로, 최근 마케팅 업계에서는 이러한 이야기를 쉽게 들어볼 수 있습니다.

"돌고 돌아 결국 검색엔진(네이버)이다."

검색엔진이라고 하면 대표적으로는 네이버가 될 수 있고, 구글 등이 그 다음으로 포함될 수 있습니다. 실제로 한국 시장에서는 네이버가 가장 중요한 것이 사실입니다.

그렇다면, 검색엔진을 어떻게 활용하라는 뜻일까요?
보다 쉬운 설명을 위해 아래의 상황을 가정해보겠습니다.
A씨는 경기도 수원시에 사는 40대 남성입니다.
최근 항문에서 피가 나는 경험을 한 A씨는 병·의원 방문을 결심합니다.
A씨는 한 번도 항문외과 병·의원을 방문해본 적이 없어서, 고민 끝에 어떤 병·의원을 방문하는 것이 좋을지 찾아보기로 합니다.

위의 상황은 누가 읽어도 정말 자연스러운 문장입니다. 뻔할 정도로 자연스러운 이 문장의 핵심은, '찾아보기로'에 있습니다. A씨가 병·의원을 찾아보는 과정에서 어떤 방법을 이용할 것이라고 상상이 되시나요?

맞습니다. 인터넷 검색입니다. A씨는 검색엔진에 '수원 치질' 등의 키워드를 사용해서 인터넷 검색을 해볼 가능성이 매우 높습니다. 그리고 검색 결과로 나온 병·의원 블로그 등을 이리저리 둘러보다가, 가장 마음에 드는 병·의원에 방문할 가능성이 높습니다.
이것이 바로 병·의원 마케팅 포인트로서 블로그 관리가 중요한 이유입니다. 위의 사례에서 A씨가 '수원 치질'이라는 키워드를 검색했을 때, 수원에 있는 특정 병·의원이 상위에 노출되고, 마침 A씨가 접속한 해당 병·의원의 블로그 콘텐츠가 매우 믿을만한 느낌을 주었다면, A씨는 해당 병·의원에 방문할 가능성이 매우 높다고 볼 수 있습니다.

그래서 병·의원 마케팅으로서의 블로그는 두 가지 포인트를 핵심으로 고려하셔야 합니다. 첫 번째는 양질의 콘텐츠, 두 번째는 상위노출입니다. 두 가지 포인트는 굉장히 긴밀하게 연결이 되어 있는데, 양질의 콘텐츠를 최소 3~4개월에 걸쳐 꾸준히 발행했을 때 비로소 상위노출을 노려볼 수 있기 때문입니다.

가장 많이 운영하시는 네이버 블로그를 예로 들어 보겠습니다. 실제로, 네이버는 블로그 관련 알고리즘을 수시로 변경하는 것으로 알려져 있습니다. 그래서 매 시기별로 블로그 운영에 있어서 상위에 우리 블로그의 콘텐츠를 노출시키기 위한 세부 전략이 달라지곤 합니다. 하지만, 본질적으로 '양질의 콘텐츠'가 '꾸준히' 게시되어야 한다는 사실은 지금까지 단 한 번도 변한 적이 없습니다. 좋은 콘텐츠, 즉 일반 소비자(혹은 잠재 환자)들에게 도움이 될 수 있고, 잘 읽힐 수 있는 콘텐츠를 포스팅하는 것이 네이버가 원하는 블로그 콘텐츠 생태계라는 점은 항상 동일했습니다.

그래서 앞에서 설명드린 홈페이지가 그랬듯, 블로그 운영에 있이시도 가장 중요한 포인트는 원장님의 브랜드 철학이라고 다시 한 번 강조드리고 싶습니다. 우리 병·의원이 다른 병·의원과 무엇이 다른지, 우리 병·의원은 어떤 진료 철학을 가지고 있는지, 어떤 분들에게 어떤 서비스를 제공해드리는 것을 잘 하는지를 블로그 콘텐츠에 잘 담아내는 것이 중요합니다. 어느 병·의원 블로그에서나 볼 수 있는 흔히 '복붙'(복사하고 붙이기)한 것 같은 콘텐츠는 당연히 좋은 콘텐츠가 될 수 없으므로, 우리 병·의원만의 색채가 담긴 스토리가 있는 블로그 콘텐츠를 만드는 것이 가장 중요합니다.

일반적으로 원장님들께서 직접 블로그를 운영하시는 데에는 실무적으로 무리가 있기 때문에, 유능한 대행사를 선정하실 필요가 있습니다. 앞에서 언급드린 홈페이지 제작에는 어느 정도 업체의 기술력과 레퍼런스가 중요했다면, 블로그 운영에 있어서 가장 중요하게 비교하셔야하는 포인트는 '정성'입니다.

블로그 콘텐츠는 일반적으로 대행사에게도 굉장히 부담이 되는 작업입니다. 많은 수의 병·의원 클라이언트를 가지고 있는 대행사의 경우, 상대적으로 각각의 병·의원에 많은 노력을 기울이기 어려운 경우가 많습니다. 그래서, 비교적 레퍼런스가 적더라도 우리 병·의원의 콘텐츠를 정말 내 것처럼 작성해줄 수 있는, 정성과 노력을 기울여줄 대행사를 찾는 것이 중요합니다.

여기서 어려운 부분은 정량적인 평가가 어렵다는 것입니다. 그래서 원장님들께 권장드리는 방법은 최대한 많은 업체를 만나보시고, 가급적 실무자급 보다는 대표자나 이사진이 미팅에 직접 참석하는 업체를 선정하시기를 권해드립니다. 또한, 그냥 평이한 설명을 하는 대행사보다는 블로그 운영에 대한 일종의 철학을 가지고 있는 대행사를 선정하시는 것이 유리합니다. 블로그 운영의 중요성을 근거와 함께 상세히 설명할 수 있는, 블로그 상위노출의 중요성을 잘 알고 있는 대행사를 선택하시는 것이 좋습니다.

단, 몇 가지 주의하셔야 하는 포인트가 있습니다.
일부 업체의 경우 '상위노출을 보장한다.'는 달콤한 말로 원장님들을 현혹하는 경우가 있습니다. 이러한 업체들은 특정 매크로 프로그램 등 다양한 방법을 동원하여 비정상적으로 블로그의 트래픽을 늘려 상위노출을 보장하는 방식의 '작업'을 하는 업체들입니다. 물론, 일시적으로 우리 병·의원의 블로그가 특정 키워드에서 상위노출이 되면 좋아보일 수는 있으나, 네이버에서 이러한 블로그에 대한 단속을 굉장히 철저히 하고 있습니다. 따라서 이러한 작업은 결국에는 우리 병·의원 블로그에 악영향을 주며, 심한 경우 블로그 지수에까지 악영향을 줄 수 있습니다. 그래서 이러한 업체들은 과감하게 거르시는 것이 맞습니다.

또 한 가지 주의하셔야 하는 것은 '자사 블로그' 운영을 제안하는 경우입니다. 우리 병·의원에서 만든, 혹은 원장님께서 만드신 네이버 계정을 활용하여 우리 병·의원의 블로그를 운영하는 것이 아니라 '최적화' 등의 이유를 들어 자사의 블로그를 사용하자고 제안하는 경우가 있을 수 있습니다.

이 경우는 반드시 잘 살펴보셔야 합니다. 이러한 업체들은 일반적으로 계약기간이 끝나거나 계약을 종료할 경우, 이전까지 자사의 블로그에 업로드한 콘텐츠를 삭제하는 경우가 있습니다. 이렇게 되면 꾸준히 축적하는 것에 목적이 있는 병·의원 블로그 운영과 다르게, 이전까지 비용을 들여 작성한 모든 콘텐츠가 무용지물(無用之物)이 될 수 있습니다. 그렇기 때문에 이러한 제안을 하는 업체들도 과감하게 거르시는 것이 좋겠습니다.

좋은 업체를 선정하셨다면 초기에는 원장님께서 블로그 운영에 적극적으로 참여하시는 것이 좋습니다. 대행사와의 첫 미팅에서부터, 운영 초기에는 원장님께서 적극적으로 참여하시겠다는 의사를 명확히 하시는 것이 좋습니다. 그리고 실제 블로그 관리 작업이 시작되면 원장님께서 간단한 블로그 콘텐츠의 초고를 작성하시거나, 최소한 주제 정도는 선정하여 전달해주시는 것이 좋습니다. 대행사도 의료 콘텐츠에 대한 전문가는 맞지만, 당연하게도 원장님보다 의료에 대한 지식과 식견이 풍부할 수 없습니다. 따라서 우리 병·의원 블로그의 큰 틀이 잡히기 전까지는 원장님께서 많이 관여해주시고, 관심을 가져주시는 것이 매우 중요합니다. 어느 정도 시간이 지나고 대행사와의 합이 맞춰졌다고 판단하시게 되면, 그 이후에는 검수 및 감수를 진행해주시는 정도로 진행이 가능할 가능성이 높습니다. 그래서 대행사 선정 이후 초기에는 원장님께서 많은 관심을 갖고 꼼꼼히 살펴주시고 참여해주시는 것이 블로그 운영의 핵심 포인트라고 말씀드릴 수 있겠습니다.

병·의원 블로그의 중요성에 대해서는 아무리 강조해도 부족하지 않을 것 같습니다. 실제로 그만큼 블로그는 우리 병·의원 마케팅에 있어서 '척추'라고 해도 과언이 아닐만큼 핵심적인 요소라고 볼 수 있습니다. 상대적으로 원장님들께서 많이 애를 써주셔야 하는 부분이 있겠지만, 좋은 대행사를 선정하여 관심을 기울여주시면 큰 효과를 기대해볼 수 있는, 그야말로 우리 병·의원의 기초체력이 되어줄 수 있는 요소가 바로 블로그라고 볼 수 있겠습니다.

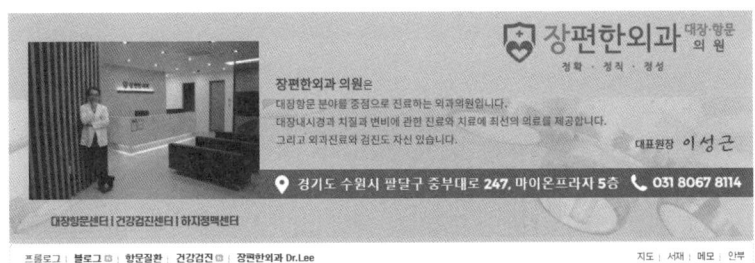
 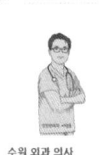 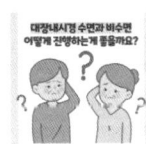 

(장편한외과 블로그 1) https://blog.naver.com/sw_hang

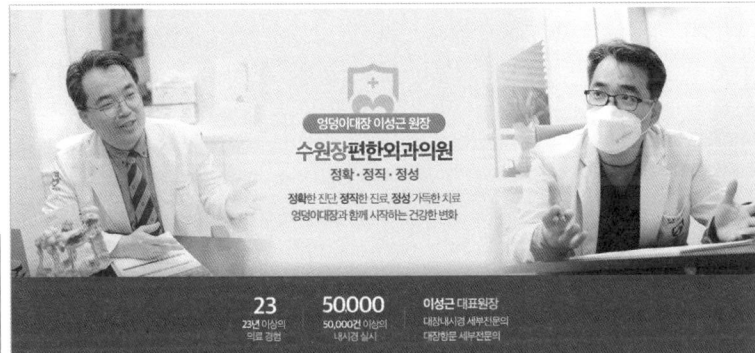

(장편한외과 블로그 2) https://blog.naver.com/5335071

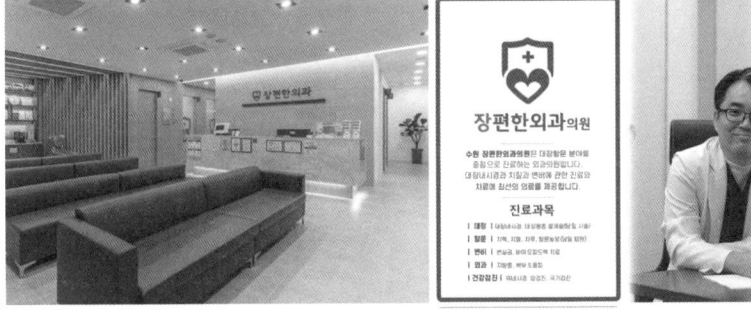

(장편한외과 블로그 3) https://blog.naver.com/5335072

Q4. 유튜브는 하는 것이 좋은가요?

유튜브는 하시는 것이 무조건 좋습니다. 물론 유튜브는 모든 원장님들께서 사용하실 수 있는 마케팅 채널은 아닌 것이 사실입니다. 원장님의 성격이나 캐릭터에 따라서 유튜브를 주요한 마케팅 채널로 이용하실 수도, 없을 수도 있습니다. 하지만 확실한 것은, 유튜브는 좋은 마케팅 매체라는 점입니다.

이미 너무 잘 알고 계시겠지만, 유튜브라는 매체는 이미 완벽한 메인 스트림(main stream)이 되었습니다. 젊은 친구들의 경우, 네이버 검색 대신에 유튜브 검색을 더 선호한다는 통계도 있습니다. 그만큼 유튜브는 사실상 검색엔진으로서의 역할도 수행하고 있습니다. 따라서, 유튜브에 좋은 영상을 게재하시고 이를 기반으로 잠재 환자들을 유치하는 것은 매우 효과적인 마케팅 방법입니다.

실제로 저희 팀에서 유튜브 콘텐츠 제작 대행을 하고 있는 병·의원 원장님들은 '오늘도 유튜브 보고 온 환자가 있었어요!'라는 연락을 주시는 경우가 꽤 있습니다. 유튜브에 좋은 영상으로, 좋은 내용으로 콘텐츠가 업로드되면, 해당 영상을 보고 먼 거리에서 오시는 환자들도 생깁니다. 당연히 이렇게 병·의원을 찾으시는 분들은 간단한 진료가 아닌, 특정 시술이나 수술, 검사 등을 받기 위해 방문하시는 경우가 많고, 결국 이는 병·의원 매출에 직접적인 영향을 주게 됩니다.

하지만, 유튜브는 다른 마케팅 방법에 비해 비용이 상당히 높습니다. 기획, 촬영, 편집으로 나누어지는 업무의 특성상, 유튜브를 위한 영상 제작은 상당히 높은 단가가 책정되어 있습니다. 물론 무조건 비싼 업체가 실력이 좋다고 담보하기 어렵지만, 너무 낮은 가격대는 낮은 퀄리티를 의미하는 경우가 많기 때문에 적절한 가격대를 제안하는 업체를 선택하셔야 합니다. 뿐만 아니라, 유튜브는 꽤 긴 시간과 노력을 투자해야 유의미한 효과를 기대해볼 수 있기 때문에, 어느정도 예산을 넉넉히 확보하실 수 있다고 판단되는 시점에 시작하시길 권해드립니다.

유튜브를 마케팅 채널로 이용하기로 마음먹으셨다면, 역시나 대행사를 선정하는 것이 중요합니다. 원장님께서 기획을 하고 촬영을 할 수는 있겠지만 영상의 퀄리티가 매우 낮을 수밖에 없고, 원장님께서 영상을 촬영하셨다고 해도 직접 편집을 하시기에는 큰 무리가 따릅니다. 따라서, 우리 병·의원의 유튜브 채널을 안정적이고 성공적으로 운영해줄 파트너를 찾으시는 것이 중요합니다.

유튜브 채널을 함께 운영할 대행사를 찾으실 때, 실력있는 대행사를 찾는 제일 좋은 방법은 레퍼런스(reference) 영상을 비교하는 것입니다. 그 업체에서 어떤 영상을 찍었고, 어떤 편집을 했고, 나아가 방향성이 원장님의 캐릭터나 컨셉과 잘 맞을지를 고려하시는 것이 중요합니다. 몇 개의 업체를 컨택하신 다음, 미팅 전에 레퍼런스를 먼저 요구하시고, 레퍼런스를 쭉 살펴보시면서 영상의 퀄리티와 기획 등을 꼼꼼히 확인해보시면 됩니다. 그리고 원장님께서 머릿속으로 그리는 병·의원의 유튜브 영상과 얼만큼 잘 어울리는지 상상해보시는 것을 우선 추천드립니다.

그 다음으로 레퍼런스 체크가 끝났다면, 직접 미팅을 하면서 디테일한 촬영 여건을 확인하시는 것이 좋습니다. 영상은 4K 화질로 제작하는 것이 좋으며, 카메라는 최소 2대 이상 사용하는 업체를 선정하시는 것이 좋습니다. 그리고 PD가 원장님과 함께 기획을 진행하고 시나리오를 작성해줄 수 있는 업체를 선정하시면 조금 더 원활하게 유튜브 채널을 운영하실 수 있습니다.

유튜브 영상을 기획하실 때에는 PD 역할을 하는 대행사 직원과 함께 어떤 내용이 요즘 유튜브에서 트렌드를 이끌고 있는지, 어떤 영상을 레퍼런스로 삼아서 제작하면 좋을지, 어떤 키워드를 사용해야할지 등을 함께 논의하시는 것이 좋습니다. 특히, 처음 영상을 업로드하기 위해 제작하실 때에는 앞으로의 모든 영상에서도 유지할 수 있는 안정적인 컨셉과 포맷을 정하시는 것을 추천드립니다. 어려운 과정이 있겠지만, 이 역시도 좋은 파트너와 함께한다면 비교적 원활하게, 그리고 꽤 재밌게 해보실 수 있는 마케팅 방법 중 하나일 것입니다.

유튜브는 앞서 말씀드린 바와 같이, 상당한 비용 투자가 필요합니다. 또한, 장기적 관점에서 꾸준한 영상 콘텐츠 제작과 업로드가 필요합니다. 따라서 급하게 진행하기보다는, 여유를 가지고 좋은 업체를 선정하시는 것이 중요합니다. 다른 마케팅 매체에 비해 유튜브는 한 번 업로드 된 영상은 수정을 하는 것이 불가능하기 때문에, 가급적 신중하게 접근하시는 것이 좋겠습니다.

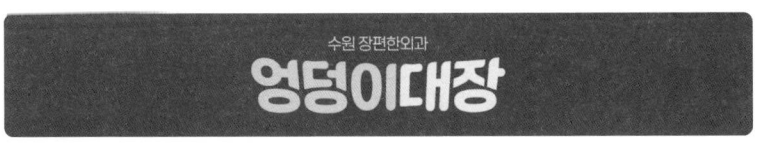

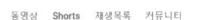
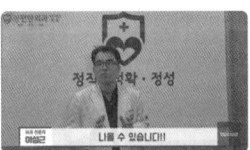

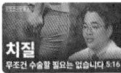
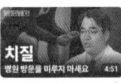
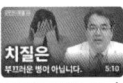
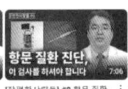
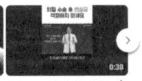
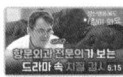
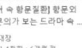
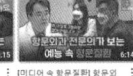
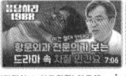
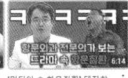
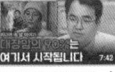
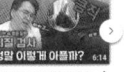

Q5. 마케팅 과정에서 하면 안 되는 것들은 무엇인가요?

모든 일이 그렇지만, 마케팅은 특히 절대적 시간으로부터 나오는 숙성치가 중요한 분야입니다. 마케팅 대행사가 원장님께서 만족하실 만큼 업무를 수행하기까지는 일반적으로 짧게는 2주, 길게는 한 달 정도는 시간이 필요합니다. 마케팅 대행사도 병·의원에 대해 충분히 분석하고, 연구하고, 원장님과 호흡을 맞출 시간이 필요하기 때문입니다. 그래서 앞서 말씀드린대로 마케팅 집행 초기에 원장님께서 더 많이 참여를 해주셔야 하고, 동시에 급한 마음에 이런 기간을 충분히 가지지 않고 마케팅 대행사를 교체하시는 것은 좋은 방법이 되지 못합니다.

마케팅 대행사는 결국 병·의원의 팀원이 되어줄 구성원입니다. 따라서, 호흡을 맞춘다는 의미로 원장님께서 적극적으로 의견을 전달하시고, 여유로운 마음을 가지고 지켜봐주실 필요가 분명히 있습니다. 짧은 호흡으로 마케팅 대행사를 대하시기 보다는, 병·의원과 마케팅 대행사 간 주파수를 맞추는 시간을 충분히 가져보시길 권해드립니다. 일반적으로는 2~3개월이면 충분합니다.

단, 마케팅 대행사가 계약 초기부터 연락이 잘 안되거나, 불성실한 태도, 불명확한 의사소통을 한다면 예외가 될 수는 있겠습니다.(물론 그런 대행사는 거의 없다고 보셔도 좋을 것 같습니다.) 또한, 첫 계약부터 1년 이상의 장기 계약을 요구하는 대행사도 좋은 대행사는 아니니, 원장님께서 3개월, 혹은 6개월 간 진행해보자는 의사를 먼저 전달하시는 방법으로 소통하시는 것이 좋습니다.

다음으로 경계하셔야 하는 부분은 특정 어플리케이션, 예를 들면 미용 어플리케이션 등에 의존하시면서 이벤트성, 혹은 단발성 광고에 의존하게 되는 현상입니다. 이러한 외부 플랫폼에 광고 리소스(resource)를 지나치게 투입하게 되면, 매출 대비 마케팅비의 비중이 점점 더 커질 수밖에 없고, 이 과정에서 병·의원의 수익성이 단기에 악화될 수 있습니다. 따라서, 이러한 형태의 단순 노출형이나 CPC(cost per click-고객이 온라인 광고를 한 번 클릭한 횟수로 비용을 계산하는 온라인 광고의 과금 방식), CPA(cost per action-고객이 특정 반응(회원 가입, 배너 클릭 등)을 나타낸 횟수로 비용을 계산하는 온라인 광고의 과금 방식)형 광고보다는 병·의원의 근본적인 기초체력이 되어줄, 앞에서 말씀드린 블로그 운영이나 유튜브 채널 운영에 집중을 하시는 것이 바람직합니다.

일례로, 한 병·의원 원장님은 저희를 만나기 전까지 미용 어플리케이션에 월간 1,000만원이 넘는 예산을 사용하고 계셨습니다. 환자는 많았지만, 매출 대비 마케팅비가 워낙 높았기 때문에 수익성도 좋지 않았습니다. 더욱 심각한 문제는 이 병·의원의 경우 미용 어플리케이션에만 광고비를 집중해왔기 때문에, 미용 어플리케이션에 마케팅비를 집행하지 않거나 비용을 줄이면 그 즉시 병·의원의 환자와 매출이 감소하는 현상을 보였다는 점입니다.

이런 현상을 조금 더 자세히 해석해보겠습니다. 단순 노출형 광고, 온라인 광고 중에서도 특히 CPC(cost per click) 광고들에만 마케팅을 집중하면 '재진율'에 치명적인 타격이 있을 수 있습니다. 일반적으로 병·의원이 건강하게 운영된다면, 재진과 초진 환자의 비율이 4:1 정도를 구성하는 것으로 알려져 있습니다. 하지만, 이벤트성이나 단순 노출형 광고에만 의존할 경우 환자들이 특정 이벤트, 특정 광고 노출 시에만 병·의원을 방문하게 되고, 재방문으로 이어지는 비중이 현저히 떨어지게 됩니다. 당연히 수익성에 악영향을 끼칩니다.

이러한 문제들을 막기 위해서 가장 좋은 방법은 '정공법'으로 마케팅을 대하는 것입니다. 병·의원의 자산과 병·의원의 채널 등 장기적으로 가져갈 수 있고, 긴 호흡에서 기초체력이 되어줄 콘텐츠 등을 쌓아나가는 형태의 마케팅 방법론이 훨씬 긍정적이라고 평가할 수 있겠습니다. 이러한 과정을 통해 오히려 향후에는 마케팅비의 매출 대비 비중을 줄여나갈 수 있고, 자연스럽게 수익성도 개선될 것으로 기대해볼 수 있습니다.

앞에서 말씀 드린 두 가지 외에도, 마케팅을 진행하며 경계해야 하는 부분은 꽤 있을 수 있습니다. 하지만, 말씀드린 두 가지 대표적인 사례만 경계하셔도 마케팅 업무를 수행함에 있어서 굉장히 큰 실패를 방지할 수 있습니다. 어디까지나 마케팅은 항상 긴 호흡으로, 장기적 관점으로 접근하셔야 한다는 점을 강조하여 말씀드리고 싶습니다.

Q6. 온라인 광고와 오프라인 광고는 어떤 차이가 있나요?

개원을 결정한 이후 상가 계약까지 마치셨다면, 가장 중요한 포인트는 '곧장' 광고를 시작하셔야 한다는 점입니다.

'광고'의 사전적 정의는 '세상에 널리 알림'입니다. 즉, 병·의원을 잠재 고객이나 일반 소비자에게 알리는 활동이 바로 광고입니다. 그렇기 때문에 병·의원을 개원할 장소를 결정하셨다면 가장 먼저 해야하는 일은 '현수막 광고'입니다. 일반적으로는 건물 외벽에 큰 현수막을 걸어서 'N월 N일 정형외과 개원' 등의 핵심 문구를 노출하는 것이 여기에 해당합니다. '요즘 세상에 현수막 거는 게 무슨 효과가 있겠냐?' 하시는 분도 계시겠지만 실제로 개원 위치에 현수막을 거는 광고는 반드시 집행하셔야 하는 필수적인 사항에 해당합니다.

병·의원은 결국 '지역'에 뿌리를 두고 성장할 수 밖에 없습니다. 따라서 인근 지역 사람들에게 병·의원의 존재를 알리는 것은 반드시 필요한 과정입니다. '우리 병·의원은 입지가 좋은데 현수막까지 필요할까?'라고 생각하실 수 있지만, 좋은 입지일수록 현수막 광고 게재를 통한 효과는

<장편한외과 개원 시 현수막>

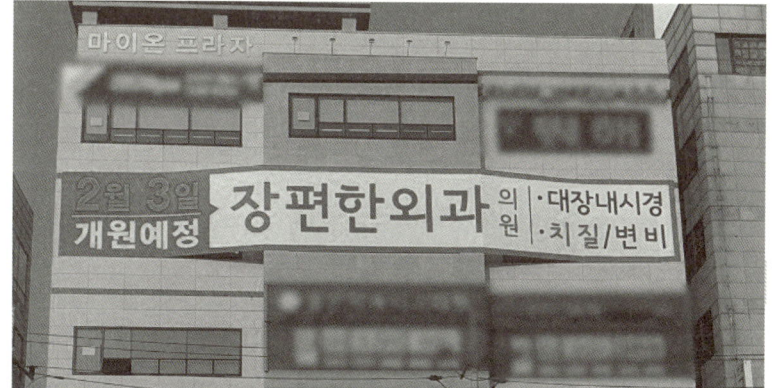

크다고 볼 수 있습니다.

우리 병·의원의 존재를 알리기 위한 다른 광고 방법도 물론 존재합니다. 병·의원이 위치한 건물의 입구나 주변에 스탠딩 배너를 배치하는 방법도 좋고, 마케팅 대행사와 함께 타겟 고객이 모여있는 인근 지역에 전단지나 홍보물을 배포하는 방법도 좋습니다. 다만, 이러한 광고 방법을 사용하실 때에 가장 주목하셔야 하는 점은 우리 병·의원의 '타겟 고객'을 특정하는 것입니다.

한 번은 경상도 지방에 있는 클라이언트 병·의원을 방문한 적이 있습니다. 이 병·의원은 주로 통증 위주의 치료를 하는 정형외과 의원이었습니다. 원장님과 이야기를 나누며 개원 초기 가장 집중하셨던 마케팅 방법이 근처 경로당에 전단지와 믹스커피 등을 나눠드리는 것이었다는 이야기를 들을 수 있었습니다. 200개가 넘는 커피믹스 스틱 하나하나에 병원 이름과 로고가 있는 스티커를 붙이셨다는 말씀을 듣고 정말 좋은 마케팅 방법이라고 생각했습니다.

통증을 주로 다루는 정형외과라면 주요 타겟 고객은 노인분들이 될 가능성이 높고, 해당 지역의 노인분들이 가장 많이 모여있는 곳은 경로당일 것입니다. 그래서 원장님의 판단 하에 해당 경로당에 전단지와 믹스커피를 통해 오프라인 광고를 집행하셨고, 탁월한 효과를 거뒀습니다.

이렇게 우리 병·의원의 타겟 고객을 선제적으로 파악하고 예상하여 이들이 모여있는 곳에 광고를 효과적으로 집행하면, 적은 비용으로도 큰

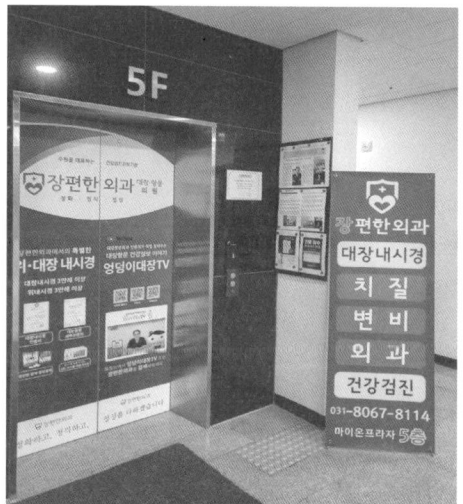
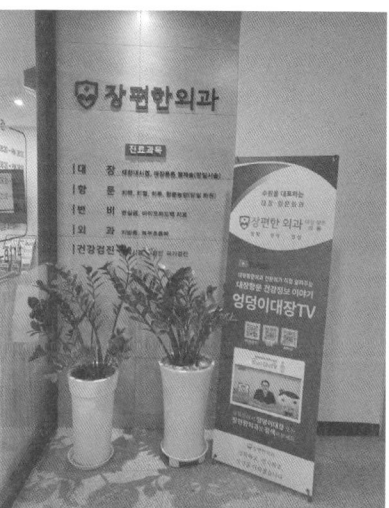
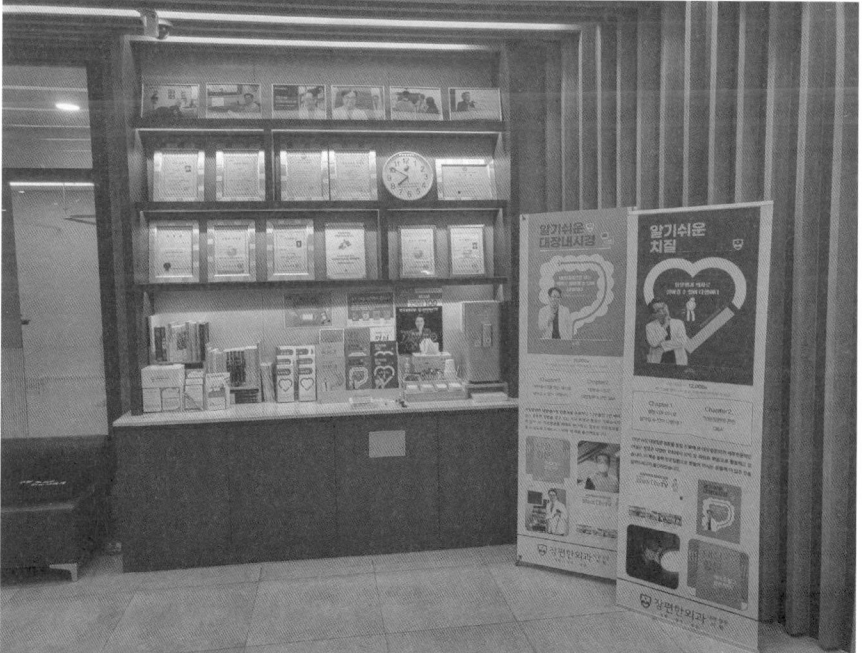

효과를 기대해볼 수 있을 것입니다. 따라서 개원 초기라면 더더욱 원장님들은 우리 병·의원 고객의 페르소나(persona)에 대해 고민해보셔야 하고, 이들의 특성을 예상해보고 파악해보시기 위해서 많은 시간을 투입하는 것이 좋습니다.

최근 일부 업체에서는 온라인 광고의 중요성을 더 강조하며, 오프라인 광고가 이제는 죽은 매체나 다름없다고 설명하는 경우도 있습니다. 하지만, 실제로 오프라인 광고를 명확한 타겟에게 정확한 방법으로 집행한다면 온라인에보다도 즉각적인 효과를 기대해볼 수 있습니다. 결국 병·의원은 지역을 기반으로 성장할 수밖에 없기 때문에 때로는 오프라인 광고가 더 좋은 방법이 되기도 한다는 점을 꼭 말씀드리고 싶습니다.

한편, 온라인 광고는 조금 다른 특성을 가지고 있습니다. 저를 비롯한 저희 팀은 개인적인 경험에 의하여 무리한 온라인 광고의 집행에 대해서는 부정적인 견해를 가지고 있습니다. 물론, 온라인 광고는 실제 광고 집행을 통해 초진 환자를 유치하기 위한 목적을 달성하는 데에는 효과적일 수 있습니다. 하지만, 실제 유의미한 성과를 거둬보기까지 생각보다 많은 마케팅 비용을 사용하셔야 하고, 광고 소재부터 카피라이팅(copywriting)까지 많은 부분을 대행사에만 의존하여 작업해야 하는 경우가 많습니다. 그렇기 때문에 온라인 광고는 조심스럽게 접근하시는 것이 좋다고 생각합니다.

온라인 광고는 크게 SNS 광고, 검색광고 등으로 분류됩니다. 네이버, 카카오, 구글, 페이스북, 인스타그램 등의 매체를 주로 이용하게 되는데, 매체마다 특성이 다르고 매체를 사용하는 이용자들의 특성도 다릅니다. 그래서 온라인 광고를 집행하실 때에는 반드시 믿을 수 있는 대행사와 함께하시기를 권해드립니다. 원장님들께서 굳이 그 모든 매체들을 관리하실 필요도 없고, 실제로 관리하시는 것이 불가능한 경우가 많기 때문에 좋은 대행사와 함께 진행하는 것이 현명합니다.

온라인 광고 대행사를 선택하실 때에는 '다뤄본 예산 규모'를 확인하시는 것이 좋습니다. 이는 '얼마나 큰 클라이언트와 함께 일해봤는가'를 살펴보시는 것을 말합니다. 온라인 마케팅의 특성상, 큰 예산 규모를 다뤄볼수록 다양한 시도와 경험을 해봤을 가능성이 높고, 이러한 경험을 가지고 있는 업체라면 어느 정도 실력을 기대해볼 수 있기 때문입니다. 그리고 그야말로 '뻥튀기'가 가능한 성과 지표(숫자)를 단순히 확인하시는 것 보다는, 팀 내부에 몇 명의 마케터가 있는지, 팀이 다뤄본 최대 월간 예산은 얼마인지 등을 꼼꼼하게 확인하시는 것이 좋습니다.

정리하여 말씀드리자면, 광고는 최소한의 비용으로 집행해보시는 것이 좋습니다. 우리 병·의원의 잠재고객들이 어떤 광고에 어떻게 반응하는지를 파악하기 전까지는 광고 예산을 아껴가며 최대한 수비적으로 운영하시는 것을 권장드립니다. 앞서 말씀드린 좋은 홈페이지, 좋은 블로그 운영과는 달리 온라인 및 오프라인 광고 집행은 천천히, 여유를 가지고 대행사를 신중하게 선정하여 상세히 전략을 수립하신 뒤에 하셔도 전혀 늦지 않습니다.

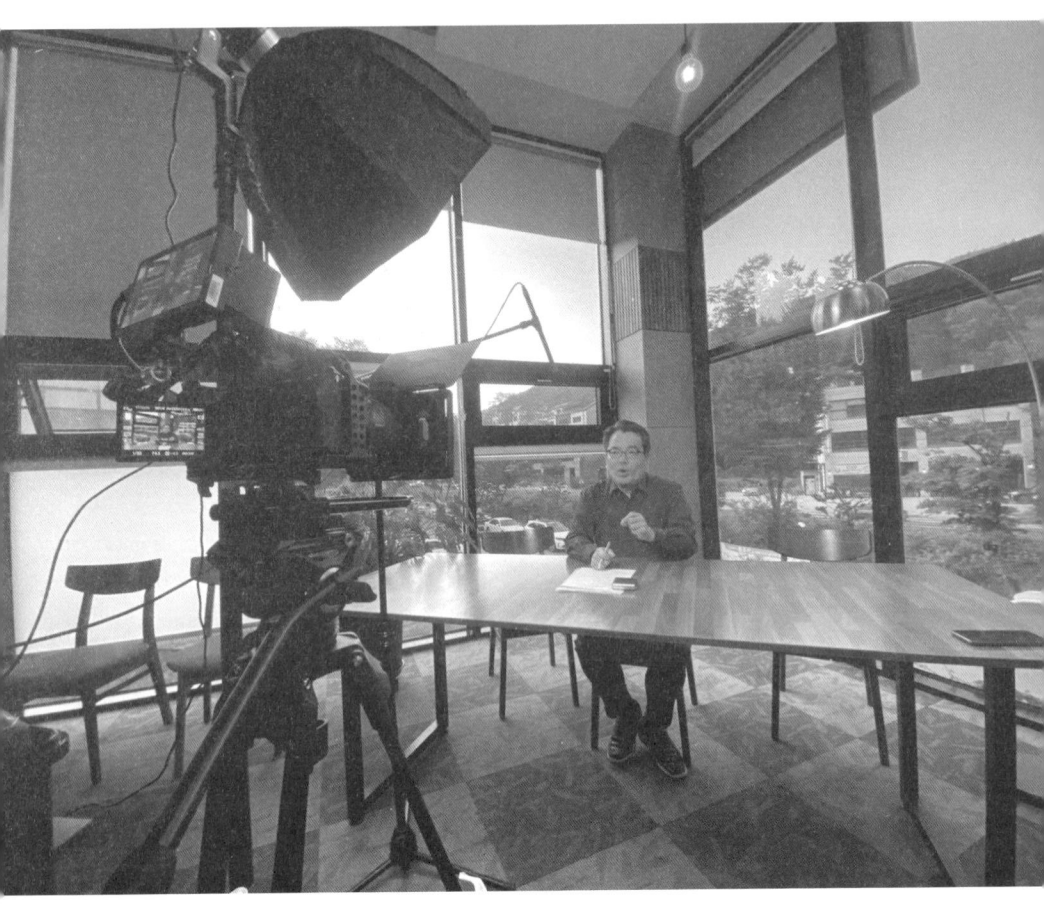

Q7. 마케팅 예산은 어느 정도로 하는 것이 좋은가요?

마케팅을 처음 집행하시는 원장님들 입장에서 가장 어려운 부분 중 하나가 바로 마케팅 예산을 책정하는 부분입니다. 마케팅 예산이 부족해서는 안 되지만, 반대로 너무 과하게 예산을 편성하는 것도 효율적이지 않을 수 있습니다. 특히, 개원 초기에는 우리 병·의원의 매출이 가시적으로 잡히고 있는 시기가 아닌만큼, 매출 대비 비율로 마케팅 예산을 책정하는 방법을 사용하기도 어렵습니다. 따라서, 기초적이며 장기간 호흡으로 가져가야 하는 중요한 마케팅 방법들에 우선적으로 집중하시는 것이 좋습니다.

잘 만들어진 홈페이지, 꾸준히 잘 발행되는 블로그, 원장님의 캐릭터를 PR(public relations)할 수 있는 유튜브 채널을 개설하는 것이 개원 시, 그리고 개원 초기에 가장 집중해야 할 마케팅 방법입니다. 이런 세 가지 마케팅 방법은 단시간 내에 리턴(성과)을 기대할 수 있는 방법이라기보다는, 장기적 관점에서 우리 병·의원을 이끌어줄 중추적 역할을 하는 '긴 호흡의 마케팅'방법입니다. 따라서, 홈페이지, 블로그, 유튜브 마케팅이 초기부터 안정적인 궤도를 형성하기 위해서는 이러한 방법들에 선제적으로 비용을 집행하시는 것이 좋습니다.

저희 팀의 경우, 일반적으로 블로그는 최초 월 12편 정도를 권장드리고 있습니다. 하지만, 개원 초기에는 빠른 블로그 지수 형성을 위해 월 24

편까지 분량을 늘려서 발행하는 방법도 권장드립니다. 3개월 이상 많은 양의 포스팅이 발행되면, 우리 블로그 지수가 긍정적으로 형성될 가능성이 높으며, 이후에는 양을 줄이면서 지수를 꾸준히 유지해주는 방법도 좋습니다.

유튜브 채널의 경우, 월간 4~8편 정도 업로드가 되는 것이 가장 좋습니다. 여건이 된다면 매주 2편 정도의 유튜브 영상이 업로드 될 때 가장 좋은 알고리즘을 형성한다고 알려져 있으니 참고해볼만한 부분입니다. 또한, 한 번 촬영 시 최대한 많은 분량을 촬영하여 촬영 비용을 절감하고 단가를 낮추는 것도 좋은 방법입니다.

당연히, 마케팅 예산을 정하는 데에 특별한 규칙이나 절대적 원칙이 있는 것은 아닙니다. 사실, 얼마를 설정하냐보다 더 중요한 것은 어떤 방법에 우선적으로 투자를 할지 정하는 부분입니다.
개원 초기에는 예산이 매우 제한되어 있는 경우가 많으므로, 이럴 때에는 당연히 중요한 방법들에 선제적으로 투자를 해주시는 것이 맞습니다. 이후, 우리 병·의원의 매출이 어느정도 가시적으로 예상되는 시점이 되면, 매출 대비 5~10% 정도의 마케팅 비용을 책정하시는 것이 좋습니다. 물론, 이 부분도 절대적인 비율은 아니며, 경쟁이 심한 지역이나 매출을 극대화 해야 하는 상황인 경우에는 매출 대비 마케팅비 비중을 높여서, 더 많은 예산을 투입하는 것도 좋은 방법이 됩니다.

원장님께서 우리 병·의원이 얼마나 많은 예산을 마케팅에 투입할 것인지, 혹은 얼마나 많은 양의 마케팅 콘텐츠를 발행할 것인지를 먼저 정하신 후, 적절한 대행사를 찾으며 예산과 가장 적합한 파트너를 만나시는 것이 가장 좋은 전략입니다.

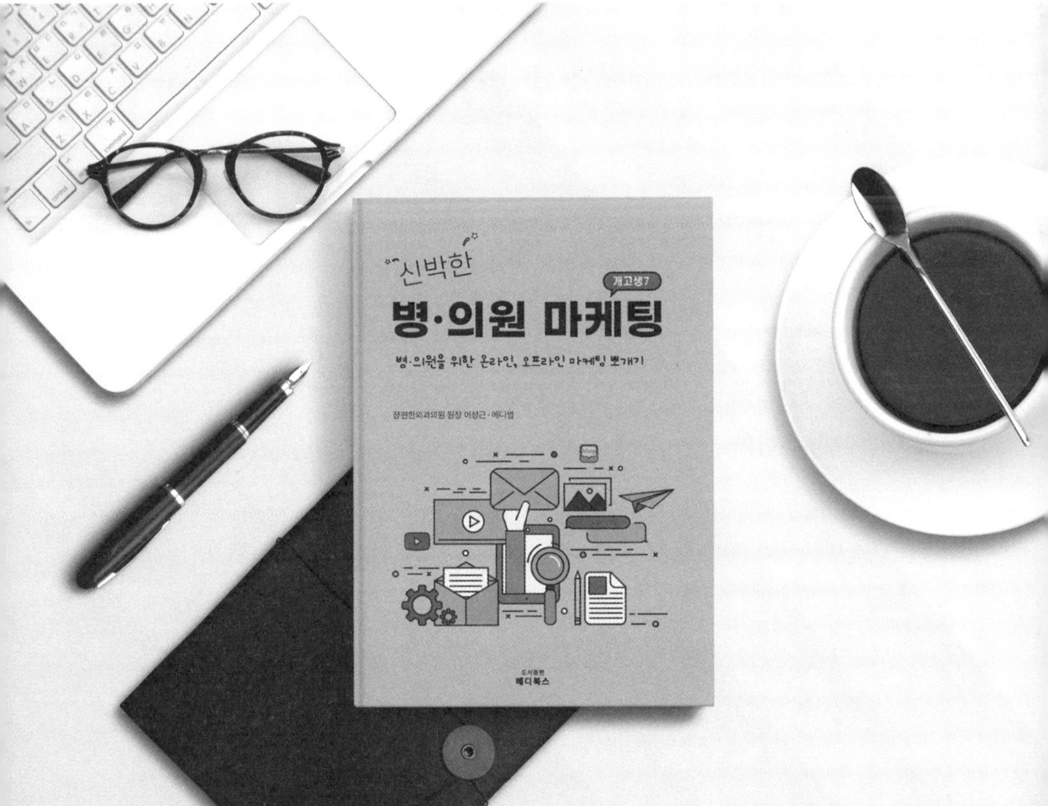

Q8. 좋은 마케팅 대행사를 선택하는 방법은 무엇인가요?

원장님들은 정말 바쁘실 수밖에 없습니다. 개원 준비부터 개원 이후 운영까지 원장님의 손이 필요하지 않은 곳이 하나도 없기 때문입니다. 그렇다고 모든 부분을 원장님께서 직접 기획부터 집행까지 하실 수는 없으므로, 이럴 때 가장 중요한 것은 좋은 파트너를 만나는 것입니다.

개원을 준비하는 과정, 그리고 개원 초기, 어쩌면 꽤 나중까지도 원장님들은 이메일, 전화, 카카오톡을 통해 굉장히 많은 마케팅 대행사의 제안서를 받아보시게 됩니다. 실제로 거의 매주 한 군데 정도는 연락을 받으신다고 말씀하시는 분도 계셨습니다.

실제로 병·의원 마케팅 대행사는 굉장히 많습니다. 수도 없이 많은 마케팅 대행사가 지금 이 순간에도 생기고, 사라지고 있습니다. 그리고 저마다 비슷한 서비스를 제공하고, 비슷한 마케팅 방법론을 이야기 할 수 밖에 없습니다. 왜냐하면, 병·의원 마케팅은 비교적 '정공법'이 있는 분야이기 때문입니다.

그렇다면, 이렇게 많은 마케팅 대행사 중 어떤 곳을, 어떻게 선택해야할까요?
앞선 다른 질문들에서 이미 여러 차례 말씀을 드렸지만, 조금 더 자세히 다루어보려고 합니다.

우선, 팀 구성을 살펴보실 필요가 있습니다. 실제로 생각보다 굉장히 많은 수의 병·의원 마케팅 대행사가 2~3명의 작은 팀으로 구성되어 있는 경우가 많습니다. 물론, 인원이 적다고해서 꼭 마케팅 실력이 없다고 볼 수는 없습니다만, 인원이 적은 회사일수록 일손이 부족한 경우가 많습니다. 이러한 업체들은 병·의원으로부터 일감을 받아, 다시 '실행사'라고 불리는 업체에 외주를 주는 경우가 종종 있습니다. 꼭 나쁜 것은 아니지만, 당연히 업무 처리의 속도가 늦어지거나, 퀄리티(quality)가 떨어지는 경우도 있을 수 있습니다. 따라서 최소 5명 이상의 팀원으로 구성된, 그리고 다양한 직무의 직원들이 함께 있는 형태의 마케팅 대행사를 선정하시는 것이 좋은 방법이 될 수 있습니다.

다음으로는, 소통 방식입니다. 많은 원장님들께서 마케팅 대행사에 대해 가지는 불만이 바로 소통에서 비롯되는 경우가 많습니다. 마케팅 대행사의 특성상 여러 군데의 병·의원을 클라이언트(client)로 받아 운영을 할 수밖에 없기 때문에 업무가 굉장히 많이 몰리게 되는 시점들이 있고, 그러다보면 자연스럽게 원장님과 소통의 주기가 길어지거나 소통이 부재하게 되는 경우가 발생합니다. 소통의 부재는 곧 미스(miss) 커뮤니케이션(communication)이 되고, 결국 마케팅 성과의 저하로 이어지게 되는 경우가 많습니다. 따라서, 소통을 적극적으로 하고자 하는 의지를 가진 마케팅 대행사를 선택하시는 것이 좋습니다. 매니저급의 직원보다는, 대표자나 최소 이사급이 미팅에 참석하는 대행사, 어떠한 문의사항을 전달해도 빠르게 피드백을 주는 대행사를 선택하시는 것이 우리 병·

의원에게는 유리할 수밖에 없습니다. 동일한 맥락에서, 너무 많은 병·의원을 클라이언트(client)로 가지고 있는 대형 마케팅 대행사를 선택하시는 것도 오히려 좋지 않을 수 있습니다. 제한된 인력으로 많은 수의 병·의원 마케팅을 대행하다보면 우리 병·의원에 쏟는 공력(功力)은 상대적으로 줄어들 수 밖에 없습니다. 그래서, 어느 정도의 경험은 가지고 있되, 우리 병·의원의 마케팅에 집중해줄 수 있는 정도의 캐파(capacity)를 가진 마케팅 대행사를 선택하시길 권장드립니다.

마지막은 비용입니다. 개원 이후 몇 달만 병·의원을 운영해보셔도, 원장님께서는 아마 '비용 통제'에 대해 다시 생각하시게 될 가능성이 높습니다. 실제로 병·의원 운영에는 굉장히 많은 비용이 들어가고, 수익을 발생시키기 위해서는 꽤 큰 규모의 매출이 필요합니다. 그러다보면, 자연스럽게 원장님들도 어떻게 비용을 통제하고 관리할 것인가에 대해 고민하시게 될 가능성이 매우 높습니다. 여러 가지 고정 비용과 대비하여, 마케팅 비용은 상대적으로 유동적인 부분이 있습니다. 그렇기 때문에 비용 통제의 관점에서 보더라도, 무리한 비용을 요구하는 마케팅 대행사를 선택하실 필요는 당연히 없습니다. 아이러니하게도 마케팅 업계는 높은 비용, 비싼 서비스가 꼭 성공적인 마케팅 효과를 보장하지는 않습니다. 그러므로, 마케팅 대행사를 선정하실 때 비용도 중요한 판단의 요소로 삼으시는 것이 좋습니다. 여러 군데 업체의 견적을 적극적으로 비교해보시고, 적정한 가격을 제시하는 마케팅 대행사를 선택하시길 권장드립니다.

좋은 대행사를 선택하는 방법은 사실 굉장히 많습니다. 아마 원장님들도 좋은 마케팅 대행사를 선정하기 위한 다양한 기준을 가지고 있을 가능성이 높습니다. 제가 말씀드린 기준들은 이 업계에서 직접 마케팅 대행사를 운영하며 제가 직·간접적으로 경험하고 체득한 내용들이므로, 절대적인 기준은 아니라는 이야기도 꼭 드려야할 것 같습니다.

마케팅 대행사는 우리 병·의원의 마케팅을 책임져줄 중요한 구성원 중 하나입니다. 원장님께서 방향을 명확하게 제시하시고, 이를 잘 구현하고 실행해줄 마케팅 대행사를 선택하신다면, 우려하시는 것보다 훨씬 수월하게 마케팅 업무를 수행하시고 자동화하실 수 있습니다. 다양한 마케팅 대행사를 만나 미팅을 가져보시고, 제안을 받아보시는 과정을 통해 원장님들 스스로 마케팅 대행사를 선택하는 안목을 가져보시길 권장드립니다.

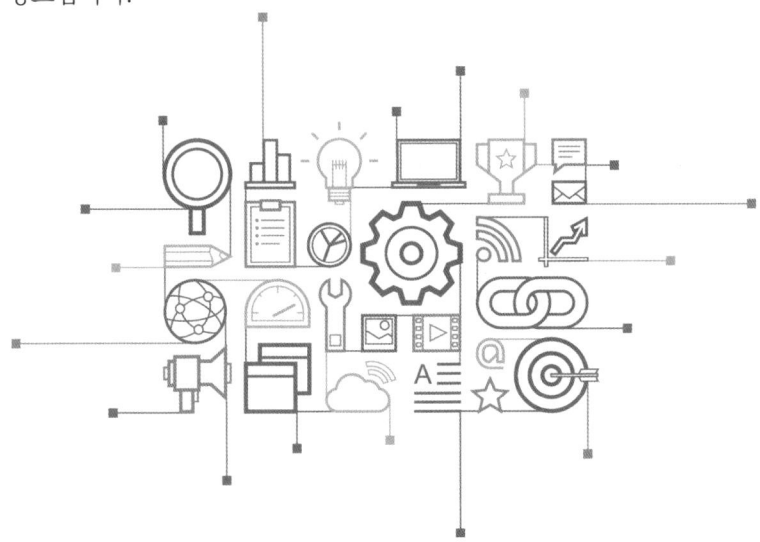

Q9. 마케팅을 하고자 하는 원장님들에게 조언을 해주신다면?

마케팅 에이전시(agency)를 운영하다보면, 실제로 정말 안타까운 사례를 많이 접할 수 있습니다. 원장님들께서 한 달에 몇 백 만원의 예산을 마케팅에 쏟고 계시지만, 실제로 디테일하게 여쭤보면 어디에 어떤 마케팅이 이루어지고 있는지 정확히 모르시는 경우도 많습니다.
물론 진료와 의료 자체에 집중하셔야하기 때문에 모든 것에 일일이 관심을 가지실 수 없겠지만, 마케팅 비용이 얼마만큼 어디에 지출되고 있고, 어떤 성과를 거두고 있는지 정도는 개괄적으로라도 파악해보실 필요가 있습니다.

좋은 마케팅 대행사를 선택하는 것만큼이나 중요한 부분은 마케팅 대행사와 긴밀하게 소통하며 하나의 팀으로 움직이는 패턴을 만드는 것입니다. 실제로 저희 팀은 원장님들과 마케팅 운영 대행을 계약하며, 아래와 같은 이야기를 꼭 드리곤 합니다.
"원장님, 많이 궁금해 해주시고, 많이 의심해주십시오. 그럴수록 좋은 성과가 납니다."

실제로 그렇습니다. 원장님들 중 마케팅 대행사를 정말 잘 활용하시는 분들은 하루에도 몇 번씩 마케팅 대행사에 연락을 하셔서, 현황을 실시간으로 파악하시곤 합니다. 앞에서도 여러 번 강조드렸지만, 결국 마케팅 대행사는 원장님들이 나아가고자 하는 방향으로 우리 병·의원을 이

끌어주는 동력원이나 다름이 없기 때문에, 원장님들께서 명확하게 방향을 인지하고 제시하시는 부분이 크게 작용할 수 밖에 없습니다. 원장님들께서 수시로 마케팅 대행사에게 묻고, 답변을 받고, 수정하고, 보완하실수록 마케팅의 방향성은 더더욱 명확해지며, 당연히 성과도 좋아질 수밖에 없습니다.

마케팅을 시작하시는 원장님들께 강조드리는 것도 바로 이 부분입니다. 병·의원의 경영자이자, 실질적 리더로서, 마케팅 업무도 원장님의 업무 범주 안에 꼭 포함해주셔야 한다는 것입니다. 원장님들께서 더 많이 고민하시고, 요구하실수록 마케팅 대행사는 더 열심히 일을 할 수 밖에 없고, 당연히 성과도 좋아질 수 밖에 없습니다. 그러니, 원장님께서 적극적으로 소통하고자 하는 의지를 가지시는 것이 가장 중요한 부분이라고 강조 드리고 싶습니다.

개원을 고민할때 꼭 만나야할 마케팅 전문가

안녕하세요, 주식회사 모션랩스 대표 이우진입니다.
저희 모션랩스는 설립 이후, 현재까지 원장님들의 마케팅, 경영 고민을 해결하기 위한 제품과 서비스를 만들고 있습니다. 모션랩스는 지난 5년 간 15억 이상의 투자를 유치하고, 10억원 이상의 R&D 자금을 수주한 젊고 유능한 메디테크 스타트업입니다.
저희 모션랩스는 데이터, 인공지능, 그리고 콘텐츠를 기반으로, 우리 병·의원이 더 많은 환자를 효율적으로 만나고 관리할 수 있도록 돕는 솔루션을 제공하고 있습니다.
고민해야할 점이 너무도 많은 병·의원 경영, 마케팅 하나만큼은 마음 놓고 맡기실 수 있는 우리 병·의원의 든든한 마케팅 파트너가 될 수 있도록, 항상 최선을 다 하겠습니다. 감사합니다.

'Dr. 개고생'이 제안하는 개원하는 원장님들을 위한 체크리스트

- 마케팅 파트 -

- ☐ 1. 입지 계약 후 현수막은 게시하셨나요?
- ☐ 2. 상가 계약시 간판 위치를 선점하셨나요?
- ☐ 3. 개원 전 마케팅을 3개월 전에 시작하셨나요?
- ☐ 4. 개원 전 마케팅에 투입할 예산은 결정하셨나요?
- ☐ 5. 우리 병·의원 주변에 있는 경쟁 병·의원들의 마케팅 전략에 대해 확인해보셨나요?
- ☐ 6. 우리 병·의원 마케팅의 핵심이 될 원장님을 중심으로 한 핵심 가치(철학)는 정하셨나요? 마케팅 대행사와 소통하셨나요?
- ☐ 7. 우리 병·의원의 어떤 진료 항목으로 마케팅 전략을 집중하실지 결정하셨나요?
- ☐ 8. 다양한 마케팅 방법 중에서 어떤 마케팅 방법으로 할지 결정하셨나요?
- ☐ 9. 개원 전 홈페이지 및 블로그 구축을 위해 참고할 레퍼런스(타 병·의원 진료)는 확인해보셨나요?
- ☐ 10. 초기 마케팅을 위해서 필요한 사진 자료는 모두 확보하셨나요?
- ☐ 11. 잘 만들어진 병·의원 홈페이지의 정의에 대해 이해하고 계신가요?
- ☐ 12. 홈페이지 구축을 위해 최소 2~3개 업체 이상을 만나보시고 비교해보셨나요?
- ☐ 13. 홈페이지 구축을 위한 업체를 결정하시고 계약서 초안을 확인해보셨나요?

- 마케팅 파트 -

- [ ] 14. 홈페이지에 추가할 내용을 결정하셨나요?
- [ ] 15. 블로그 운영이 왜 필요한지 정확히 이해하고 계신가요?
- [ ] 16. 블로그 운영을 위해 최소 2~3개 업체 이상을 만나보시고 비교해보셨나요?
- [ ] 17. 블로그는 월간 몇 편을, 어떤 내용을 중심으로 업로드하실지 결정하셨나요?
- [ ] 18. 블로그 운영을 위한 업체를 결정하시고 계약서 초안을 확인해보셨나요?
- [ ] 19. 네이버 검색 광고는 어디까지 할 것인지 결정하셨나요?
- [ ] 20. 홈페이지, 블로그 외 추가적인 마케팅 채널을 이용하실지 결정하셨나요?
- [ ] 21. 유튜브 채널을 개설하시기로 하셨다면 채널명은 무엇으로 할지 결정하셨나요?
- [ ] 22. 유튜브 제작을 위해 최소 2~3개 업체 이상을 만나보시고 비교해보셨나요?
- [ ] 23. 유튜브 제작을 위한 원장님만의 전략을 세우셨나요?
- [ ] 24. 네이버 검색 광고의 중요성과 필요성에 대해 이해하고 계신가요?
- [ ] 25. 네이버 검색 광고 운영을 위한 마케팅 대행사를 알아보셨나요?
- [ ] 26. 마케팅 업체의 포트폴리오를 확인하셨나요? 그리고 비용을 확인하셨나요?
- [ ] 27. 우리 병·의원의 마케팅 전략에 대해 종합적으로 논의할 수 있는 파트너를 찾으셨나요?
- [ ] 28. 오프라인 광고는 어디까지 할 것인지 결정하셨나요?

Part II 개원 결심 후 결정해야 할 8가지

06 세무

Q1. 개원 준비 시 세무사는 언제 만나는 것이 좋은가요?

병·의원을 개원하기 전에 세무 대리인을 만나서 자문을 구하는 것이 좋습니다. 보통은 입지를 선정하고 임대차 계약을 하기 전에 세무사와 미팅을 갖고 궁금한 사항을 물어보는 것이 좋습니다. 이때 개원을 위한 자금마련을 자기자본으로 할 것인가, 타인자본으로 할 것인가, 어떻게 마련할 것인가에 대해 이야기를 나누게 됩니다.

개원을 하는 과정에서 세무사에게 직접적인 도움을 받는 것은 사업자등록증 발급입니다. 은행에서 개원에 필요한 자금을 차입하기 위해서는 일반적으로 사업자등록증이 필요합니다. 병·의원의 사업자등록증은 의료기관개설 신고필증 사본이 있어야 발급되지만, 추후 보완을 전제로 미리 사업자등록증을 발급받을 수 있게 해드리고 있습니다.

개원을 하게 되면 의사로서의 마음가짐도 중요하지만 사업자로서의 마음가짐도 중요합니다. 봉직의로 근무하면서 받고있던 급여 이상의 이익을 내려면 최소한의 1년 병·의원 매출액이 얼마가 되어야 하는지 상의하기도 합니다. 개원을 하기 위해 자금마련, 임대료 지불 방법, 장비 구입 방법 등을 미리 상담해서 궁금한 점을 알아보시는 것이 좋습니다.

개원 상담을 하다보면 원장님께서 궁금한 점을 정리해 오시는 분이 상담하기 더 좋습니다. 궁금하신 점을 미리 적어보시고 세무사와 상담하는 것이 좋습니다.

(1) 대출을 받는 것이 좋을까요? 아니면 지인에게 빌리는 것이 좋을까요? 사업자등록증을 언제 내야 하나요? 혹시 개원 자금에 대해 자금출처 조사가 나오나요? 지인에게 빌린 돈은 이자를 줘야 하나요?
(2) 개원하려는 병·의원이 과세사업자인가요? 아니면 면세사업자인가요?
(3) 병·의원의 일부를 임대주려 하는데 알아야 하는 것이 있을까요?
(4) 카드단말기는 언제 신청해야 하나요? 현금영수증 가맹점 가입을 해야 하나요?
(5) 사업용 신용카드를 등록해야 하나요?

Q2. 세무사 선정에서 고려해야 할 점은 무엇인가요? 좋은 세무사를 찾는 방법은 무엇인가요?

첫째, 먼저 개원을 해서 병·의원을 운영하고 있는 동료 의사들에게 소개받는 방법이 있습니다. 어느 정도 검증이 되었기 때문에 상대적으로 안전한 방법입니다.
둘째, 인터넷을 이용하는 방법입니다. 인터넷에서 병·의원 전문 세무사를 치면 많은 자료가 나옵니다. 꼼꼼히 살펴보고 세 군데 정도 상담을 받아보는 것이 좋습니다.
셋째, 병·의원 근처 세무사를 찾는 방법입니다. 현재 모든 세무 신고는 전산으로 하고 있고 상담은 전화로 가능하기 때문에 거리가 중요하지는 않습니다만, 분명 동일조건에 가까운 거리는 이점이 됩니다.

세무사를 선택할 때 알면 좋은 팁(tip)이 있습니다.

첫 번째는 병·의원 기장 업무 경험이 많은 세무사여야 합니다.
병·의원 기장은 다른 업종과 약간 다른 특성이 있습니다. 병·의원에도 전문분야가 있듯이 오랜 경험으로 병·의원 기장을 어느 정도 해왔던 세무사를 찾는 것이 좋습니다.
병·의원 전문 세무사를 찾는 것도 방법이 될 수 있습니다만 세무신고의 기본은 다르지 않기 때문에 경험과 세법지식이 충분한 세무사를 찾는 것이 중요합니다. 병·의원의 경우 수입금액이 높으면 정기세무조사 가능성도 높아지므로, 추후 세무조사 대응이 가능한 세무사도 고려사항이 될 수 있습니다.

두 번째는 변화하는 세법을 연구하여 적용하는 세무사여야 합니다.
모든 세무사는 매년 세법 교육을 참여하여야 하는 규정이 있으므로, 대부분의 세무사는 개정세법을 반영하여 병·의원에 맞는 세액공제 등을 적용하고 있습니다. 그러나 간혹 개정세법을 검도하지 못해서 세액공제 등을 놓치게 되는 경우가 있습니다. 이 경우 경정청구를 거쳐서 세금을 환급받게 됩니다. 세법 해석 등의 이유로 경정청구하는 경우도 있지만 되도록 정기 종합소득세 신고 때 모두 적용하는 것이 좋습니다. 그러므로 열심히 세법을 연구하여 개정된 세법을 빠르게 적용하는 세무사와 일하는 것이 좋습니다.

세번 째는 연락과 소통이 잘되는 세무사여야 합니다.
사람들 사이에도 케미컬(chemical) 작용이 있어서 나하고 맞는 사람과 아닌 사람이 있습니다. 말이 잘 통하고 연락이 잘 되는 세무사가 좋습니다. 상담을 해보면 정확한 세무지식을 제공하는지, 친절한지, 책임감이 있는지 어느 정도 판단이 갈 것입니다.

네번 째는 무조건 세무사가 직접 운영하는 사무소여야 한다는 점입니다.
요즘은 많이 없어졌지만 사무장이 운영하는 세무사 사무실이 있습니다.

사무장은 세무사 자격증이 없기 때문에 나중에 문제가 생겨도 법적 책임을 지지 않습니다. 책임이 없기 때문에 무리한 세무 상담을 하기도 해서 나중에 잘못되면 세금폭탄 문제가 발생할 수도 있습니다. 세무사와 직접 상담을 받아보고 세무사를 선택하여야 합니다.

다섯번 째는 금액만 보고 결정하면 안됩니다.
세무사의 업무는 공장에서 물건 찍듯이 천편일률적이 될 수 없습니다. 공산품이라면 가격비교가 가능하지만 업무처리 능력은 단순 가격 비교가 불가능합니다.
처음에 잘못하는 실수가 가격만 보고 세무사를 결정하는 일인데, 이것은 나중에 깊은 후회를 불러올 수 있으니 유의하기 바랍니다. 무조건 저렴한 세무사만 찾기보다는 일을 잘하는 세무사를 찾는 데 중점을 두는 것이 좋습니다.

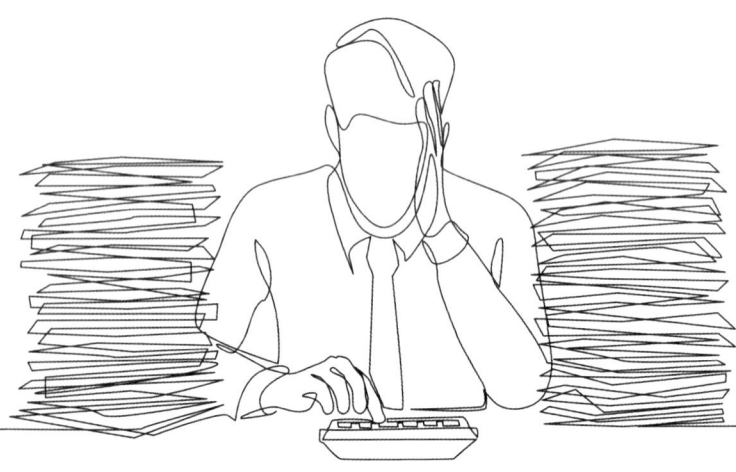

Q3. 개원 전에 예비 원장님들이 알아야 할 세무적인 지식은 어떤 것이 있나요?

의료분야라는 특성이 있지만 병·의원도 회계장부를 작성하여 손익계산서가 나오는 기업입니다. 회계기준에 따라 장부를 작성하고 세무조정을 거쳐 종합소득세 신고를 합니다. 따라서, 원장님도 CEO(chief executive officer)의 마인드를 가지고 병·의원의 매출 증대에 노력하면서 고정비용와 변동비용을 구분하여 개원전략을 세워야 합니다.

사업용으로 지출한 금액에 대해서는 비용처리가 가능하지만, 적격증빙(세금계산서, 계산서, 신용카드 매출전표, 직불카드, 현금영수증, 인건비 신고내역 등)이 있어야 불이익이 없습니다. 또한, 사업용 계좌를 신고하고(미사용 금액에 대한 가산세 있음), 현금영수증 가맹점으로 가입 후 건당 10만원 이상은 현금영수증 발행을 해야 합니다(미가맹, 미발행시 가산세 있음).

• 본인자금 vs 타인자금

개원을 하려면 자금이 필요한데 본인자금으로 개원하는 방법과 타인자금을 이용하는 방법이 있습니다. 세무적으로 본다면 본인자금보다는 이자비용으로 비용처리가 가능한 타인자금(은행 차입금)으로 하는 것이 절세효과가 있습니다(다만 공동사업자는 비용처리가 불가능할 수 있으니 유의하시기 바랍니다).

● 사업자등록 전 지출 비용 인정

사업자등록 전에 지출한 비용도 비용으로 인정받을 수 있습니다. 개원 준비를 위해 소요된 여비교통비, 유류비, 식사비, 임대차 계약을 위한 부동산중개수수료 등도 경비 처리가 가능합니다. 다만, 경비처리를 하려면 적격증빙 등이 있어야 하니 잊지 말고 챙기시길 바랍니다.

● 인테리어 비용 등은 반드시 세금계산서를 받아야

병·의원의 경우 대부분 면세사업자라 부가가치세를 절약하기 위해 인테리어를 할 때 세금계산서를 받지 않는 분들이 있는데, 이는 잘못된 생각입니다. 자금이체를 하고 계약서나 견적서가 있을 경우 세금계산서가 없어도 경비처리 가능하지만 이 경우 국세청 내부시스템에 의해 적격증빙이 부족하여 세무조사의 위험이 있고, 만약 적출된다면 인테리어 사업자에게 부가가치세를 지급해야 하는 상황까지 발생할 수 있으므로 세금계산서를 발급받는 것이 결국 절세의 길이 됩니다.

● 사업용 고정자산(시설장치, 의료 장비 등)은 감가상각을 통해 비용처리

사업용 고정자산은 구입 시 한 번에 비용처리가 되지 않고 일정기간동안 감가상각을 통해 비용처리가 됩니다. 이들 사업용 고정자산은 오랜 기간 사용되기 때문에 수익비용 대응원칙에 따라 비용을 수익기간에 따라 안분하기 때문이며, 이는 손익계산서에 감가상각비 계정으로 계산됩니다.

• 급여

병·의원에서는 통상 4대 보험과 세금을 제외한 실 수령액으로 급여계약을 합니다. 하지만 4대 보험료과 세금을 제외하기 전의 금액으로 급여신고를 하는 것이 맞는 방법이며, 이렇게 해야 나중에 4대 보험료 및 소득세 추징을 방지할 수 있습니다. 월 2,500,000원을 실 수령액으로 받는 간호사의 경우 실제 급여는 2,800,000원 정도 됩니다. 실제 급여가 높다는 것을 직원에게 인식시키는 것은 사기 진작에도 도움이 되니, 항상 각종 공제 전 금액으로 급여계약하고 직원채용을 하는 게 좋습니다.

• 병·의원 관련 세무신고

병·의원 관련 세무신고는 아래와 같습니다. '연말정산 의료비 소득공제' 자료는 병·의원 프로그램을 통해 병·의원에서 직접 제출해야 하고, 그 외 세무신고는 세무사 사무소에서 합니다.

- 인건비 신고 : 매월(반기별) 10일
- 면세사업장 현황신고(면세사업자) : 2월 10일
- 부가가치세 신고(과세사업자) ; 1월 25일, 7월 25일
- 종합소득세 신고 : 5월 31일
  (매출액 5억이상 성실신고사업자 : 6월 30일)
    ※ 전년도 종합소득세 금액의 1/2을 11월 30일까지 미리 납부하고, 다음해 종합소득세에서 차감(국세청 고지)
- 연말정산 의료비 소득공제 자료(병·의원에서 직접 제출) : 미용, 성형수술 및 건강증진을 위한 의약품 구입비용은 포함되지 않음(1월 7일)

Q4. 세무사 선임비용과 매달 관리비용은 얼마인가요?

세무사 선임비용은 크게 기장수수료(기장료)와 조정수수료(조정료)가 있습니다. 기장료는 매월 지급하는 수수료이며, 조정수수료는 종합소득세(소득세) 신고 수수료로 생각하시면 됩니다. 병·의원 수입금액이 5억원 이상이면 소득세 신고할 때 성실신고확인 수수료가 별개로 있습니다.

병·의원은 전문직 사업자로 복식부기 의무자에 해당합니다. 복기부기 의무자라는 것은 재무상태표, 손익계산서, 합계잔액시산표라는 재무제표를 작성하고, 이를 기반으로 세무조정을 거쳐서 종합소득세(소득세) 신고를 해야 한다는 것을 의미합니다. 즉, 복식부기로 기장을 해서 세무조정을 해서 소득세를 신고해야 가산세가 없습니다.

●기장료
기장료는 병·의원의 매출액 규모, 인건비 신고 종류 및 인원 규모, 복잡성에 따라 다르게 책정되고 있으며 매월 지급합니다. 기장료는 병·의원에 관한 일반적인 상담과 원천세 신고, 수입금액 신고(부가가치세신고) 등의 세금을 신고하는 비용이라고 생각하시면 됩니다.

●조정료
조정료는 병·의원의 손익을 확정하고 이에 따라 세금을 신고하는 수수료로서 소득세 신고를 할 때 지불하며, 일반적으로 수입금액에 따라 요율표가 있어서 이에 따라 계산됩니다.

• 성실신고확인 수수료

성실신고확인제도는 개인사업자의 성실한 신고를 유도하기 위해 도입된 제도입니다. 병·의원 수입금액(매출액)이 5억 원 이상이면 성실신고확인서를 첨부해야 합니다. 성실신고확인서에 작성되는 내용은 수입금액 누락 확인, 비용의 적정 계상 확인, 친인척에게 지급한 인건비 확인, 주요거래처 확인 등의 내용이 있습니다. 성실신고확인 수수료는 장부의 내용과 관련 서류 등을 성실하게 검토하여 작성하였는지 확인하는 수수료입니다.

성실신고확인 대상자가 성실신고확인서를 첨부하지 않고 신고할 경우 가산세의 대상이 되며 세무조사의 위험도 증가합니다. 성실신고확인서를 제출했어도 세무조사 등에 따라 적출된 금액이 일정 금액 이상이 되면 사업자는 3년간 성실신고확인 세액공제를 받을 수 없고, 성실신고확인의무를 위반한 세무사에게 세무사법에 따라 2년 이하의 직무정지 등의 징계를 할 수 있습니다.

• 성실신고확인 세액공제

성실신고확인 수수료를 지불하면 수수료의 60%(120만원 한도)를 세액공제 받을 수 있습니다. 200만원의 성실신고확인 수수료를 지급했을 경우 개인지방소득세를 포함하여 132만원의 세액공제를 받게 되며, 이와 함께 200만원이 비용처리되는 효과가 있습니다. 대부분의 원장님들의 최고세율이 35%이상이 되므로, 비용처리되는 200만원에 대한 77만원(개인지방소득세 포함)의 세금이 줄어들게 되므로 성실신고확인 세액공제 132만원을 함께 고려하면 원장님들의 추가비용은 없는 것입니다. 성실신고확인 수수료도 수입 금액에 따라 다르게 책정됩니다.

• 반기 결산 및 분기 결산

기장을 맡기시면 병·의원 수입금액과 매입, 각종 비용을 점검하게 되며, 비용을 지불하였으나 적격증빙을 받지 못한 금액 등의 관리가 됩니다. 정기적으로 반기 결산이나 분기 결산을 통해 병·의원의 수익과 지출을 점검하고, 다음해 납부해야 하는 종합소득세를 미리 예측해 보는 것이 좋습니다. 그렇게 함으로써 빠트린 경비 등을 체크하면서 병·의원의 수익률(또는 소득율)을 바로 알고 병·의원 경영에 대한 합리적인 의사결정을 할 수 있기 때문입니다. 기장하는 세무사 사무소에 일 년에 한두 번 정도 결산을 요청하고 같이 검토하기를 추천합니다.

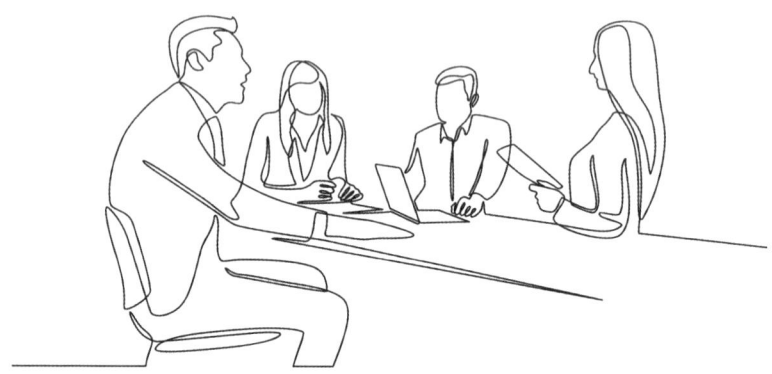

Q5. 어디까지 세무처리가 가능한가요? 세무사에게 다 맡겨도 되는가요?

많은 원장님들께서 일을 맡기면 세무사가 모든 것을 다 알아서 해주는 줄 알고 있습니다. 그러나 세무사 사무소는 원장님 병·의원들에 대해 속속들이 알지 못하고 병·의원에서 알려주는 최소한의 정보를 가지고 세무업무를 합니다. 병·의원의 신용카드 매출자료와 현금영수증 자료는 기장수임 계약을 하면 국세청 홈택스에서 조회가 가능하지만, 병·의원의 비급여 항목들과 건강보험공단 자료 등은 알 수가 없습니다. 특히, 병과마다 각기 다른 특색이 있고, 비급여 항목들은 같은 병과라 하더라도 병·의원 특성에 따라 전부 다 다릅니다. 그래서 병·의원에서 일차적으로 필요한 자료를 꼼꼼하게 잘 챙겨주는 것이 중요하고, 특히 개업 초창기에는 세무사와 원장님의 많은 대화가 필요합니다. 그래야 각자의 병·의원에 맞는 세무컨설팅과 기장이 가능합니다. 개원초기에는 세무에 관한 모든 용어와 신고일자, 신고내용들이 생소하니 궁금한 것이 있을 때마다 세무사 사무소에 질의하는 것이 좋습니다.

- 국세청 홈택스에서 자료가 조회되지 않아 병·의원에서 제출해야 하는 자료

아래의 항목들은 병·의원에서 제출하지 않으면 세무사 사무소에서 알 수 없으니 반드시 누락없이 챙겨 주시기 바랍니다.

① 건강보험이 적용되는 보험 매출(요양 급여, 의료 급여, 건강검진, 위탁 검진, 보건소 위탁 예방접종 매출, 고운맘카드 매출, 와이즈플랜 매출 등)
② 비보험 매출
③ 자동차 보험 및 상해 보험 매출
④ 산재 보험 관련 매출 등

> **병·의원 매출액 확인 홈페이지**
> - 건강검진 청구시스템(https://sis.nhis.or.kr)
> - 국민건강보험 요양기관 정보마당(https://medicare.nhis.or.kr)
> - 질병보건 통합관리 시스템(https://is.cdc.go.kr)
> - 보건복지부 사회서비스 전자바우처(https://www.socialservice.or.kr)

⑤ 종이세금계산서, 종이계산서(전자세금계산서 제외, 전자계산서 제외)
⑥ 사업용 신용카드 외 카드 영수증(사업용으로 사용한 직원카드 영수증, 원장님 카드 영수증)
⑦ 간이 사업자에게 지급한 송금 내역
⑧ 자유직업 소득자(3.3% 사업소득자)에게 지급한 송금 내역
⑨ 간이영수증
⑩ 청첩장, 부고장 등의 경조사 증빙
⑪ 협회비, 기부금 영수증 등

사업용으로 사용하는 모든 비용은 경비처리가 가능하며, 대표적인 항목은 다음과 같습니다. 국세청 자체 분석시스템에서 비용 중 적격증빙

(세금계산서, 계산서, 신용카드 매출전표, 현금영수증, 인건비 신고내역 등)이 아닌 금액이 큰 경우 세무조사의 대상이 될 수 있으니, 항상 적격 증빙을 받는 것이 좋습니다. 각종 증빙의 수취와 보관의무 기간은 5년간이니 보관에도 유의하시기 바랍니다.

항 목	내 용
급여	봉직의, 간호사, 위생사, 사무장, 코디네이터 등의 급여로 4대 보험 공제 전 총 금액
퇴직금	실제 지급한 퇴직금, 퇴직연금 불입액
복리후생비	직원을 위한 식대, 축의금, 유니폼 등 직원들을 위해 지출한 경비
여비교통비	택시, 대중교통비 등 업무용 출장 경비
접대비	거래처 등에 지급한 경조사비, 선물 구입비, 식대 등
통신비	전화 요금, 인터넷 사용료, 택배비 등
전력비	전기요금 등
차량유지비	업무용차량의 주유비, 수리비, 통행료 등(운행일지 미작성 시 감가상각비 포함 차량 1대당 1천5백만원 한도, 1대 초과분은 업무전용 보험 미가입시 50%만 비용 인정)
임차료	건물임차료, 각종 임차료 등
의약품비	병·의원에서 사용하는 의약품 등
의료소모품	병·의원에서 사용하는 의료소모품
도서인쇄비	신문 구독료, 도서 구입비, 판촉물 인쇄비 등
광고선전비	광고료, 불특정다수에게 지급한 판촉물 등
소모품비	문구류, 사무용품, 각종 물품 구입 비용 등
지급수수료	카드 수수료, 세무 수수료, 기타 수수료 등
감가상각비	사업용 고정자산에 대한 세법상 연간 한도금액
보험료	건강보험료, 고용보험료, 산재보험료 등
세금과 공과	국민연금, 각종 공과금 등
리스료	의료 장비 리스료, 차량 리스료
이자비용	차입금 이자 비용 등
기부금	기부 단체에 기부한 금액
잡손실 등	사업을 위해 지출한 기타 비용 등

Q6. 개원 예정일 때 경비처리를 위해 세무사에게 제출해야 할 서류는 무엇인가요?

개원 예정일 때 경비는 적격증빙에 의해 비용처리 됩니다. 개원을 하기 위해 지출한 비용은 적격증빙을 받아 기장계약한 세무사 사무소에 주면 됩니다. 세금계산서와 계산서는 대부분 전자로 발급받게 되므로 종이로 발급받는 세금계산서나 계산서를 받는 경우에는 반드시 받아서 보관하고 있다가 세무사 사무소에 전달해야 합니다. 3만원 이하 영수증을 수취한 경우에도 보관하였다가 세무사 사무소에 전달합니다. 적격증빙을 수취하지 않은 경우에는 증빙불비 가산세가 있습니다.

- 적격증빙

세금계산서, 계산서, 신용카드 매출전표, 직불카드, 현금영수증 등

- 의료 장비, 인테리어 비용

개원을 하는 과정에서 제일 많이 투자되는 부분은 의료 장비와 인테리어 비용입니다. 의료 장비는 매입과 리스가 있으며 둘 다 경비처리는 가능합니다. 의료 장비를 구입할 때는 세금계산서를 받아야 합니다. 특히 과세사업자는 의료 장비에 대해 부가가치세 환급이 가능하니 반드시 세금계산서를 받으시길 바랍니다. 가끔 중고장비를 세금계산서 없이 구입하는 경우가 있는데, 이 때 경비처리를 하기 위해서는 계약서를 작성하시고 계좌로 송금하셔야 경비처리가 가능(증빙불비 가산세 있

음)합니다.

병·의원이 대부분 면세사업자이기 때문에 부가가치세 환급이 안된다는 이유로 인테리어 비용에 대해 부가가치세를 주지 않고 세금계산서를 받지 않는 경우가 있습니다. 세금계산서를 받지 않은 인테리어 비용은 설사 경비가 인정된다 하더라도 추후에 문제의 소지가 있으니 정상적으로 세금계산서를 발급받으시기 바랍니다.

• 임대차 계약서

임대차 계약을 할 때 임차보증금은 많은 자금이 소요되지만 임대차 계약이 종료되어 병·의원을 옮길 때 돌려받는 돈이므로, 비용이 아닌 병·의원의 사업자금 성격으로 자산처리됩니다. 병·의원 임차료만 비용처리가 됩니다.

임대인이 부가가치세 과세사업자이면 임차료에 대해서는 세금계산서를 받아야 합니다. 요즘은 거의 없지만 간혹 임차료에 대해 다운계약서를 쓰는 경우도 있습니다. 이럴 경우 추가로 지급하는 임차료를 사업용 계좌에서 송금하고 실제 계약서를 구비하고 있으면 경비처리는 가능하지만(증빙불비 가산세 있음), 세무조사 등에 의해 임대인에게 불이익이 생기면 병·의원을 옮겨야 하는 경우도 있으니 주의하시기 바랍니다.

Q7. 중고로 의료 장비를 구매하는 것이 세무적으로 더 유리한가요?

의료 장비를 신규로 구입하는가, 아니면 중고로 구입하는가에 따라 경비처리가 달라지는 것은 없습니다. 그러나 통합투자세액공제액이 투자금액의 10%로 커지게 되면서 세무적인 차이가 많이 발생하게 되었습니다. 이때 중고로 구입한 자산과 금융리스 이외의 리스자산은 통합투자세액공제의 대상이 되지 않습니다. 신규로 구입한 자산만 세액공제가 가능합니다. 그러나 수도권 과밀억제권역의 병·의원은 개원을 할 때 의료 장비를 신규로 구입하더라도 통합투자세액공제를 받을 수 없습니다. 수도권 과밀억제권역의 경우 기존의 의료 장비를 대체하여 신규로 구입할 때는 통합투자세액공제를 받을 수 있습니다.

- 수도권 과밀억제권역에서의 개원

통합투자세액공제를 받으려면 대체투자만 가능하므로 중고로 구입 가능한 장비는 중고로 구입하고, 몇 년 뒤 신규 의료 장비를 구입하면 구입금액의 10%(농어촌특별세 고려시 8%, 지방소득세 포함시 8.8%)의 세액공제를 받을 수 있습니다.

- 수도권 과밀억제권역 외에서의 개원

통합투자세액공제 대상이 되므로 중고품이 아닌 신규로 의료 장비를 구입해야 통합투자세액공제를 받을 수 있습니다. 운용리스는 대상이 아니니 주의하시기 바랍니다.

Q8. 직원 고용이 많으면 세액공제를 많이 받나요?

정부에서 고용을 장려하기 위해 고용을 창출한 기업에게 2018년부터 세액공제를 해주고 있습니다. 과거에는 없던 엄청난 세금효과로 신규로 개원하신 원장님들은 수 억원대의 세액공제를 받을 수도 있습니다.

● 통합고용세액공제
전년도보다 고용인원(특수관계자 제외)이 증가하면 통합고용세액공제가 가능하며, 이 때 1인당 다음과 같은 세금을 공제해 줍니다.

구 분	수도권	지방
청년 외 상시근로자	850만원	950만원
청년 등 상시근로자	1450만원	1550만원

2023년부터는 청년 등의 범위가 29세에서 34세로 늘어났으므로 지금 개원하시는 원장님들께서 고용을 유지한다면 엄청난 세액공제를 받을 수 있습니다. 여기서 '청년 등'의 범위는 34세 이하 정규직 근로자와 장애인 근로자, 60세 이상 근로자, 경력단절 여성 근로자입니다.

고용이 3년간 유지된다면 3년간 계속해서 세액공제를 받을 수 있습니다. 만약 수도권에서 개원해서 3명의 '청년 등' 직원을 유지하였다면 3년간 받을 수 있는 세액공제액은 다음과 같습니다.

	세액공제액	농어촌특별세	실제 세액공제액	지방소득세 고려시 세액공제액
1차년	43,500,000원	8,700,000원	34,800,000원	38,280,000원
2차년	43,500,000원	8,700,000원	34,800,000원	38,280,000원
3차년	43,500,000원	8,700,000원	34,800,000원	38,280,000원
계	130,500,000원	26,100,000원	104,400,000원	114,840,000원

개원을 해서 곤란을 많이 겪는 것 중 하나가 직원 문제입니다. 단순히 '청년 등'이 세액공제를 더 많이 받을 수 있다고 하여 이 부분에만 중점을 두지 마시고, 나와 잘 맞고 오래 근무할 수 있는 직원을 채용하는 것도 고려해 봐야 합니다.

이 외에 정규직 근로자의 전환세액공제와 육아휴직복귀자 세액공제가 추가로 있을 수 있습니다. 그러나 고용이 감소되면 기존에 공제받았던 고용관련 세액공제 금액을 추가 납부해야 하니, 고용인원에 대해서는 연말에 세무사무소와 연락하여 검토하는 것도 좋을 것 같습니다.

● 근로소득증대 세액공제

근로자의 소득을 증대시킨 기업에 대해서는 근로소득증대 세액공제가 가능합니다. 요건은 근로자의 수가 감소하지 않고 해당연도 평균임금 증가율이 직전 3개년도 평균임금 증가율보다 클 경우 임금 증가분의 20%를 세액공제 해줍니다.

Q9. 절세를 위해 원장님들이 해야 할 일이 무엇인가요?

절세를 위해서는 무조건 적격증빙을 수취하고, 4대 보험 등의 이유로 인건비를 과소신고하지 말고, 세무사 사무소와 계속 긴밀한 협조가 있어야 합니다. 궁금하거나 의문이 생기면 괜찮겠지라는 생각을 하지 마시고 바로 질문하시기 바랍니다.

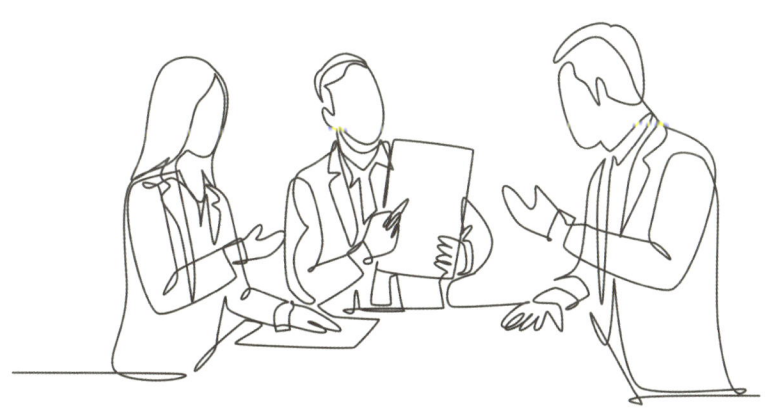

YOUTUBE
『Dr.개고생』

YOUTUBE
『Dr.개고생 개원 아카데미』

Q10. 양도·양수를 할 때 세무적으로 주의해야 할 점은 무엇인가요?

기존의 병·의원을 인수하는 경우 주의해야 할 점은 크게 계약서 작성과 영업권 설정 여부입니다. 양도·양수가 문제가 될 경우 계약서 내용에 따라 시시비비가 가려집니다. 따라서 양도·양수계약서는 구체적으로 꼼꼼히 작성하는 것이 좋습니다.

● 양도·양수계약서 작성
양도·양수계약서에는 양도·양수하는 자산 목록과 금액, 직원승계 여부, 영업권이 있으면 그 금액을 적는 것이 좋습니다. 영업권이 설정되어 있다면 영업권에 해당하는 금액은 전부를 이제하지 말고, 영업권의 8.8%를 제외한 금액을 이체하고 지급한 다음달 10일에 원천세 신고를 해야 합니다. 영업권에 대한 원천징수 의무는 영업권 대가를 지급하는 자에게 있으므로, 원천세 신고를 하지 않은 경우 가산세가 있습니다. 신고되지 않은 영업권은 비용처리하기 어려운 점이 있으니 유의하시기 바랍니다.

● 거래금액 계좌이체
양도하는 병·의원이 폐업으로 인해 계산서 발행을 하지 못한다면 의료기기와 시설장치 양수에 대해서는 적격증빙이 없습니다. 적격증빙 없이 병·의원 자산이 증가하면 추후 국세청 분석 시스템에 의해 소명안내가 나올 수 있습니다. 이 경우 계약서와 대금증빙자료가 필요하므로 계좌이체를 통해 금융거래 내역을 남겨놓아야 합니다.

● 선수진료비 및 직원 승계여부

병·의원에 따라 미리 받은 진료비가 있을 수 있습니다. 이 부분에 대한 귀속을 명확히 하시고 계약내용을 남겨 놓으시기 바랍니다.

직원의 승계여부와 퇴직금 지급문제도 명확히 하셔야 추후 추가 비용문제가 없습니다.

● 통합고용증대 세액공제 적용 불가

양도·양수를 통해 개원하는 경우 고용증대에 기여하는 부분이 없기 때문에 일반적으로 통합고용증대 세액공제 적용이 불가합니다.

개원을 고민할 때 꼭 만나야할 세무 전문가

안녕하세요. 세무법인 다솔 북인천지점 채지원 세무사입니다. 저희 사무실은 35여 년이 넘게 병·의원 기장업무를 해왔습니다. 그동안 축적된 세무 업무에 대한 노하우를 바탕으로 원장님들을 사업의 동반자로 생각하고 최선을 다해 도와드릴 것입니다. 감사합니다.

'Dr. 개고생'이 제안하는 개원하는 원장님들을 위한 체크리스트

- 세무 파트 -

- [ ] 1. 개원 전에 세무사를 만나야 하는 것을 아시나요?
- [ ] 2. 개원하기 전에 어떤 세무사와 함께 세무 업무를 처리할지 결정하셨나요?
- [ ] 3. 개원 전에 세무사에게 확인해야할 궁금하신 점은 정리해보셨나요?
- [ ] 4. 병·의원 기장 경험이 많은 세무사를 선정하셨나요?
- [ ] 5. 사무장이 운영하는 세무사무소가 아닌 것을 확인하셨나요?
- [ ] 6. 소통이 잘 되는 세무사인지 확인하셨나요?
- [ ] 7. 개원 자금은 자기자본으로 하실지, 대출을 이용하실지 결정하셨나요?
- [ ] 8. 인테리어 비용에 대한 증빙 서류를 잘 준비하셨나요?
- [ ] 9. 의료 장비 구입 등에 대한 증빙 서류를 잘 준비하셨나요?
- [ ] 10. 개원 전 크고 작은 지출에 대해 증빙 서류를 잘 준비하셨나요?
- [ ] 11. 개원 준비 과정에서 지출한 비용의 영수증을 챙기셨나요?
- [ ] 12. 직원 급여를 연봉계약(gress)으로 하셨나요?

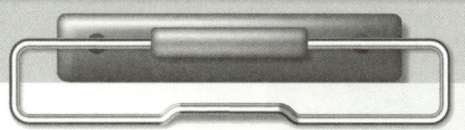

- 세무 파트 -

- [ ] 13. 병·의원 운영 시 알아야 할 세무신고 시기는 알고 계신가요?
- [ ] 14. 세무사 선임 비용을 합리적인 가격으로 계약하셨나요?
- [ ] 15. 병·의원 운영 중 어디까지 세무처리가 가능한지 항목에 대해 알고 계신가요?
- [ ] 16. 국세청 홈택스 연동이 되지 않아 직접 세무사에 제출해야하는 서류에 대해 알고 계신가요?
- [ ] 17. 개원 준비 중 경비처리를 위해 세무사에게 제출해야할 서류에 대해 알고 계신가요? 필요 자료는 잘 챙기고 있나요?
- [ ] 18. 직원 고용을 통해 세액공제를 받을 수 있다는 점을 알고 계신가요? 세액공제 전략을 수립하셨나요?
- [ ] 19. 근로소득증대 세액공제에 대해서 알고 계신가요?
- [ ] 20. 기존 병·의원을 인수할 경우, 세무적으로 주의해야할 사항에 대해 알고 계신가요?
- [ ] 21. 기존 병·의원 인수 시 경비처리를 위한 증빙 서류를 잘 준비하셨나요?
- [ ] 22. 절세를 위해 어떻게 준비해야 하는지 아시나요?
- [ ] 23. 세무조사가 어떤 경우에 진행이되는지 아시나요?

Part II 개원 결심 후 결정해야 할 8가지

07 노무

Q1. 개원 시 노무사는 꼭 필요한가요?

최근 근로기준법이 자주 변경되고 있는 추세이며, 고용노동부의 해석도 새로운 해석이 자주 나오고 있는 상황입니다. 또한, 직원들 역시 정보의 바닷속에서 근로기준법 내용을 잘 알고 있으며, 본인들의 권리 행사를 하는 경우가 많습니다. 직원들의 여러 요청을 듣게 되면 내가 꼭 해줘야 하는 것인지, 어느 수준까지 해줘야 하는지, 다른 병·의원은 어느 정도를 해주고 있는지에 대한 생각이 들 수 있습니다. 이러한 부분을 해결해 줄 수 있는 사람이 노무사입니다.

보통 원장님들은 진료만 보던 봉직의 시절을 거쳐 개원을 하게 되는데, 개원을 하게 되면 근로기준법상 '사업주'의 지위에 있게 됩니다. 진료만 잘 보면 문제 없었던 봉직의 때와는 그 지위가 크게 변동된 것이며, 대한민국에서 사업을 하는 '사업주'의 위치에 있기 때문에 '사업주'라면 지켜야 할 근로기준법 내용은 기본적으로 알고 있어야 노무 이슈와 관련한 불이익이 없습니다.

다만, 상시 근로자 5인 미만의 의원은 근로기준법이 전면 적용되는 것은 아니기 때문에 노무사의 필요성을 크게 느끼지 못할 수 있지만, 상시 5인 미만의 의원이라고 해서 아예 모든 근로기준법 내용이 적용되지 않는다고 할 수 없습니다. 이러한 이유로 상시 5인 미만의 의원, 상시 5인 이상의 의원의 원장님들은 노무사를 찾고 있으십니다.

상시 근로자가 1명이라고 하더라도 근로계약서는 작성해야 합니다. 그리고 해당 직원이 여러 사항을 요청하는 경우도 있습니다. 이러한 부분 때문에 직원을 1명만 고용하더라도 원장님들께서 노무사를 찾아 근로계약서 작성 요청 등 자문을 구하는 경우도 있습니다.

한편, '무지(無知)함은 면죄부가 되지 않는다.'는 말이 있습니다. 우리 근로기준법은 지키지 못했을 경우 처벌조항이 대부분 있습니다. 우리가 잘 알고 있는 음주운전을 하면 벌금형, 징역형 등 형사처벌이 있는 것처럼 근로기준법도 해당 조항을 위반할 경우 3천만원 이하의 벌금 또는 2년 이하의 징역 등 여러 형사처벌 조항이 있습니다. 해당 법조항을 잘 몰랐다고 하더라도 법 위반 사항이 있으면 노동청에서는 처벌을 위해 검찰로 사건을 송치시키는 경우도 있으며, 반드시 형사처벌이 아니더라도 과태료 제재사항이 있는 경우 노동청에서 직접 과태료를 부과하는 경우도 있습니다. 근로기준법이 위반 시 형사처벌을 규정하고 있다는 것은 반드시 전문가의 조력을 받아 형사처벌이나 노무 이슈에 휘말리지 않도록 예방하는 것이 좋다고 할 수 있습니다.

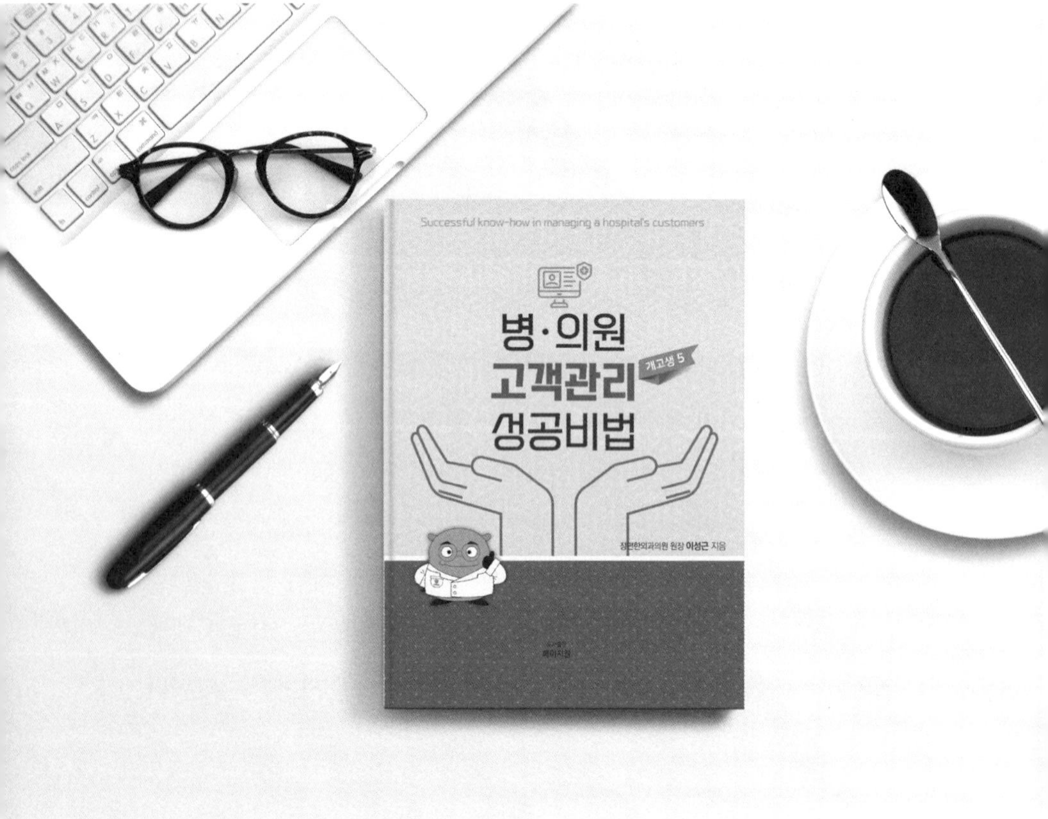

Q2. 노무사 선정에서 고려해야 할 점은 무엇인가요? 좋은 노무사를 찾는 방법은 무엇인가요?

현재 노무사는 1년에 300명 이상 선발되고 있으며, 점점 노무사 사무실이 늘어나고 있습니다. 그러나 노무사마다 전문화시키고 있는 영역이 다르며, 경험에 따라 노무사의 역량이 달라질 것입니다.

기본적으로 병·의원은 노동법에 대한 자문도 중요하지만, 4대보험(Net 급여 vs Gross 급여의 선택의 문제 등)에 대한 지식도 있는 노무사를 찾는 것이 바람직합니다. 또한, 병·의원의 특성상 스케줄 근무, 휴일근로 적용 등 병·의원만의 노무 이슈가 여러 가지 있으며, 타 병·의원의 상황과 사례 등을 접목하여 안내해줄 수 있는 노무사를 선정하는 것이 중요하다고 생각합니다.

노무사 사무실에 지원하는 직원들도 본인 이력서나 자기소개서에 '급여 변동이 많은 다수 병·의원 관리'라고 기술하는 경우도 보았습니다. 그만큼 병·의원은 급여 변동과 노무 이슈가 자주 발생하는 곳들이 많다는 것입니다. 일반적인 근로기준법의 잣대로만 판단한다면 병·의원 말고 다른 여러 업종을 관리해주는 노무사님께 자문을 받아도 별반 차이가 없겠지만, 병·의원은 병·의원만에 특수한 사정들이 있습니다. 이러한 부분을 고려하지 않은 채 법전이나 기본 서적에 나와 있는대로 형식적인 자문을 해준다면 원장님들이 이해하지 못하는 경우도 많이 있습니다.

병·의원에 좋은 노무사는 병·의원을 많이 다뤄본 경험이 있는 노무사라고 생각합니다.

또한, 잘 연락되고 잘 소통되는 노무사가 좋습니다. 병·의원에서 노무 이슈가 발생하면 원장님들이 어떻게 해서 이런 일이 발생했는지 세세하게 이야기를 해주셔야 상담이 가능한데, 부재중 전화에 콜백(callback)도 없고 연락이 없는 노무사라면 그 만큼 병·의원에 신경을 쓰지 못할 가능성이 높다고 봅니다. 그리고 어쩌면 원장님들께서 창피할 수 있는 일들을 이야기를 해줘야 하는데 잘 소통이 되고 잘 대화가 통하는 노무사와 상담을 해야 여러 방면으로 고려를 해서 해결 방안을 드리고, 자문을 드릴 것입니다.

유사한 사실관계라고 하더라도 그때 그때의 상황에 따라 결과가 달라질 수 있는 것이 노무 분쟁입니다. 근로자와 감정적인 문제도 얽혀 있고, 어떤 식으로 대화를 했는지에 따라서 쉽게 해결할 수 있는 일이 더 큰 눈덩이가 되어 돌아오는 경우도 있습니다. 이러한 모든 부분을 고려해주고, 여러 방향성을 제시해주고, 그 방향성에 대해 어떤 문제가 발생할 수 있는지 다방면으로 고려해주는 노무사가 좋은 노무사라고 생각합니다.

Q3. 개원 전에 예비 원장님들이 알아야 할 노무적인 지식은 어떤 것이 있나요?

개원 전에 알아야 할 노무적인 지식은 크게는 5인 이상 사업장과 5인 미만 사업장의 근로기준법 적용 차이일 것입니다. 근로기준법은 원칙적으로 5인 이상 사업장에 적용되는 것이나, 예외적으로 5인 미만 사업장에도 적용되는 사항들이 있습니다(자세한 내용은 후술함).

이외에도 병·의원 특성상 Net 급여(실 수령액 기준 급여체계)로 책정할 것인지, Gross 급여(세금 공제 전 기준 급여체계)로 책정할 것인지에 대한 차이도 미리 파악하는 것이 바람직합니다. 4대보험료 부과 및 고지, 정산, 소득세 연말정산 등을 위해서는 Net 급여체계보다 Gross 급여체계가 더 바람직하다고 생각합니다.

또한, 최근 원장님들께 가장 많이 질문을 받는 영역은 '3개월 정도 일을 시켜봤는데 일을 너무 못해서 내보내고 싶은데 수습기간이므로 즉시 내보내는 것이 가능한지'에 대한 부분입니다. 근로기준법에서는 수습기간을 적용한다고 해도 해고가 쉽게 되는 것은 아닙니다. 수습기간이 종료되고 본채용 여부를 결정하는데, 본채용 여부를 결정할 때 소정의 평가 등을 통해 본채용을 할지, 아니면 본채용을 거부할지를 결정해야 합니다. 본채용을 거부한다면 근로기준법 상 해고에 해당하기 때문에 해고 이슈에 대한 부분을 또 생각을 해야 합니다.

해고를 하게 되면 2가지의 이슈가 발생할 수 있습니다.

첫째는 해고예고수당입니다. 해고예고수당은 상시 5인 미만 사업장에서도 적용되는 규정인데, 계속 근로기간이 3개월 이상인 직원에 대해서 적용됩니다. 해고예고수당이 발생하는 요건은 직원을 해고할 때 30일의 유예기간을 주지 않고 즉시 해고를 하는 경우 발생합니다. 만약 30일의 유예기간을 주지 않고 즉시 해고를 한다면 30일분의 통상임금을 해고예고수당으로 지급해야 합니다. 여기에서 주의할 점은 29일을 남겨두고 해고를 했다고 하더라도 1일분의 해고예고수당을 지급하는 것이 아닌 30일분 전체의 해고예고수당을 지급해야 하는 점입니다.

둘째는 부당해고 구제신청입니다. 부당해고 구제신청은 상시 5인 이상 사업장에서 적용되는 규정입니다. 해고예고수당은 금액적인 리스크는 최대 30일분의 통상임금이라고 하겠지만, 부당해고 구제신청이 접수되어 부당해고로 인정이 되면, 해고일에서 부당해고 구제신청 판정일까지 임금상당액을 전부 지급해야 하며 근로자가 원할 경우 원직에 복직을 시켜야 하는 부분도 있습니다. 부당해고 구제신청은 해고일로부터 3개월 이내에 제기를 해야 하고, 접수가 되면 통상 2개월에서 지연되면 3개월정도 소요되기 때문에(판정일까지 소요되는 기간), 최대로 6개월까지 임금상당액을 지급해야 하는 경우도 발생할 수 있으며, 재심 그리고 행정소송까지 가게 되면 더 큰 돈을 부담해야 하는 경우가 발생할 수 있습니다. 이러한 부분이 해고를 했을 때의 가장 큰 이슈이며, 이러한 이슈가 발생하지 않도록 사전에 전문가인 노무사와 상담을 하여 진행을 해야 하고, 해고 이슈가 발생했을 때 어떤 리스크가 있는지를 미리 알고 있어야 처음 근로계약서를 작성할 때 방향을 정하는데 도움이 됩니다.

또한, 근로계약서 작성은 가장 기본적이면서 가장 중요한 작업입니다. 근로계약서 작성 시에는 필수적으로 기재해야 할 사항이 있고, 이를 누락 시 벌금 또는 과태료가 발생할 수 있으므로 노무사의 자문을 받는 것이 좋습니다.

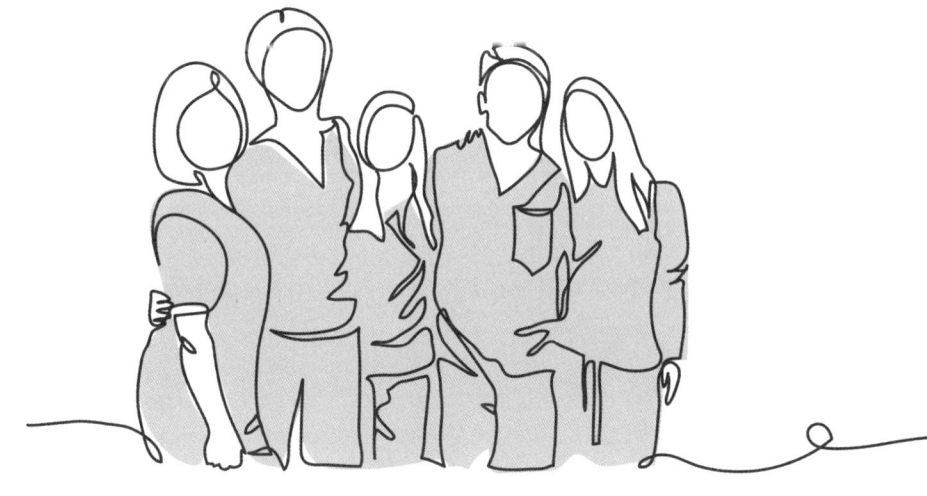

Q4. 노무사 선임비용과 매달 관리비용은 얼마인가요?

노무사 선임비용과 매달 관리비용은 병·의원 직원 인원 수에 따라 다릅니다. 세무사 사무실의 기장료와 비슷하거나 그보다 높을 수도 있습니다.

노무사와 계약을 하면 최초 계약 시 기본적인 인사노무 세팅 비용을 받고, 4대 보험 및 급여 아웃소싱까지 맡기게 되면 매달 자문료가 발생합니다.

한편, 노동청 사건을 대리해야 하는 일이 발생하거나 직장내 괴롭힘 등 병·의원의 직원들을 상대로 조사를 하거나 보고서를 노동청에 제출해야 하는 일이 있다면 별도의 수임료를 받고 진행하는 것이 일반적입니다.

매월 기장료는 세무사 사무실과 비슷하거나 그보다 높을 수 있으며, 별도로 사건을 수임하는 경우에는 사건 가액과 사건의 어려움 정도 등을 고려하여 계약금액을 정하게 됩니다. 사건을 진행하는 경우 노동청 출석, 노동위원회 출석 등이 수반되므로 별도의 계약을 통해 수수료를 책정한다고 보시면 되겠습니다.

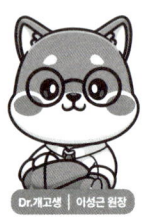

Q5. 좋은 직원을 선택하는 요령이 있다면 무엇인가요?

좋은 직원과 함께 하기 위해서는 좋은 선발이 이루어져야 합니다. 짧은 시간 면접을 보는 것이기 때문에 면접 대상자를 검증하기에는 현실적으로 어렵습니다. 따라서 대표 원장님의 가치관과 가장 잘 맞는 직원을 채용해야 한다고 생각하며, 이를 검증하기 위해서는 짧은 면접보다는 조금은 긴 시간의 면접을 통해 지원자를 파악하는 것이 좋다는 의견입니다.

또한, 직원들이 동기부여가 잘되면 좋은 직원이 될 가능성이 높습니다. 직원들이 현실적으로 동기부여가 되기 위해서는 어떠한 것을 제공해야 하는지(예컨대, 어떤 직원은 돈보다는 휴가, 어떤 직원은 휴가보다는 돈 등) 면담 과정 등을 통해 미리 파악할 필요가 있습니다.

또한, 업무를 어떻게 진행해왔는지 구체적인 업무 스타일을 미리 확인하는 것이 필요합니다. 이력서나 자기소개서에는 많은 업무를 진행했고 업무를 잘 진행한 것으로 작성하여 제출하지만, 실제로 채용을 하면 기대에 미치지 못하는 경우도 많습니다. 면접 단계에서 어떤 식으로 업무를 진행했는지와 구체적인 업무 프로세스 등을 많이 물어보아야 업무 능력이 있는 직원을 뽑을 수 있는 가능성이 높다고 생각합니다.

좋은 직원을 선택하기 위해 해당 직원이 근무했던 병·의원에 아는 사람이 있다면 레퍼런스(reference) 체크를 해보는 것도 좋습니다. 해당 직원이 근무하던 당시에는 어땠는지 등 사실을 파악하는 것도 좋습니다.

그리고 직원이 타 병·의원을 퇴직하고 우리 병·의원으로 지원을 한 경우 직원의 퇴직사유도 세세하게 물어보는 것이 좋습니다. 직원의 퇴직사유는 해당 직원이 우리 병·의원에 와서도 같은 애로사항을 느끼면 또다시 퇴직할 가능성이 있기 때문입니다. 퇴사이유를 들어보고 우리 병·의원에서 그 부분을 해소할 수 있을 때 장기 근속으로 유도가 되는 경우도 많이 있습니다.

이러한 여러 사정을 고려하여 좋은 직원이 채용될 수 있도록 해야 하며, 좋은 직원으로 만드는 것도 병·의원의 숙제이기 때문에 어떻게 하면 좋은 직원으로 만들지도 고민이 필요한 부분입니다.

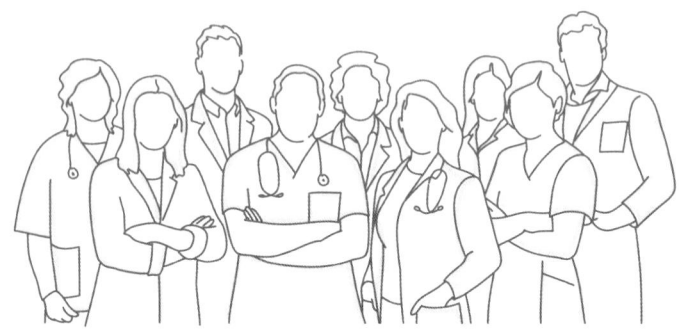

Q6. 직원 관리에서 유의할 점은 무엇인가요?

가장 중요하다고 생각하는 것은 직원과의 소통입니다. 근로기준법의 내용을 지키는 것은 기본으로 하고, 직원과의 소통이 되지 않는다면 불만이 쌓인 직원은 퇴직으로 이어질 수 있습니다.

소통을 위한 방법으로는 주기적으로 건의사항을 체크하는 방법이 있으며, 직원의 퇴직 시 퇴직 인디뷰를 통해 우리 병·의원의 어떤 부분을 개선해야 하고 어떤 부분이 만족스러웠는지 의견을 듣는 것도 하나의 방법이 될 수 있습니다. 직원이 퇴직을 하면서 불만사항으로 이야기하는 것은 다른 직원들도 유사한 사항을 불만으로 느낄 수 있는 부분입니다. 만약 이러한 불만사항을 해소 해주거나 해결을 해준다면 이미 퇴직한 직원은 어쩔 수 없지만 남아 있는 직원들의 근무의욕이 고취가 될 수 있으며, 이에 따라 장기근속으로 이어질 가능성도 높다고 할 수 있겠습니다.

또한, 직원이 잘한 일이 있다면 이를 인정해주는 것도 중요합니다. 칭찬받아 마땅한 일이 있을 때 따뜻한 칭찬과 인정을 해주면 그 직원도 분명 보람을 느낄 것이고, 이러한 인정과 더불어 금전적인 보상까지 이어진다면 장기근속으로 이어질 가능성이 높다고 생각합니다.

한편, 원장님들께서 모든 직원을 관리하는 것은 진료를 보셔야 하기 때문에 상당히 어려울 수 있습니다. 모든 직원을 혼자서 관리하는 것이 어렵다면 직원을 관리하는 사람을 잘 뽑아서 직원관리가 잘 이루어질 수 있게 할 수 있습니다. 직원관리를 해주는 실장급 직원을 통해 전달을 하고, 실장급 직원에게 보고를 받는 형식도 좋은 점이 있습니다(물론 이러한 방식이 전부 좋은 점만 있는 것은 아닙니다). 직원들끼리 소통이 잘 되고 화합이 잘 된다면 그만큼 팀워크가 좋아질 것이며, 이는 병·의원 운영에 있어 굉장한 시너지가 될 것입니다.

마지막으로, 급여를 인상해주는 시점입니다. 급여를 인상해주는 시점은 매 최저임금이 올라갈 때마다 급여가 올라가야 하는 것은 아닙니다. 물론 최저임금 수준에 머무른 직원이 있다면 당연히 최저임금이 올라가면 최저임금 수준으로 급여가 올라가야 합니다. 하지만 대부분 병·의원 직원은 최저임금 수준보다는 높게 받기 때문에 최저임금은 크게 고려할 사항이 되지는 않습니다.

급여를 매년 올려줘야 하는지에 대한 질문을 많이 받았는데, 반드시 그럴 필요는 없습니다(물론 현실적으로 1년에 1번씩 급여가 대략 월 10만 원 정도는 올라가는 것으로 봤습니다). 원장님들께서 세우신 나름의 계획으로 직원의 월급을 올려주면 되는데, 저년차 때는 후하게, 고년차 때는 박하게 올려주는 것이 일반적입니다. 이러한 기준과 나름의 체계를 통해 재계약을 하거나 급여를 인상시켜주는 시점이 되었을 때 직원의 근무태도와 업무능력을 보고 연봉협상을 하시는 것이 좋습니다.

Q7. 근로자들과 계약할 때 주의해야 할 점이 있다면 무엇인 가요?

근로자들과 계약 시 가장 문제가 되는 부분은 연봉입니다. 면접 시 결정하고 논의했던 연봉과 다르다고 주장하는 경우도 자주 발생하기 때문에 면접 후 연봉을 제시할 때 명확하게 제시를 해야 합니다.

또한, 업무 범위에 대한 부분도 다툼이 있을 수 있습니다. 만약 따로 청소 미화 여사님이 없고 직원들이 정리를 하는 상황이라면 업무 범위에 청소, 미화에 대한 부분까지 기재해두는 것이 추후 업무분담에 대한 다툼을 예방할 수 있습니다.

그 외로 계약기간에 대한 부분, 수습기간 적용에 대한 부분이 있습니다. 만약 3개월 계약직으로 채용한다고 하면, 근로계약서의 근로계약기간 만료일이 명확하게 기재되어야 하며, 수습기간을 적용한다고 하면 수습기간을 몇 개월 적용할 것인지 계약서에 명확하게 기재되어야 합니다. 계약기간과 수습에 대한 부분이 중요한 것은 먼저 서술한 해고이슈에 대한 부분과 연결되기 때문입니다. 근로계약서를 어떻게 작성하는지에 따라 해고이슈에 휘말려 큰 타격이 있을 수도, 별 타격이 없을 수도 있습니다.

또한, 근로계약서를 작성하면 1부는 직원에게 교부를 해야 합니다. 근로계약서는 2부 출력하여 원장님들 서명을 우선 하고, 근로자분들에게 근로조건을 설명한 뒤에 서명을 받는 방식으로 진행하시는 것이 좋습니다. 2부를 작성하여 1부는 병·의원에서 보관하고, 나머지 1부는 근로자에게 교부하시면 됩니다. 또한 근로계약서는 3년간 보존의무가 있기 때문에 근로자가 퇴직을 하더라도 3년 동안은 병·의원에서 계속 보관을 해야 합니다. 이는 근로자가 추후 노동청에 신고를 한다던지 이슈가 발생했을 때 사업주가 소명하고 주장할 수 있는 근거가 됩니다.

그리고 근로계약서를 작성한 이후에도 급여조건이나 근무시간이 변경되면 근로계약서를 다시 작성해야 합니다. 보통은 급여가 인상되기 때문에 잘 작성하지 않고 노사가 서로 기분 좋게 급여를 인상하여 근무를 시키지만 포괄임금제를 운영하고 있는 병·의원 또는 지원금을 신청하고 있는 병·의원이 있다면 변경된 근로계약서를 재작성하여 처음 작성했을 때와 동일하게 1부를 직원에게 교부해야 합니다.
급여변경 시 근로계약서를 재작성하는 이유 중 하나는 급여가 변동되는 시점에 대해 서로 생각이 다를 수도 있습니다. 의사소통에 오해나 오류가 있어서 인상시점에 대한 착오가 발생할 수 있습니다. 그럴 때 근로계약서에 급여인상시점을 명확히 기재했다면 해당 일자로 급여가 인상되는 것으로 객관적으로 확인할 수 있습니다.

Q8. 상시 근로자 수 5인 이상과 5인 이하의 근로기준법의 차이가 있다면 무엇인가요?

근로기준법은 원칙적으로 5인 이상 사업장에 적용되는 것이나, 예외적으로 5인 미만 사업장에도 적용되는 사항들이 있습니다.
5인 미만 병·의원이라면 대표적으로 연차유급휴가, 연장·야간·휴일가산수당, 휴업수당(사업주 귀책사유로 휴업한 경우 70% 임금 지급), 부당해고 구제신청 등이 적용되지 않습니다.

먼저, 연차유급휴가는 1년 미만 근속한 근로자는 1개월 개근 시 1일씩 발생하고, 1년 이상 근무한 근로자는 15일의 연차가 발생하여 이를 1년 동안 사용하는 제도입니다(매 2년마다 1일씩 가산되어 최대 25일까지 1년에 사용가능합니다). 관공서 공휴일이 유급휴일로 지정되기 이전에는 관공서 공휴일에 진료를 보지 않으면서 해당 일을 연차휴가를 사용한 것으로 근로자 대표와 합의를 하여 연차휴가를 사용한 것으로 소진시키는 경우가 많았는데, 관공서 공휴일이 유급휴일로 지정되면서 해당 일에 연차를 사용하여 쉬는 것으로 할 수 없게 되었고, 이에 따라 병·의원에서는 연차유급휴가에 대한 이슈가 많았습니다.

연장근로수당은 1일 8시간 또는 1주 40시간을 초과하는 시간이 있다면 해당 시간에 대해서 50% 가산수당을 지급해야 한다는 규정이며, 야간수당은 22시~06시 사이 야간근로를 진행했을 때 50% 가산수당을 지급해야 한다는 규정이며, 휴일근로수당은 관공서 공휴일 또는 대체공휴일, 주휴일 등 근로기준법에서 정하는 휴일에 근무를 했을 경우 50% 가산수당이 적용된다는 내용입니다.

최근 병·의원에서 가장 많은 질문이 있는 영역은 대체공휴일 또는 선거일 등 임시공휴일에 진료를 보는 경우 수당을 지급해야하는지에 대한 부분입니다. 상시 5인 이상 병·의원이라면 휴일근로가산수당이 적용되고, 대체공휴일과 임시공휴일은 모두 관공서 공휴일에 포함되기 때문에 이러한 날에 진료를 보면 50% 가산수당을 지급해야 하며, 근로자의 날(매년 5월 1일)도 마찬가지로 근로기준법에서 정하는 휴일이기 때문에 진료를 보신다면 50% 가산수당이 발생하게 됩니다. 50% 가산수당은 근로자의 통상시급에 실제 근로시간을 곱하고 1.5배를 곱하여 수당을 계산하게 됩니다.

상시 5인 미만 병·의원이라면 연차, 연장·야간·휴일가산수당, 휴업수당(사업주 귀책사유로 휴업한 경우 70% 임금 지급), 부당해고 구제신청 등이 적용되지 않기 때문에, 연차유급휴가를 근로기준법상 일수에 맞춰 부여하지 않고 원장님 재량으로 연차휴가일수를 부여하며, 연장근로 등을 제공해도 50% 가산수당을 지급하지 않아도 법적 문제는 없습니다. 다만, 5인 미만 병·의원이라도 근로계약서 작성, 퇴직금 지급, 주휴수당(1주 소정근로일 개근 시 1일의 유급휴일 부여-일반 월급제 직원들은 월급에 포함됨) 규정, 해고예고수당 등은 준수해야 합니다.

가장 많이 발생하는 사례이자 앞서 서술한 바와 같이 해고 이슈와 관련하여 5인 미만 병·의원이므로 근로자를 언제든 해고할 수 있다는 오해를 하는 경우가 있는데, 5인 미만 병·의원이라도 3개월 이상 근속한 직원을 해고하는 경우 1개월의 유예기간을 부여하고 해고를 해야 하며, 유예기간을 부여하지 못할 경우 30일분의 통상임금을 해고수당으로 지급해야 합니다.

더 나아가 10인 이상 병·의원 이라면 취업규칙이라는 사내규정을 작성하고 노동청에 신고할 의무까지 있고, 취업규칙은 근로기준법에서 필수적으로 기재하라는 사항을 모두 기재하여 작성을 해야 하며, 근로자 과반수의 동의를 얻어야 취업규칙으로 효력이 있습니다.

만약 우리 병·의원이 30인 이상이라면 노사협의회와 고충처리위원을 구성 및 지정을 해야 하며, 노사협의회 규정도 신고를 해야 합니다. 노사협의회는 근로자위원과 사용자위원으로 구성되어 매 분기마다 법에 규정된 내용을 안건으로 노사가 회의를 진행하여야 하며, 그 회의를 진행하면서 회의록도 작성을 해야 합니다. 30인 이상의 병·의원에서는 이러한 부분에 어려움을 겪고 있어 주변 전문가에게 도움을 청하는 경우가 많습니다.

Q9. 개원 후 원장님들이 노무적인 부분에서 고생하시는 경우가 잦은가요?

'반반'으로 생각합니다. 직원들이 입·퇴사가 많지 않고 잡음이 없어 잘 운영되는 병·의원이 있는 반면에, 전체 직원의 60~70%가 매달 변동되는 병·의원도 있습니다. 원장님들께서는 진료를 보시느라 하루가 정신없이 지나갈텐데, 직원들의 입·퇴사가 많아 면접도 봐야하는 상황이 발생하면 원장님들의 스트레스도 많이 늘어날 것입니다.

입·퇴사가 많은 병·의원이라면 어떤 부분 때문에 퇴직이 잦은지 확인하고 파악할 필요가 있습니다. 또한, 입·퇴사가 적어야 기존 직원들도 오래 근무를 하게 되며, 입·퇴사가 잦다면 기존 직원들도 마음이 떠서 퇴직을 결심하게 되는 악순환이 반복될 가능성이 높습니다.
또한, 입·퇴사가 잦으면 환자분들께서 계속 진료를 보러 오시면서 계속 데스크 직원이 바뀌는 것을 보면서 병·의원의 이미지에도 문제가 생길 수 있는 부분이라고 생각합니다.

그리고 특별한 이슈로 원장님들을 상대로 노동청에 신고를 하는 직원이 한 두명씩은 발생할 수 있습니다. 이러한 특별한 이슈는 발생할 가능성이 높지는 않지만 개원 후 언젠가는 발생할 수 있는 일입니다.

최근에는 직장 내 괴롭힘 신고를 하는 직원들이 많아지고 있습니다. 직장 내 괴롭힘은 직장에서의 우위를 이용하여 업무상 적정범위를 넘는 행위를 해서 피해근로자가 신체적·정신적 고통을 받았다고 할 때 인정이 됩니다. 피해 근로자가 괴롭힘 행위를 한 직원을 상대로 노동청에 신고를 하게 되면 병·의원은 직장 내 괴롭힘 사실에 대하여 공정하게 조사를 해야 하고, 조사 결과를 노동청에 제출해야 합니다. 그리고 조사 결과 직장 내 괴롭힘으로 인정하게 되면 해당 직원을 징계하는 절차까지 진행해야 합니다. 만약, 피해 근로자가 괴롭힘 행위를 한 사람이 병·의원 대표 원장님이라고 신고를 한다면 원장님께서는 관할 노동청에 출석하여 직장 내 괴롭힘 조사를 받게 됩니다. 그리고 노동청 조사결과 직장 내 괴롭힘 행위로 인정이 된다면 즉, 직장 내 괴롭힘의 행위자가 사용자인 경우에는 과태료가 나오게 됩니다. 과태료도 생각보다 금액이 적지 않으니 직장 내 괴롭힘에 신고를 당했다던지, 이러한 이슈가 발생하면 전문가인 노무사와 상담을 해보는 것이 좋습니다.

또한, 갑자기 그만두거나 말없이 연락 두절된 직원 때문에 힘들어하는 원장님도 있습니다. 사업주가 해고를 할 때 30일의 여유 기간을 두고 해고를 하도록 근로기준법에서 정하고 있는 것처럼, 직원도 회사를 그만둘 때는 30일의 기간을 두고 먼저 사직의 의사표시를 한 뒤 인수인계를 거쳐 퇴직을 하는 것이 민법 제660조의 내용이며, 근로계약서에 일반적으로 규정하고 있습니다(물론 민법은 처벌규정이 없어서 이를 지키지 않는 직원이 있더라도 고소나 고발을 할 수는 없으며, 이러한 행위에 대하여 손해가 발생했다면 민사상 손해배상청구소송을 할 수 있습니다).

따라서 30일의 기간을 두고 퇴직을 해야 하는데, 당장 오늘 사직서를 내면서 내일까지만 나오겠다고 하는 등의 사례도 있으며, 반대로 사직서를 한달 뒤로 냈는데 병·의원 원장님 입장에서는 그냥 곧바로 퇴직을 시키고 싶은 경우도 있습니다.

30일의 기간을 두지 않고 갑자기 사직을 하겠다는 직원은 현실적으로 막기 어렵습니다. 이미 발생한 일에 대해서는 설득을 통해 사직서의 사직 날짜를 뒤로 미루는 노력을 해야하는 부분이고, 근로계약서 작성 시 이러한 부분에 대해서 강조를 하여 확인을 시켜주는 것이 가장 좋습니다. 또한, 사직서는 제출했는데 며칠 더 있으면 연차휴가가 며칠 더 발생하는 등 여러 사정에 의하여 근로자가 사직서 날짜를 기재하여 제출한 경우 원장님께서 그 날짜 이전으로 나가라고 한다면, 이는 근로기준법에서 말하는 해고에 해당합니다. 따라서 이러한 경우에도 근로자분과 면담 등 협의를 통해 사직 날짜를 조정을 한다던지, 결국 합의를 통해 사직날짜를 조정해야 하는 부분입니다.

노무적인 부분에서 이슈가 발생하여 원장님들이 고생을 하시더라도 전문가의 조언을 듣고 직원과 원만한 합의점을 찾거나, 잘 몰라서 지급하지 못했던 금품이 있다면 해당 금품을 지급하는 등의 방식으로 해결점을 찾아야 합니다. 하지만 정말 억울하게 신고를 당한 입장이라면 전문가의 도움을 받아 노동청에서 끝까지 다툴 수 있습니다.

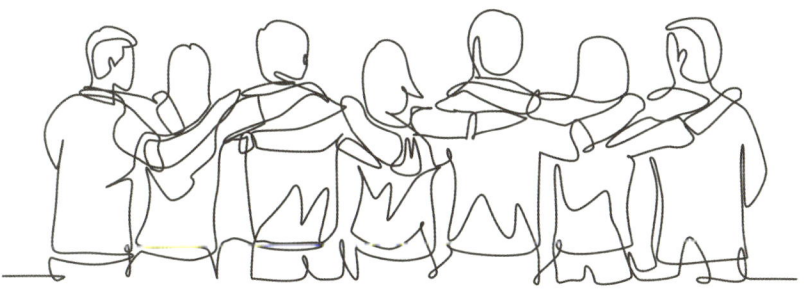

개원을 고민할때 꼭 만나야할 노무 전문가

안녕하세요, 노무법인 모두 대표 이진우 노무사입니다.

저희 노무법인 모두는 원장님들의 개원을 위해 필요한 노무적인 지식, 근로계약서 등 인사노무서식 세팅을 해드리고 있으며, 개원 이후 지속적으로 노무 이슈 예방을 위해 노동법 자문, 급여명세서 작업, 4대보험 관리 등을 해드리고 있습니다.

노무법인 모두는 많은 원장님께 신뢰를 얻어 원장님들의 병·의원과 함께 성장하고 있으며, 지금도 개원 예정인 원장님 또는 개원하여 노무관리가 필요한 원장님들이 찾아주고 계십니다.

나이는 많지 않지만 노무사 업력은 11년차로 어떤 노무사님들보다 전문적이며 열정적으로 도와드리고 있고, 여러 병·의원의 사례를 접목시켜 원장님들께 든든한 조력자가 되고 있습니다. 감사합니다.

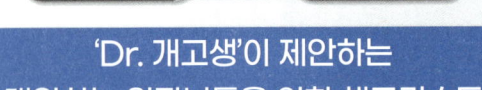

'Dr. 개고생'이 제안하는 개원하는 원장님들을 위한 체크리스트

- 노무 파트 -

- ☐ 1. 노무사와 계약을 할지 결정하셨나요?
- ☐ 2. 노무사 선정을 위해 2~3명의 노무사와 만나보셨나요?
- ☐ 3. 노무사를 선임했을 때의 비용에 대해 확인하셨나요?
- ☐ 4. 우리 병·의원의 상시 근로자 수는 몇 명으로 할 것인지 결정하셨나요? 직원을 5인 이상으로 할지 결정하셨나요?
- ☐ 5. 상시 근로자 수에 따라 근로기준법이 어떻게 다르게 적용되는지 알고 계신가요?
- ☐ 6. 근로계약서를 노동법에 준해 작성하고 한부를 직원에게 교부하셨나요? 필수 기재 사항을 확인하셨나요?
- ☐ 7. 연장, 야간, 휴일, 연차수당 등에 대한 계산방법을 알고 계신가요?
- ☐ 8. 근로시간 및 근로요일을 어떻게 설정할 것인지 결정하셨나요?
- ☐ 9. 야간 진료, 주말 진료 등을 결정하셨다면, 이에 맞게 인력 구성을 계획하셨나요?
- ☐ 10. 직원 계약 시 업무 영역에 대해 정확히 근로계약서에 기술하셨나요?
- ☐ 11. Net 급여체계와 Gross 급여체계 중 어떤 임금체계를 설정하실 것인지 결정하셨나요?
- ☐ 12. 직원을 정규직으로 채용할 것인지, 비정규직으로 채용할 것인지 결정하셨나요?
- ☐ 13. 채용한 직원에 대해서 수습기간을 설정하실 것인지 결정하셨나요?
- ☐ 14. 직원과 계약 시 계약 기간을 어떻게 할지 결정하셨나요?

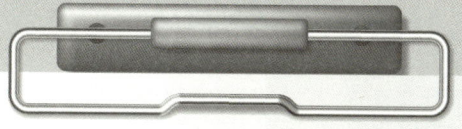

- 노무 파트 -

- [ ] 15. 직원들 식대를 비과세로 적용하실지 여부를 결정하셨나요?
- [ ] 16. 올해 최저 임금이 얼마인지, 이에 따른 최저 월급이 얼마인지 확인하셨나요?
- [ ] 17. 5인 이상 병·의원에서 근로자에게 부여해야할 연차휴가 일수를 체크하셨나요?
- [ ] 18. 5인 이상 병·의원에서 법정공휴일, 대체공휴일에 진료를 하실 것인지 결정하셨나요?
- [ ] 19. 개원 시 노무 관련 서식을 근로기준법에 준해 세팅하셨나요?
- [ ] 20. 해고예고수당에 대해 알고 계신가요? 부당해고 구제 신청에 대해 알고 계신가요?
- [ ] 21. 우리 병·의원에서 직원을 채용할 때 어떤 면접 시스템으로 채용하실지 정하셨나요?
- [ ] 22. 좋은 직원을 선발하기 위한 전략을 수립하셨나요?
- [ ] 23. 면접 단계에서 해당 지원자에 대해 레퍼런스 체크, 이전 퇴직 사유 등을 확인하셨나요?
- [ ] 24. 직원들과 가까운 거리에서 소통하며 장기적 관계를 만들기 위한 노력을 하고 계신가요?
- [ ] 25. 근로 계약 시 근로자들에게 연봉에 대해 명확하게 제시하고 소통하셨나요?
- [ ] 26. 근로계약서 작성 이후 급여조건이나 근무시간이 변경되면 근로계약서를 재작성해야한다는 사실을 아시나요?
- [ ] 27. 근로자 10인 이상 병·의원의 경우, 취업규칙을 작성하고 노동청에 신고해야함을 확인하셨나요?
- [ ] 28. 근로자 30인 이상의 병·의원의 경우, 노사협의회와 고충처리위원을 구성 및 지정해야함을 확인하셨나요?
- [ ] 29. 다양한 노무 분쟁에 대해 알고 계신가요?

Part II 개원 결심 후 결정해야 할 8가지

08 행정

Q1. 개원 시 의료기관 개설신고 절차는 어떻게 되나요?

1) 사업자등록 : 관할 지역의 세무소

보통 개설신고 후 사업자등록을 하라고 하지만 세금계산서 발급 및 대출을 해야 하는 경우 사업자등록을 먼저 진행해야 합니다. 이럴 경우 진행 과정이 다소 복잡하고 시간이 더 소요될 수 있기에 병·의원 세무를 책임져 줄 담당 세무사에게 부탁드리는 방법이 있습니다(대리인 접수시 위임장 필요).

사업자등록에 필요한 서류로는

→ 사업자등록 신청서

→ 임대차 계약서 사본 1부

→ 의료기관 개설신고필증 사본 1부

(없는 경우 사업계획서와 사업자등록 신청 사유서 제출)
→ 의사면허증 사본 1부
→ 원장 신분증 사본 1부
등이 있습니다(대리인 접수시 위임장 필요).

　＊주의사항 Tip
　1. 업태 : 의료업 / 종목 : 진료할 과목 / 면세 사업자
　2. 상호는 지역 내에 같은 상호가 있는지 확인하면 좋습니다.

2) 인테리어와 의료 장비(X-ray, CT, 골밀도 측정기 등과 같은 진단용 방사선 발생 장치 포함) 설치

　＊주의사항 Tip
　1. 의료기관 개설허가를 신청하면 이후 현장 실사와 소방시설 점검이 진행되기 때문에 병·의원 인테리어와 의료기기를 설치하시고 나서 개설신고를 해야 한다는 점도 기억해 두시길 바랍니다.
　2. 실별 시설 규격 기준에 맞게 설계/시공되어야 하며, 방사선실은 방호시설을 갖추어야 합니다.

3) 의료기관 개설신고 : 관할 시·군·구 보건소 의약과에서 담당(서면) 또는 보건의료자원통합신고포털 (www.hurb.or.kr)(온라인)

기존에 보건소와 심사평가원에 중복 신고하던 절차가 일원화되어 보건의료자원통합신고포털에서 한번만 신고하면 보건소와 심사평가원에 자동으로 연동되어 통합 처리됩니다.

(1) 인터넷 신청 방법
① 보건의료자원통합신고포털(www.hurb.or.kr)에 들어갑니다.
② 요양기관 현황 미신고기관 비회원으로 로그인합니다
③ 메뉴 '개설신고·변경 → 의료기관 개설신고(허가 신청)'에 들어가서 작성합니다
④ 신고서를 모두 작성했다면, 내용 하단의 준비서류를 첨부하여 제출합니다.
※ 인터넷으로 신청하는 경우, 확인 과정에서 오류가 발생하여 승인과정이 길어질 수 있습니다.
※ 의료기관 개설신고가 완료되면 임시 기호가 부여되고, 부여된 임시 기호는 지급계좌 신고 후 확정 기호번호가 됩니다.

(2) 보건소 신청 방법
서류 구비 후 보건소 의약과에 방문, 접수하면 7~10일 정도 후에 의료기관 개설신고 증명서를 받게 됩니다. 이 기간동안 현장 실사도 나오게 되어 신고한 내용을 확인하게 됩니다.
참고로 현장 실사때는 인테리어가 100% 완료되어야 합니다. 따라서 인테리어 완료 3~4일 전쯤 신고하고, 실사 방문 일정을 조율하시면 시간적

공백을 최소화 할 수 있습니다.

관련 양식은 보건소 홈페이지 자료실에서 받아 보실 수 있습니다.

준비서류는

→ 의료기관 개설신고서 1부

→ 개설자의 의사면허증 사본 1부

→ 간호사 또는 간호조무사 등 의료인의 면허증 사본 1부

· 건물 평면도와 구조 설명시 1부(용도 및 면적 표기, 인테리어 업체에 요구)

→ 진료 과목 및 진료 과목별 시설·정원 등의 개요 설명서 1부

등이 있습니다.

서류에 대한 자세한 사항은 해당구 보건소에 상세 문의를 꼭 하시길 바랍니다. 준비해야 할 서류들이 많기 때문에 꼼꼼히 체크해 주시고, 의료기관 개설신고는 수수료가 있습니다.

* 주의사항 Tip

1. 의료기관의 건축물 용도는 근린생활시설 1종이어야 하고, 병원은 별도의 허가가 필요합니다.
2. 의료기관 내 운영되는 병실들에 따라 의료 인력의 기준이 갖추어져 있는지가 중요합니다.
   상세 자료는 의료기관 개설 및 의료법인 설립 운영 편람을 참고하시면 됩니다.
3. 대리인이 가는 경우 인감 도장을 찍고 인감 증명서를 첨부해야 하

므로, 예비 원장님께서 직접 가시는 것이 좋습니다. 양도·양수의 경우라면 폐업 신고와 신규 개설신고를 하는 것보다, 같이 가셔서 양도·양수 절차로 개설신고 변경하시는 것이 빠릅니다.

※ 진단용 방사선 발생 장치 설치 및 사용 신고
  : 관할 시·군·구 보건소

X-ray, CT, 골밀도측정기 등과 같은 진단용 방사선 발생 장치가 있는 경우라면 의료 기기의 설치 및 사용에 대한 부분도 신청해야 합니다. 그렇지 않으면 국가 검진을 바로 시행하지 못할 수 있습니다. 보통 의료기 판매처나 설치 업체에서 대행해주십니다.

방사선사 피폭 측정기 신청 (방사선사 및 원장 필요함) & X-ray 안전관리자 신고(원장님으로 신고하면 변동이 없음. 신고후 꼭 교육 이수하여야 됨) 준비서류는

→ 진단용 방사선 발생장치 신고서 1부

→ 진단용 방사선 발생 장치 및 방어시설 검사 성적서 1부

→ 방사선 관계 종사자 신고서 1부

→ 의료 장비 제조 허가증 1부

→ 양도신고필증 원본 1부

등이 있습니다.

방사선 장비를 사용하면서 신고하지 않거나, 안전관리 책임자를 선임하지 않거나, 정기검사와 측정 또는 방사선 관계 종사자에 대한 피폭

관리를 실시하지 않으면 300만원 이하의 과태료가 부과됩니다.

※ 마약류 취급 신고 : 관할 시·군·구 보건소
　- 마약류 치급하는 경우 신고해야합니다.

※ 현금영수증, 카드 단말기 설치
개원 후 진료비를 결제할 수 있는, 현금영수증이 발행되는 신용카드 단말기와 사인패드가 있어야 합니다. 이를 위해서는 사업자 등록을 마친 후 신용카드 및 현금영수증 가맹점으로 등록을 해두셔야 합니다. 보통 진료 프로그램에서 진행해줍니다. 만약 해당 서비스가 없다면 카드사 승인이 3~7일 소요되므로 꼭 미리 준비하셔야 합니다. 그렇지 않으면 개원하고 결제가 안되어 현금만 받겠다고 하는 상황이 생길 수 있습니다. 이것은 개원 준비가 덜 된 이미지를 줄 수 있어 피해야 합니다.

필요 서류로는
→ 사업자등록증 사본 1부
→ 의료기관 개설신고필증 사본 1부
→ 의사 면허증 사본 1부
→ 원장 신분증 사본 1부
→ 카드 매출이 입금될 통장 사본 1부
등이 있습니다.

※ 옥외 광고물 (간판 등) 허가(신고) : 관할 시·구청

모든 옥외 광고물은 법규에 의거하여 등록된 옥외 광고 사업자가 설치해야 하며, 허가/신고를 필히 하여야 합니다. 그러지 않은 경우 과태료와 강제 철거 등 행정처분을 받게 됩니다. 보통, 간판업체에서 대행해줍니다.

필요 서류로는

→ 신청서

→ 원색 도안(사진)

→ 설계도서

→ 건물(토지) 사용 승낙서

→ 위치도

등이 있습니다.

4) 요양기관 현황 신고와 의료 장비 현황(변경) 신고 : 관할 지역의 국민건강보험심사평가원

보건소에 의료기관 개설신고 완료 후 심평원에 요양기관 현황 신고를 해야 의료 급여를 청구하여 받을 수 있습니다. 지급계좌 신고를 하면 요양 기호를 부여 받고, 요양기관 인증서가 발급됩니다. 매년 조금씩 신고 변동사항이 있으므로 꼭 심사평가원(1600-1522)에 문의 후 신청하시기 바랍니다.

(1) 지급계좌 신고 : 관할 지역의 심사평가원

보건의료자원통합신고포털(www.hurb.or.kr) 사이트에 들어가셔서 각종 보안프로그램 설치 후 스캔한 사업자등록증과 지급계좌 사본을 업로드 하시면 됩니다.

(2) 건강보험공단 인증서 발급 : 관할 지역의 건강보험공단
지급 계좌 신고 완료 후 가까운 건강보험공단 지사에 전화해서 필요 서류 요청 후 서류 지참해서 공단을 방문해서 건강보험공단 인증서를 발급 받으시면 됩니다. 방문 시 인증서를 원장님 컴퓨터에 저장하셔서 청구 진행하시면 됩니다.
필요 서류로는
- → 신분증 사본
- → 사업자등록증 사본
- → 인감 도장
- → 요양기호번호

(3) 회원 가입 및 인증서 등록
- 인증서 발급 완료 후
- 심평원 요양기관 업무포털 사이트(https://biz.hira.or.kr/index.do?sso=ok)에 접속하여 요양기관으로 회원가입 후 인증서 등록
- 국민건강보험공단(https://www.nhis.or.kr/nhis/index.do)에 요양기관 회원가입 후 (신)요양기관 정보마당 사이트(https://medicare.nhis.or.kr/portal/index.do) 인증서 등록

심평원 요양기관
업무포털 사이트

국민건강보험공단

(신)요양기관
정보마당 사이트

※ 인력현황 신고하기

보건의료자원통합신고포털(www.hurb.or.kr) ▶ 현황신고·변경 ▶ 인력현황 ▶ 신고할 의료인력 선택 ▶ 신규신고 ▶ 변경 or 퇴사 or 신규입사 등 클릭 ▶ 탭 별로 정보 입력 후 '임시저장' 클릭 ▶ 최종제출

■ 근무시간별로 달라지는 근무형태별 산정기준
- 상근 : 주 5일 이상 근무 and 주 40시간 이상 근무 시 1인으로 산정
- 비상근 : 주 3일 이상 근무 and 주 20시간 이상 근무 시 0.5인으로 산정
- 기타 : 주 3일, 20시간 미만 근무 또는 후입사

※ 시설현황 신고하기

보건의료자원통합신고포털(www.hurb.or.kr) ▶ 현황신고·변경 ▶ 시설현황 ▶ 시설현황신고 ▶ 신규신고 ▶ 변경사항입력 ▶ 최종제출

※ 시설별 신고 접수기관 및 신고범위

구 분	관할 지자체(시·도, 시·군·구)	심사평가원(본·지원)
허가병상	허가병상 총 병실·병상수 일반입원실, 정신과폐쇄병동, 중환자실, 격리병실, 무균치료실	허가병상 상세내역 상급 일반, 1인–다인실, 성인 소아 신생아, 음압 비음압 등
특수병상	주요 특수진료실 병실 병상수 수술실, 회복실, 응급실, 물리치료실, 임상검사실, 조제실, 탕전실	기타 특수진료실 병실·병상수 분만실, 신생아실, 인공신장실, 강내치료실, 방사선옥소, 낮병동, 조혈모처치실, 혈액은행, 모자동실
기 타	기타 시설의 보유여부 관리 구급자동차, 세탁물 처리시설, 의무기록실, 급식시설, 소독시설 등	차등제 병상내역 간호관리료 차등제 병상, 완화의료지정병상 등

※ 의료 장비 신고하기

보건의료자원통합신고포털(www.hurb.or.kr)

▶ 현황신고·변경 ▶ 장비현황 ▶ 일반장비 현황신고

진단용 방사선 발생장치 특수의료 장비 관할 시군구에 신고 등록

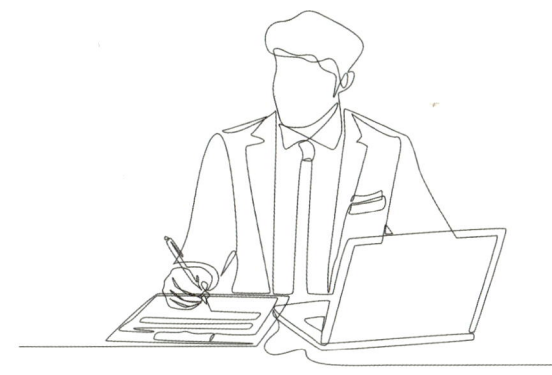

※ 상황별 증빙자료 체크하기

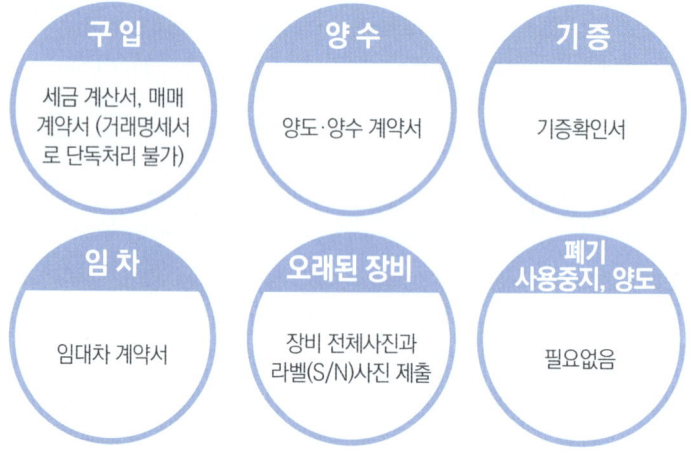

5) 검진기관 지정 신청 : 관할 건강보험공단

건강검진을 하는 경우 요양기호번호가 나오면 접수 가능합니다. 시간은 접수 후 약 7일 정도 소요되니, 병·의원 개원 시기를 고려하셔서 신청하시면 됩니다.

- 원장님 교육 이수
- 인력 신고 https://sis.nhis.or.kr/
  (검진기관 관리→지정신청 메뉴)
- 관할 보건소 실사
  (실사가 나올 때 직원들 명찰(역할/성명 예. 간호사 OOO / 간호 조무사 OOO)이 준비되어 있어야 합니다.)

필요 서류로는

인력신고

→ 검진 인력 및 시설 장비 현황 1부
→ 검진 인력 자격과 채용 관계 증빙 1부
→ 일반 건강검진/영유아 검진 의사 교육 이수증
→ 진단용 방사선 발생장치 검사 성적서, 방사선 방어시설 검사 성적서, 진단용 방사선 발생장치 신고 증명서 사본 각 1부 (해당기관만 제출)
→ 유방 촬영기에 대한 특수 의료 장비 등록 증명서 및 특수 의료 장비 품질관리 검사 성적서 사본 각 1부 (해당기관만 제출)

★★★ 반드시 필요서류는 해당기관에 문의하셔서 체크하세요!!!

YOUTUBE
『Dr.개고생』

YOUTUBE
『Dr.개고생 개원 아카데미』

Q2. 개원 시 가입해야 할 보험은 어떤 것이 있나요?

1) 의료 : 의사별로 가입

의료기관에서 제공하는 서비스로 인하여 제3자의 신체 장해나 사망 사고가 발생해 피보험자가 법률적인 배상 책임을 부담하는 경우 손해를 보상하는 보험입니다. 의료분쟁 사고는 의료기관에서 언제든지 발생할 수 있기에 예방 차원으로 보험을 준비하는 것이 좋습니다.

특히, 수술 등 의료 분쟁이 일어날 확률이 높은 진료과라면 반드시 보험에 가입하는 것을 추천드립니다. 그리고 의료배상책임은 오랜 기간 후에 발생한다는 점과 손해배상 청구 기준으로 보상을 하기 때문에 보험회사를 자주 옮기는 것보다 지속적인 보험 계약 관계를 유지하는 것이 효율적입니다.

보험료는 피보험자(의사 및 병원)가 부담하는 자기부담금이 클수록 인하

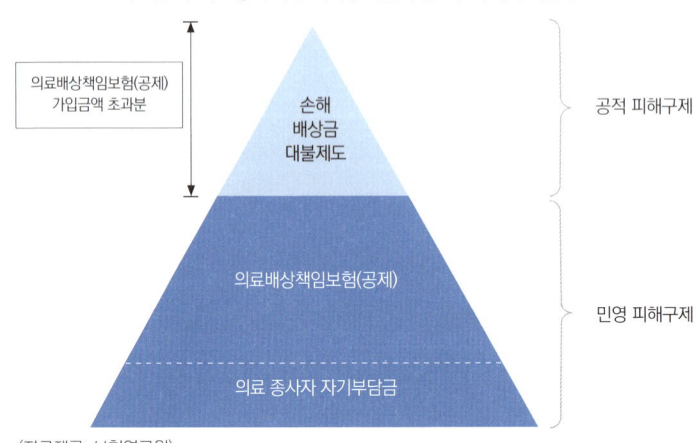

〈그림 1〉 의료종사자 손해배상책임의 공·사 피해 구제방안

(자료제공: 보험연구원)

되는 구조를 가지고 있습니다. 따라서 합리적인 수준의 자기부담금을 설정하시는 게 좋습니다. 또한 민영 피해구제보다 높은 배상금이 나올 경우 차액을 공적 피해구제책으로 손해배상금 대불제도를 이용할 수 있습니다.

2) 화재 : 공간(공용, 전용)+장비(의료, 일반) 구입비+인테리어, 냉·난방 공사 비용 모두 합산

의료사고와 마찬가지로 화재로 인한 사고 역시 언제든 발생할 수 있는 부분이라 예방이 필요합니다. 우리 병·의원에서 일어난 화재로 인해 내부적 손실도 큰 일이지만, 외부적 손실도 있을 수 있기에 반드시 배상책임 특약을 넣어 보장을 받으시길 바랍니다.
화재보험은 한도내 실손보상이 원칙입니다. 이 한도는 현재 병·의원 건물의 가치와 장비, 공사 비용의 합산으로 추정하는 편입니다.

※ 보장담보

기본 보장 : 건물 담보 / 내부 시설 / 집기 비품 / 상품 반제품

선택 특약 : 건물 복구 비용 지원 / 시설 수리 비용 지원 / 화재 배상책임 / 시설소유 관리자 배상책임 / 점포 휴업 손해 담보 등이 들어가면 좋습니다.

보험료 : 보장보험료와 적립보험료가 있습니다. 보장보험료는 실제 보장을 받기위한 기본계약과 특약계약의 보험이고, 적립보험료는 실손보상 보험입니다.

Q3. 병·의원의 HI(Hospital Identity)는 어떻게 만드나요?

상호명이 정해지고 사업자등록증 발급신청을 하면서 동시에 해야하는 것은 바로 우리 병·의원의 얼굴인 HI(Hospital Identity)를 정하는 것입니다. 다른 병·의원과 구별지을 수 있는 우리 병·의원의 고유한 특성을 나타내고, 병·의원의 가치와 이름을 인식시키게 하는 게 그 목적입니다. 그래서 HI는 우리 병·의원이 가지고 있는 비전이나 철학을 가시적으로 표현하고, 그것을 효과적으로 전달하기 위해 디자인 요소가 들어가 있어야 합니다. HI를 시각적으로 보여주는 것이 로고(LOGO)입니다. 장편한외과를 예를 들면 다음과 같습니다.

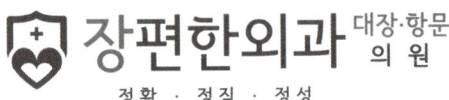

이렇게 로고가 정해지면 간판, 내부사인, 인쇄물, 양식지, 명함, 봉투, 리플릿 등의 제작이 가능합니다. 로고제작 기간이 적어도 4일 이상은 걸리는 작업이니 상호명이 정해지면 바로 준비해 두시는게 좋습니다. 그리고 동종 진료과목의 병·의원들의 로고를 살펴보시고, 무료로 제작해주는 사이트에 어떤 로고들이 있는지 살펴본 후 전문가에게 의뢰하는 것을 추천드립니다. 완성된 디자인을 보면서 수정할 것들을 살필 때 보는 눈이 생기기 때문입니다.

1) 로고 제작 의뢰시 제공할 것들

① 상호명 : 우리 병·의원의 이름으로 국문, 영문을 정하시면 됩니다. 적어주는 명칭을 그대로 사용하므로 반드시 오타없이 전달해야 합니다. 영문으로 제작할 경우 대문자, 소문자의 구분도 해주셔야 합니다. 작업 중이나 작업 완료 후 수정을 하게 되면 추가비용이 들 수 있으므로 의뢰전에 꼭 확인을 하시는 게 좋습니다.

② 병·의원의 정보 . 우리 병·의원의 스토리나 특징, 주로 다루는 질환, 슬로건, 비전이나 미션 등의 정보를 알려줍니다. 디자이너는 이 부분들을 바탕으로 로고의 방향성을 잡습니다.

③ 로고의 형태 : 심볼 타입/워드마크 타입/캘리그라피 타입/기타(캐릭터나 엠블럼 등)가 있습니다. 장편한외과는 심볼과 워드마크 타입으로 만들었습니다. 디자이너가 제시하는 경우도 있지만 원장님께서 평소 생각하신 것을 디자인해달라고 할 수 있습니다. 장편한외과의 경우 디자이너에게 두 가지 모두 요청드렸고, 우리 병·의원을 더 잘 드러낼 수 있는 로고로 선택하였습니다.

④ 표현되었으면 하는 병·의원의 이미지 : 고급스러운↔대중적인 / 힘있는↔부드러운 / 심플한↔다채로운 등 어떻게 표현되고 싶은지도 정하시면 도움이 됩니다.

⑤ 메인 색상 : 업종별로 선호하는 색상과 피해야하는 색상이 있습니다. 병·의원에 사용되는 색상은 신뢰를 나타내는 파랑계열이 주로 사용됩니다. 그러나 병·의원의 HI에 맞는 색상이 어떤 것인지는 디자이너와 상의 후 결정하는 게 가장 좋습니다.

2) 로고 제작 업체 선정하는 방법

로고를 제작하는 방법은 정말 많이 있습니다. 디자인 회사에 의뢰를 하거나, 개인 디자이너에게 의뢰를 하기도 하고, 무료로 제작해주는 사이트를 이용할 수도 있습니다.

앞서 말씀드린 대로 무료제작 사이트는 참고용으로 이용하시고, 디자인 회사와 개인 디자이너 중에서 고민하시면 될 듯 합니다. 디자인 회사나 개인 디자이너나 우선은 실력입니다. 그들의 포트폴리오를 보시고 우리 병·의원을 잘 표현해줄 수 있는 것을 선택합니다. 포트폴리오는 디자인 회사들은 홈페이지에 나와있고, 개인 디자이너들은 블로그나 크몽, 숨고 등에서 찾으시면 됩니다.

개인적으로 추천해드리는 것은 개인 디자이너입니다. 디자인 회사에서도 결국 개인 디자이너들에게 외주를 주는 경우가 많고, 중간 수수료나 회사 운영비가 책정되기에 비용이 더 비쌉니다. 저희는 숨고에서 로고 디자인 파트 부분에 올렸더니 많은 디자이너분들이 지원해주시고 포트폴리오도 보여주셔서 선택하기가 좋았습니다.

그리고 업체든 개인이든 선택하실 때 꼭 챙겨야 것들이 있습니다.
① 수정 횟수를 잘 보시길 바랍니다. 보통 2~3회 수정이라고 되어 있습니다. 추가로 수정시 비용이 또 발생되니 제한없이 수정 가능한 곳을 선택하시는 게 좋습니다.
② 원본 파일이 포함된 가격인지 체크합니다. 로고는 주로 일러스트레이터파일(Ai)로 저장하고 사용합니다. 간판부터 시작해서 병·의원의

모든 곳에 사용되는 것이 로고인데, 원본 파일이 없다면 그때마다 디자인을 의뢰한 회사에만 의존해서 진행할 수 밖에 없습니다. 다시말해, 우리에게 선택권이 없어지게 됩니다. 그래서 어떤 곳은 원본 파일을 주지 않습니다. 또는 추가금을 받고 원본 파일을 주는 경우가 많이 있습니다. 이것 역시 비용이므로 잘 살펴보시기 바랍니다.

③ 로고 외에 만들고자 하는 부분이 있다면 제작할 때 같이 요청하는 것이 더 저렴합니다. 주로 병·의원 명함, 원장 개인명함, 대봉투, 소봉투 등을 합니다. 물론 이것들의 원본 파일도 받으셔야 합니다.

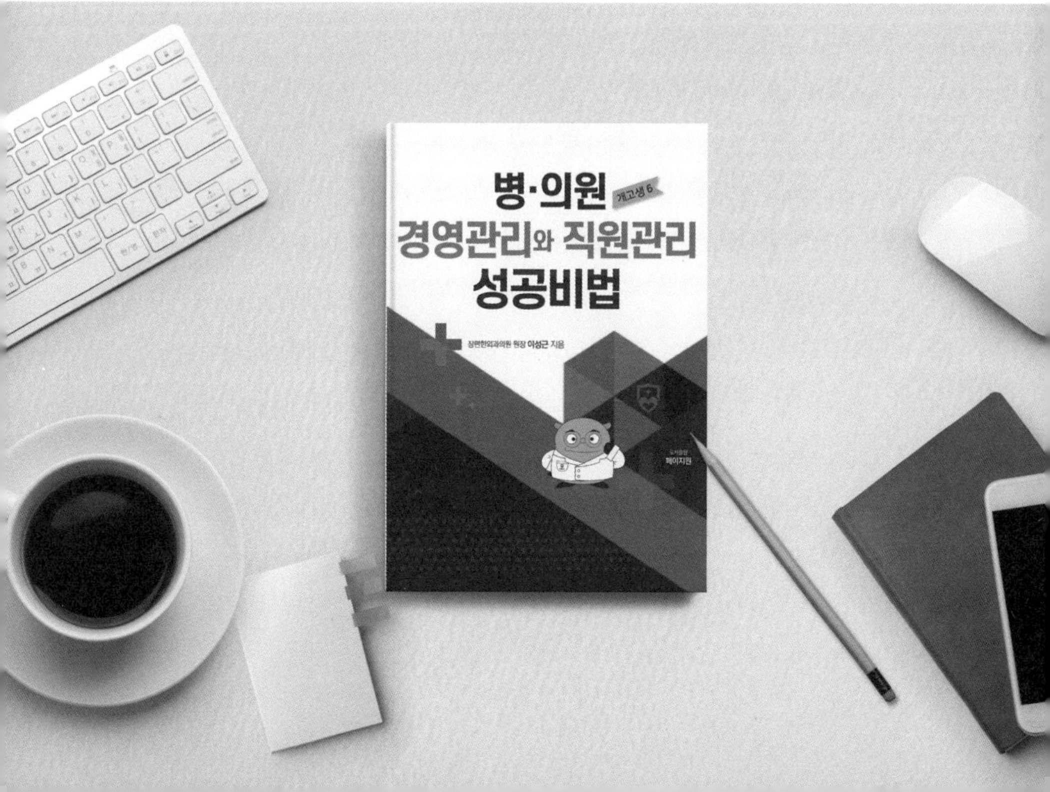

Q4. 개원 시 효과적으로 재정을 관리하는 방법은 무엇인가요?

사업자등록을 하고 사업자 통장을 만들 때 보통 1개의 통장을 만듭니다. 입금 내역과 지출 내역을 한번에 확인할 수 있어서 좋다고 생각하시는데, 막상 해보시면 돈이 어떻게 들어오고 어떻게 나가는지 확인하기가 더 어렵습니다. 그래서 통장을 보면 많이 번 것 같은데, 돈이 없는 것 같은 기이한 현상이 생깁니다. 원장님께서 얼마의 돈을 벌어서(입금/매출), 얼마를 지출하고(지출/비용), 최종적으로 얼마를 남겼는지(이익/투자)를 파악할 수 없다면 그 병·의원은 힘들어집니다.

처음 통장을 개설할 때 4개의 통장을 만드시길 추천드립니다.
1) 입금 : 카드 매출금이나 현금 매출금, 심평원 또는 국가검진 청구산정액 등 입금내역을 관리하기 위한 통장입니다.
2) 지출 : 인건비, 대출 이자비, 교육비 등과 같은 고정 지출비와 변동 지출비 등 매월 말/초에 입금 통장에서 평균 월 지출 비용을 이체합니다. 일정금액을 넣어두기에 차액이 발생시 그 달에 지출내역을 보며 원인을 찾을 수 있습니다.
3) 이익 : 입금된 비용에서 예상 지출 비용을 제한 나머지 비용입니다. 입금 통장에서 지출 통장으로 이체 후 남은 돈을 모두 이체합니다. 향후 이 돈은 투자에 활용할 수 있습니다.

4) 예비 : 세금과 사고발생시 드는 예기치 못한 비용 등 입니다.

세금은 한번에 나가는 목돈이므로 미리 준비해두지 않으면 난처한 일이 생길 수 있습니다. 그래서 이익 통장에서 따로 떼어내어 예비비로 통장에 넣어둡니다. 보통 매달 매출의 20%정도를 확보하는 것이 좋습니다. 그 외에 갑작스럽게 수입이 줄거나 지출이 늘어날 경우를 대비해 월평균 지출액의 3~6개월을 유지할 수 있는 돈도 예비비에 포함하면 좋습니다.

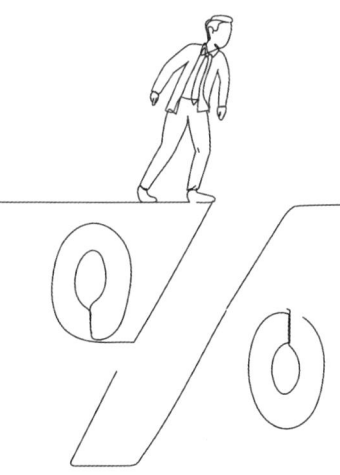

Q5. 삭감을 최소화할 수 있는 청구 방법은 무엇인가요?

모든 병·의원 매출은 '현금+카드+청구예정+검진청구예정'으로, 실제 수납액은 현금과 카드에만 해당됩니다. 청구예정 금액은 심사평가원(심평원)에 청구하여 심사를 받아 결정됩니다. 별 이상이 없다면 세금을 제외한 나머지 금액을 받기에 문제가 없습니다. 그런데 심사조정이 되거나 지급불능건이 있다면 그만큼의 금액이 삭감되어 금액을 받게 됩니다. 즉, 열심히 진료를 봤지만 진료한 금액만큼 다 받지 못하는 경우가 발생할 수 있습니다.

이런 억울한 경우가 생기지 않으려면 먼저 삭감되지 않게 적절한 처방을 하셔야 합니다.
적절한 처방을 만드는 방법은 심평원에서 발간하는 건강보험 요양급여비용 책을 참고로 처방을 만드시면 됩니다. 장편한외과도 초반에는 삭감을 많이 당했습니다. 그때마다 담당자는 요양급여비용 책을 참고하면 된다고 하는데, 판매하는 책이 아니라서 구할 수가 없었습니다. 그러다 심평원 홈페이지에 PDF파일로 있는 것을 발견하고 얼른 다운로드를 받아 기존 처방들을 적절하게 수정했었습니다.

* 심평원〉의료정보〉간행물〉HIRA-ebook 으로 가시면 연도별 책자가 pdf 파일로 되어 있습니다. (http://www.hira.or.kr/co/ebook/list.do?pgmid=HIRAA030402000000)

그런데 이 책이 정말 양이 방대합니다. 무려 1351페이지나 됩니다. 각 과별로 찾아보면 되는데 하나하나 맞춰서 처방을 만들기는 실제 쉽지 않습니다. 이 방법은 어느정도 처방이 만들어지고 점검할 때 참고하시는 게 좋습니다.

더 쉬운 방법은 개원 전 근무한 병·의원의 처방을 가져와서 사용하는 것입니다. 그 처방들은 수년간 청구를 하면서 어느정도 수정되고 다듬이진 처방들이기에 믿고 사용할 수 있는 처방들입니다. 특히, 병·의원에 있는 동안 주로 사용하는 상병에 맞는 약속처방 부분은 자세히 살펴보시고, 잘 모르는 부분은 청구하는 직원에게 여쭤보고 청구부분을 이해하시면 좋습니다. 또 '특정내역'을 기입해야 하는 부분이 있다면 미리 챙겨놓으시면 더 좋습니다.

개원 전 진료 프로그램에 '처방입력'하는 것이 정말 힘든 일입니다. 하나하나 다 입력해야하는 귀찮고 힘든 작업입니다. 처음에 세팅하는 것이 힘들지만 제대로만 세팅된다면 그 이후는 아주 편하게 사용할 수 있습니다. 하지만 안타깝게도 적절한 처방을 세팅해놓으면 수정을 하지 않아도 되는 '완벽한 처방은 없습니다.' 매년 청구관련 고시가 변하기 때문에 지속가능한 완벽한 처방이 존재할 수 없습니다. 청구는 적절한 처방을 만들고, 이후 수정해가면서 점점 오류를 줄여나간다고 생각하시는 게 좋습니다.

대부분 청구오류는 병·의원에서 사용하는 진료 프로그램에서 방법을 알려줍니다. 청구내역 집계를 하면 진료 프로그램내에서 청구오류를 1차로 발견해줍니다. 그것을 수정하고 다시 재집계를 돌려서 오류가 없음을 확인합니다.

이후 '심사평가원 사전점검'을 실시합니다. 즉, 청구오류를 2개의 프로그램으로 확인하여 삭감의 가능성을 최대한 줄입니다.

사전점검은 요양기관업무포털에서 '진료비 청구〉청구오류〉사전점검'에서 결과를 확인할 수 있습니다. 혹시 오류가 뜬다면 다시 수정하시면 됩니다. 이때 무엇이 오류를 만들었는지 잘 모르겠다면 '1644-2000'으로 문의를 하시면 됩니다. 상담원이 친절하게 알려주는 정보대로 재수정하고 점검 후 청구를 하시면 됩니다.

사전점검을 이렇게까지 하는 이유는 청구오류로 인해 제때 돈을 받지 못하는 경우를 방지함과 동시에 추후 사유를 보완해 재청구를 해야 하는 번거로움을 줄이기 위함입니다.

※ 청구오류 : 오류가 발생하면 그 사유에 따라 명세서를 반송하거나 심사불능 또는 심사조정을 하게 됩니다. 그러면 요양기관은 보완청구를 하거나 이의신청을 해야 합니다.

분류	확인방법	오류 사유	
반송	청구 후 1~2일이내 접수증 도착 (반송여부 확인)	청구일 오류(이번달 진료비는 다음달에 청구해야 하는데 이번달에 청구)또는 심사청구 및 접수가 곤란한 항목, 같은 명세서가 연달아 2번 접수가 된 경우	오류 수정 후 재청구 (원 청구일부터 3년 이내)
지급 불능	청구 후 2주 후 심사결과통보서 (지급불능 확인)	명세서의 필수 기재사항의 누락 또는 착오기재 등으로 인해 해당 명세서의 심사가 곤란한 항목	오류 수정 후 보완청구 (원 청구일부터 3년 이내)
심사 조정	청구 후 2주 후 심사결과통보서 (심사조정 확인)	청구코드, 금액 산정 착오, 요양급여 기준 적용 착오 등으로 인하여 청구항목의 심사조정된 항목	오류 수정 후 이의신청 (통보일부터 90일 이내)

청구 순서도(flowchart)는 다음과 같습니다

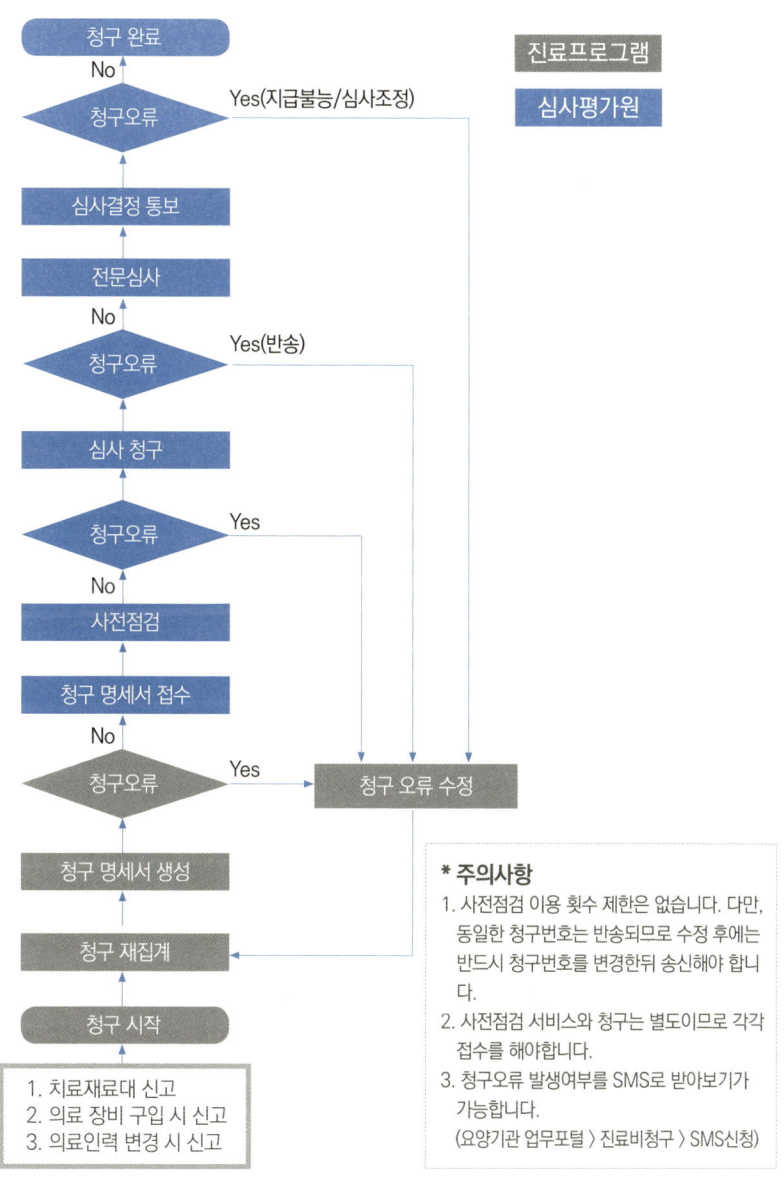

Q6. 의료광고 사전심의는 어떻게 하나요?

전단지, 벽보, 인터넷 키워드 광고, 인터넷 매체, 전광판, 버스 광고, 마트 광고 등 우리 병·의원을 홍보하기 위한 광고들은 의료광고 사전심의를 받아야 합니다. 그리고 심의필 번호가 기재된 채로 집행해야만 한다는 점을 꼭 기억해 주시길 바랍니다.

의료광고 사전심의는 심의신청 후 1차 결과통보까지 1개월 이상 소요될 수 있으므로, 광고 게재시점을 충분히 고려하여 심의신청을 합니다. 또한 수정시안 제출 횟수(3회) 초과시 최종 불승인 처리되니, 수정시안 제출시 꼼꼼하게 챙겨보시길 바랍니다.

* 구비서류 : 의료광고안, 개설신고필증, 전문적인 소명자료(광고에 내용이 포함된 경우)
* 의료심의 신청 : 대한의사협회 의료광고심의위원회
　　　　　　　　https://www.admedical.org/main.do
* 심의수수료 : 50,000원~500,000원 (부가세 별도)
* 광고상 금기되는 단어 및 표현 : 간접적 비교문구 및 환자 유인하는 단어

불가 문구/위반 표기	대체 문구/올바른 표기
전문, 특화, 최고, 최초, 유일한, 지역1위, 명품, 일인자 등 최상급, 극대화 의미 단어	사용자제
최첨단	첨단
정확한	정밀한, 정교한
~해방, 완치, 완벽	~회복, 치료, 개선
당일 퇴원/일주일이면 치료할 수 있다.	당일퇴원 지향/통상적으로 일주일 정도 걸린다.
바로 일상 복귀 가능	일반적인 일상 생활 가능
통증 없이	통증 거의 없이, 적게
수면마취	정맥마취
수면내시경	수면(의식하진정)내시경
눈밑트임	하안검성형술(일명 눈밑트임)
특정영역 전문의에게 시술 받으세요	전문의와 상의하세요
내시경 전문의, 순환기내과 전문의, 수부외과 전문의 등	내과 전문의, 외과 전문의 등 (세부 전문의 인정표현 불가)
환자 치료경험담, 의료인의 치료사례 등	허용하지 않음
(비급여) 합리적 비용, 비용 문의, 가격 문의, 무료제공 등	허용하지 않음

참고자료 : 보건복지부, 의료 3개 단체 공동 의료광고 가이드라인 2020.07.06.
경기도의사회 제공-신규개원의사를 위한 안내자료 2020.11.

'Dr. 개고생'이 제안하는 개원 프로세스(예시)

Step 1. 준비
   0. 개원 정보 수집
   1. 개원 계획   진료과목, 개원 규모, 동업 여부 등
   2. 예산 계획   투자규모, 자기자본과 타인자본 비율, 자금확보 방안 등
   3. 입지 조사   물건 분석, 진료권 분석, 인구 분석 등

Step 2. 시행

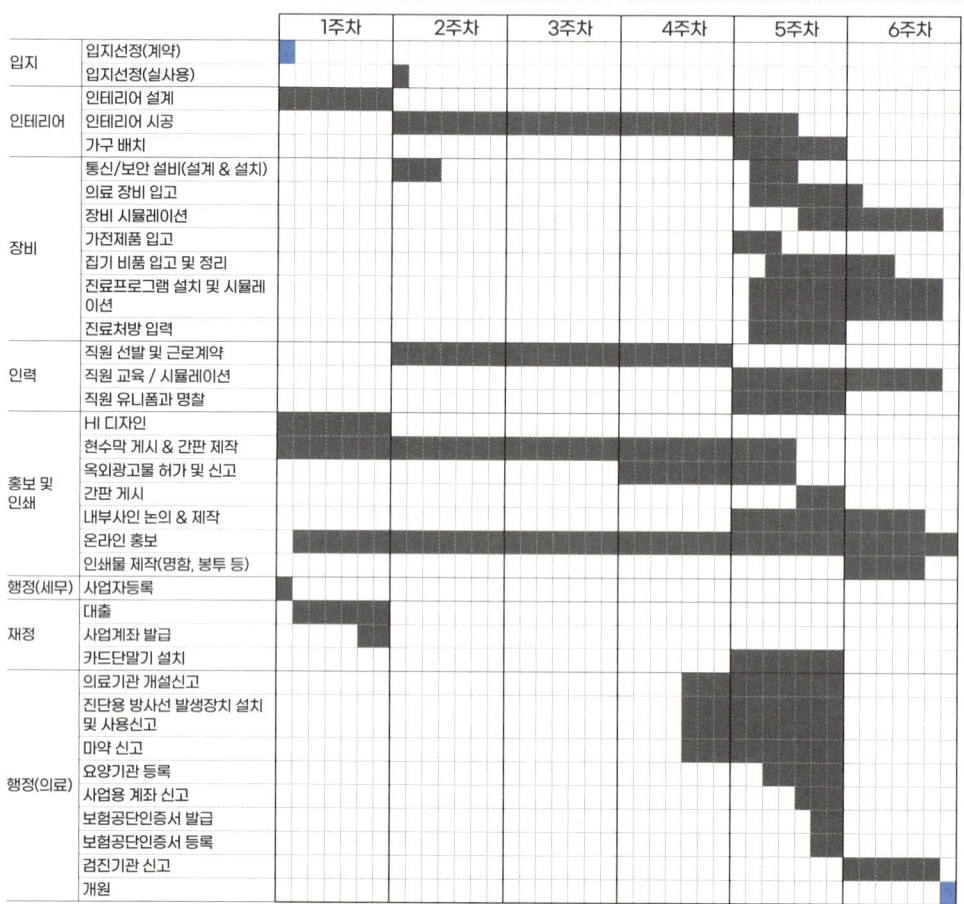

별책부록 1

장편한외과
이성근원장에게 묻는다.

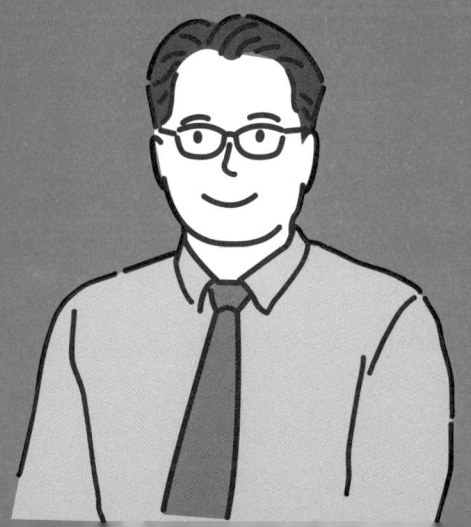

별책부록

장편한외과 이성근원장에게 묻는다

Q. 개원을 결심하게 된 계기는 무엇인가요?

저는 개원을 할 수밖에 없는 상황이었습니다.
개원을 생각하시고 준비하시는 많은 분도 그럴 것 같습니다. 처음부터 개원을 작정하고 준비하시는 분은 그렇게 많지 않다고 생각합니다.

저는 처음에는 대학교수가 목표이자 꿈이었고, 그렇게 준비했습니다. 하지만 여러 가지 상황이 여의치 못해서 봉직의를 시작하게 됐는데, 참 좋았습니다. 시간적인 여유도 많고, 월급도 많았습니다. 그래서 재밌게 했습니다. 12년을 그렇게 지냈던 것 같습니다. 물론 개원 생각을 안 했던 것은 아닙니다.
저는 의사에게는 '대학교수와 개원'이라는 두 가지 길이 있다고 생각했습니다. 그래서 대학교수를 안 하겠다고 결정하면서 개원을 생각했는데, 봉직의를 하다 보니 너무 좋았습니다. 그러다가 결국에는 개원을 할 수밖에 없겠다는 생각이 들었습니다.

저는 봉직의사치고는 월급이 꽤 많았지만 그래도 한계를 느꼈습니다. 월급이 많아지니까 봉직의로 재계약하는 것을 원장님들이 부담스러워하셨습니다. 저보다 월급을 적게 줘도 일 잘하는 의사가 계속 들어오고, 저도 나이가 들어가니까 체력적으로도 조금 힘들었습니다.

아무튼, 개원을 처음 결심하게 된 계기는 '대학교수를 안 하겠다.'라고 결심했을 때였습니다.

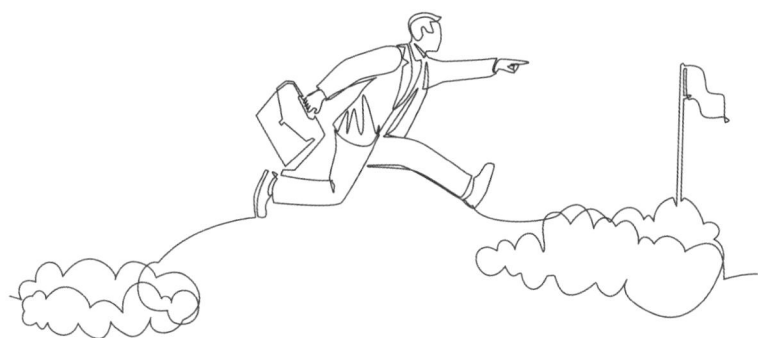

Q. 개원하기로 마음먹고 가장 먼저 하신 일은 무엇인가요?

일단 개원을 어디서 할지 정하는 게 중요하다고 생각했습니다. 그리고 지금도 입지가 가장 중요하다고 생각합니다.

입지를 정할 때 고려해야 할 요소는 상당히 많습니다. 만약 대학교수가 되지 않을 것이고, 봉직의 생활만 할 의사가 아니라면 어디에서 개원할지를, 즉 입지를 최대한 빨리 고민하는 것이 좋다고 생각합니다.

제가 개원하기로 마음먹고 가장 먼저 한 일은 좋은 입지를 찾으러 다니는 것이었습니다. 저는 부산에서 25년을 살았기 때문에, 부산에서 개원할 생각이여서 어디가 좋을까를 계속 고민했습니다. 그러다 가족과 함께 제주도에서 7년을 살게 되었는데, 그때는 제주도에서 개원할 곳을 알아보았습니다. 하지만 결국 아이들 교육 문제 때문에 경기도 수원으로 이사하면서 개원 자리를 수원 근교로 알아보았습니다.

제가 개원하기로 마음먹고 줄기차게 고민한 것은 '어디에서 개원할지' 였습니다.

YOUTUBE
『Dr.개고생』

YOUTUBE
『Dr.개고생 개원 아카데미』

Q. 개원 과정에서 가장 중요하게 생각해야 하는 점은 무엇인가요?

우선 '입지'입니다.

그리고 두 번째가 '개원하고자 하는 병·의원의 컨셉'입니다. 어떤 진료를 볼 것이냐를 정하는 것이 아주 중요하다고 생각합니다. 물론 각자 자기 영역이 있지만, 그 영역 중에서도 어떤 진료 영역으로 다른 병·의원과 차별화할 것인지를 정하는 게 무척 중요합니다.

많은 개원의가 그러하듯 저도 개원을 준비하는 과정에서 매우 불안했기 때문에 제가 할 수 있는 모든 진료 영역을 다 준비했습니다. 그런데 실제로 개원을 해보니까 그게 중요한 게 아니었습니다.
강조하지만 본인의 병·의원의 진료 컨셉을 정하고, 주요 영역을 선정하는 것이 중요합니다.

물론 본인이 할 수 있는 많은 것 중에 일부를 하지 않는 것이 참 어렵습니다. 자신이 오랜 시간동안 하던 것을 안 한다는 것은 쉽지 않은 결정입니다. 하지만 '선택과 집중'이 필요합니다. '모든 것을 다 하려다 보면 모든 것을 잃을 수도 있다.'고 생각합니다.

Q. 개원 직전에 가장 걱정했던 부분은 무엇인가요?

'과연 잘 될까?' 하는 것이 제일 고민이었습니다.
자신감은 있었는데, 여러분도 해보시면 아시겠지만 '강한 자신감'이 '엄청난 두려움'으로 바뀌기도 합니다. 잠도 설치고 악몽을 꾸는 경우도 많습니다. 지금 생각해보면 '기우'였는데 그때는 정말 심각했습니다. '내가 제대로 준비한 게 맞나?', '지금 이렇게 해도 되나?', '망하는 거 아닌가?'라는 걱정이 정말 많았습니다.

하지만 이런 걱정을 하시는 분들에게 자신 있게 말씀드릴 수 있는 것은 '여러분들께서 제대로 준비만 했다면 고민할 필요없다.'라는 것입니다. 의료업은 그래도 아직 다른 업종에 비해 부도율과 실패율이 높지 않습니다. 물론 여러분들께서 충분히 준비됐다는 전제가 필요합니다.

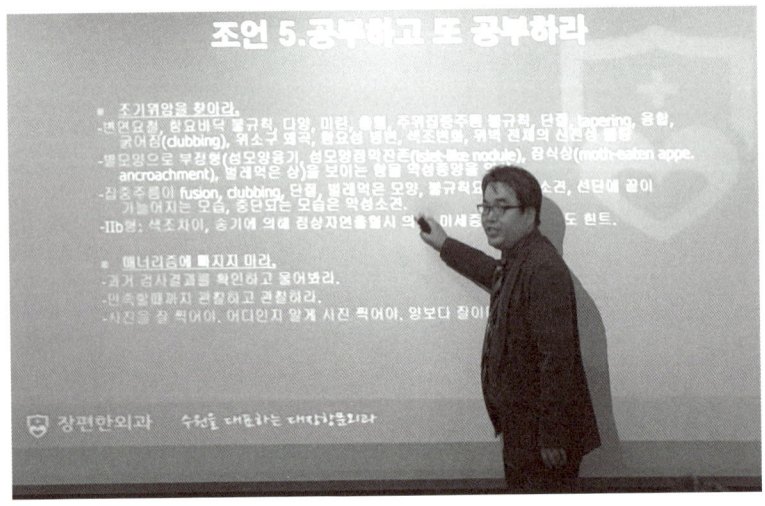

Q. 막상 개원하고 나니 개원 이전에 걱정했던 부분과 실무적으로 달랐던 부분이 있었나요?

행정적인 부분이 정말 어려웠습니다.
저는 병·의원 행정에 대해 잘 모르기도 했고, 정보도 많이 없었습니다. 그리고 입지, 인테리어, 자금, 세무, 노무, 마케팅 분야는 전문가가 있는데, 행정 파트는 원장님께서 직접 하셔야 합니다. 보건소에 신고하거나, 포털 사이트에 들어가서 심평원에서 신고하거나, 청구와 삭감에 관한 행정적인 업무는 원장이 직접 해야 합니다.

물론 지금은 그 일들을 도와주는 사람도 조금씩 생기고 있지만, 예전에는 그런 분들이 워낙 없었습니다. 그래서 실무적으로 행정 처리할 때가 어려웠다고 생각합니다.

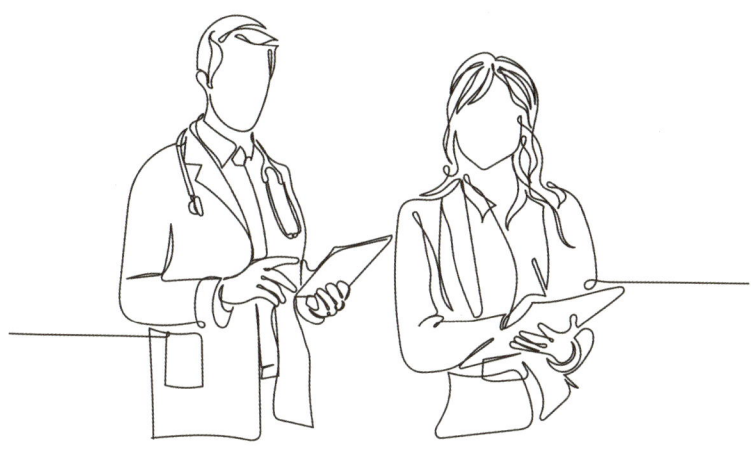

Q. 개원을 후회하는 순간이 있었나요?

없습니다. 저는 개원을 후회하지 않습니다. 지금이 너무 좋습니다.
제가 워낙 개원이 좋다고 이야기를 하니, 저를 '개원 전도사다.'라고 이야기하는 분도 계십니다.

여러 권 출간된 '개고생' 시리즈 책에서도 말씀드렸지만, 저를 혼내는 분도 계십니다. '개원이 너무 좋다고 이야기를 하니까 많은 사람이 너 따라서 개원하는 거 아니냐.'라고 하십니다.
하지만 저는 확실히 '개원하는 게 맞다.'고 생각합니다. 그래서 후회하는 순간은 없습니다.

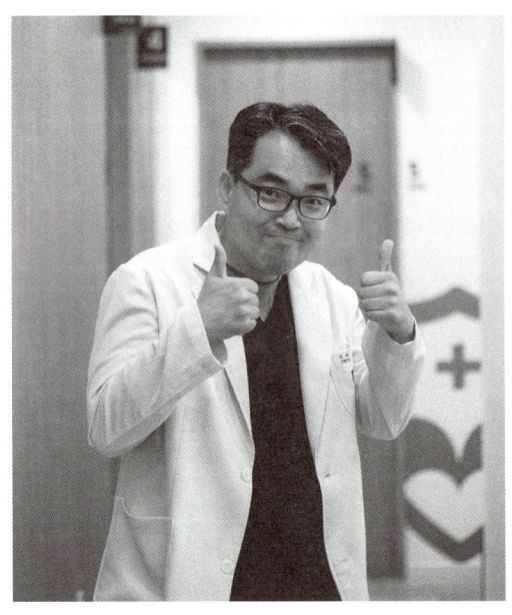

Q. 그렇다면 개원하기 잘했다고 생각하는 순간이 언제였나요?

저는 항상 개원하기를 잘했다고 생각합니다.
아침에 가족과 함께 식사하고, 가족의 배웅을 받으면서 출근하는 것이 정말 즐겁습니다.
그리고 병원에 들어서는 순간부터 이미 기분이 좋습니다. 여기는 내 병원이고, 내 일터이기 때문입니다.

물론 제가 12년 동안 봉직의 생활을 허투루 하진 않았습니다. 정말 최선을 다해서 일했습니다. 그때도 최선을 다해 일했는데, 개원한 이후에 내 병원에서 최선을 다해 일하니까 기분이 너무 좋습니다. 제 스타일대로, 제가 진료하고 싶은 대로, 제가 원하는 방향으로 의사로서의 삶을 살 수 있다는 것이 너무 행복합니다. 그래서 출근할 때마다 '개원을 정말 잘했다.'고 생각합니다.

퇴근할 때도 마찬가지입니다. 오늘 하루 보람찼고, 좋은 일 했고, 많은 사람에게 내가 가진 의술을 구현했고, 그 과정에서 많은 사람이 만족했기에 너무 행복합니다.
물론 대한민국 의사로서 살아가는 모든 분이 그렇게 느끼겠지만, 그래도 봉직의 때의 행복보다는 지금이 더 큰 행복이라고 생각합니다.

Q. 개원 이전과 이후 원장님의 삶에서 가장 달라진 부분이 있다면 무엇인가요?

여러 가지 면에서 여유가 많아졌습니다.
봉직의는 워라밸(work life balance)이 좋다고 이야기하지만, 저는 그렇게 생각하지 않습니다. 개원한 의사가 훨씬 워라밸(work life balance)이 좋다고 생각합니다. 의사마다 차이는 있겠지만, 욕심을 내려놓으면 얼마든지 개원 의사여도 삶을 즐길 수 있습니다. 휴가를 자기 마음대로 갈 수도 있습니다. 그리고 자기가 원하는 시간에 쉴 수도 있습니다.
그리고 저는 봉직의 때보다 개원한 이후가 훨씬 더 편합니다. 봉직의 때는 엄청 열심히 일했다고 말씀드렸는데, 그때는 정말 힘들었습니다. 육체적으로 굉장히 힘들어서 퇴근하면 뻗기 일쑤였습니다. 엄청나게 일을 많이 했습니다. 월급을 꽤 많이 받았기 때문에 그렇게 일하는 것이 당연한 일이라고 생각했습니다. 정말 몸을 갈아서, 뼈를 갈아서 일했는데, 개원하고 나니까 페이스를 저 스스로 조절할 수 있어서 좋았습니다.

두 번째, 금전적인 부분에서도 여유가 생겼습니다. 이건 병원이 잘 되기 때문이기도 하지만, 여러분들께서도 준비만 철저히 하면 얼마든지 경제적으로도 여유를 누릴 수 있습니다.

그 외에도 달라진 점은 많습니다. 훨씬 행복해졌고, 훨씬 건강해졌습니다.

Q. 성공적인 개원을 위해 '이것만은 꼭 알아야 한다.'라고 생각하는 것이 있다면 무엇인가요?

많이 알아야 합니다. '꼭 이것만' 알면 안 됩니다. 정말 공부를 많이 하고, 많이 알아야 합니다.
그래서 제가 '개고생 시리즈'라는 프로젝트로 책을 여러 권 출간하고 있습니다. 여러분들에게 조금이라도 도움을 드리고 싶습니다. 물론 제가 아는 지식은 아주 일부일 수도 있습니다.

저는 개원을 준비할 때 150권 정도의 책을 읽었습니다. 개원에 관련된 공부를 시작하니까 모르는 게 너무 많다고 느꼈습니다. 그래서 '개원을 제대로 준비해야겠다.'라는 생각으로 엄청 열심히 준비했습니다. 그리고 준비하면 할수록 도움이 많이 됐습니다.

의사는 의료 쪽은 전문가이지만, 개원은 의료 행위만으로 이루어지지는 않습니다. 개원한 의사들은 우스개 이야기로 이런 말을 합니다.
"개원한 의사에게 진료는 10%도 안 된다."
병·의원 개원에서 진료는 일부라는 겁니다. 개원은 의료 행위를 행하는 것 이외의 경영 능력이 필요합니다. 그러기 위해서는 '엄청나게 준비를 많이 해야 하고, 공부를 정말 많이 해야 한다.'라고 말씀드리고 싶습니다.

Q. 원장님께서는 성공적인 개원을 하셨는데, 가장 중요하게 작용한 요인이 무엇인가요?

저는 제가 '성공적인 개원을 했다.'고 생각하지 않습니다.
그리고 저는 '성공'이라는 개념 자체가 사람마다 조금씩 다르다고 생각합니다. 그리고 다른 사람이 성공이라고 평가하는 기준에 자신의 가치관을 맞출 필요도 없다고 생각합니다.
저는 지금도 '성공을 향해 달리는 과정에 있다.'라고 생각합니다.

그래도 이 질문에 대한 답변을 하자면 저는 '차별화와 선택과 집중'이라고 생각합니다. 다른 병·의원과 다르게 자신의 병·의원에만 가지고 있는 '특기와 장점'이 필요합니다. 물론 '실력'은 탁월해야 합니다.

두 번째, '선택과 집중'입니다. 그 선택과 집중을 할 때는 '원장이 잘하는 것, 원장이 하고 싶은 것, 고객들이 찾는 것'의 3가지 요소가 갖추어진 진료 영역을 하셔야 합니다.
선택과 집중을 할 때 중요한 것은 원장의 의지도 있지만, 우리 병·의원에 오시는 분들의 성향을 잘 파악해야 합니다. 그리고 의료소비자가 요구하는 부분이 무엇인지를 잘 판단해서 선택하고 집중해야 합니다.

Q. 개원을 고민하는 예비 원장님이 많으신데 무엇을 가장 먼저 준비하라고 말씀하고 싶으신가요?

엄청 많습니다. 1부터 100까지 준비를 다 해야 합니다.
그리고 저는 '배우자와 상의하는 것이 가장 먼저다.'라고 말하고 싶습니다. 인생의 큰 방향을 정함에 있어서 인생의 반려자와 충분히 상의하는 것이 중요하다고 생각합니다.

특히나 개원 초반에는 정말 혼란스럽고 어려움이 많습니다. 그런데 원장이 전부 결정하다 보면 지치기도 하고, 앞으로 나아가는 것이 더뎌질 수 있습니다. 그럴 때 큰 도움을 주는 존재가 바로 배우자입니다.
내가 원하는 것이 무엇이고, 내가 하고 싶은 것이 무엇이고, 어떤 것을 선택해야 하고, 어떤 것에 집중해야 하며, 어떤 것으로 차별화할지에 대한 조언을 허심탄회(虛心坦懷)하게 해줄 수 있는 사람이 바로 배우자라고 생각합니다.

YOUTUBE
『Dr.개고생』

YOUTUBE
『Dr.개고생 개원 아카데미』

Q. 개원 준비를 시작해서 본격적으로 준비하고 있는 원장님이 개원 직전에 마지막으로 꼭 챙겨야 할 것이 있다면 무엇인가요?

개원 막바지에 챙겨야 할 것은 '직원과 마케팅'입니다.
저는 개원 2~3달 전에 직원을 선발하고, 마케팅을 시작해야 한다고 주장합니다. 개원하는 순간에 바로 실전이 시작되기 때문입니다.

개원에는 연습이 없습니다. '개원 후 적응하는 데 3개월이 필요하므로 3개월 적자는 감내해야 한다.'라는 말이 있지만, 저는 그 말에 동의하지 않습니다. 개원하자마자 치고 나가야 합니다. 그러기 위해서는 직원과 마케팅의 도움이 절대적으로 필요합니다.

저는 직원을 일찍 뽑으라고 조언 드립니다. 최대한 손발을 맞추고 직원의 능력치를 우리 병·의원에 적합하게 끌어올려야 합니다. 그래서 개원을 하는 날부터 최고의 파트너가 될 수 있게끔 준비가 필요합니다.
개원한 병·의원을 살펴보면 초반에 직원 때문에 힘들어하는 경우가 무척이나 많습니다. 적응하지 못해서 그만두는 직원도 많고, 직원끼리 갈등이 있어서 그만두는 직원도 많습니다. 하지만 그러면 안 됩니다. 철저히 준비하고 훈련해 개원하자마자 달릴 수 있는 준비가 되어야 합니다. 많은 원장님들은 직원을 한 달 전에 뽑는 것이 낭비라고 생각하시지만, 저는 절대 그렇게 생각하지 않습니다. 미리 준비하고 서로 합을 맞추는 과정도 굉장히 중요합니다.

두 번째는 마케팅입니다.
병·의원 마케팅은 금방 성과가 나오는 것이 아닙니다. 블로그도 만들자마자 바로 노출되지 않습니다. 어느 정도 글이 쌓여야 그나마 노출되기 시작합니다. 이제 막 만들어진 블로그는 아무리 검색해도 노출되지 않습니다. 오프라인 마케팅을 하든, 유튜브 영상을 찍어서 온라인 마케팅을 하든 대중은 처음에는 알아주지 않습니다. 심지어 그곳에 병·의원이 개원했는지도 모르는 경우가 많습니다.
사람들은 아프지 않으면 근처에 어떤 병·의원이 있는지 관심이 없습니다. 의사인 저도 마찬가지입니다. 그래서 마케팅은 적어도 3개월 이전에 준비해야 합니다. 그리고 적어도 한 달 전에는 개원한다는 사실이 공공연하게 알려져야 하고, 개원 며칠 전부터는 사람들에게 문의 전화가 올 수 있게끔 마케팅을 해야 합니다. 마케팅에 대한 자세한 내용은 전문가와 상의하는 것이 좋습니다.

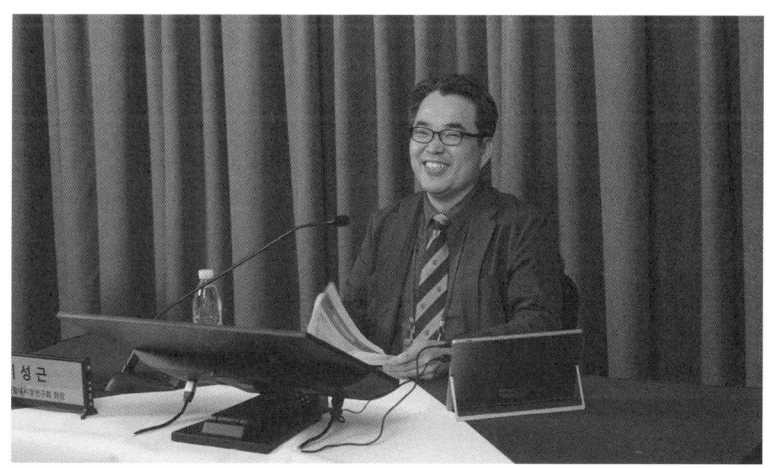

Q. 개원 후에 어려움을 겪는 분들에게 해주고 싶은 말이 있다면 무엇인가요?

개원 후 어려움이 있다면 문제를 파악하는 것이 1순위입니다.
개원한 뒤 어렵지 않은 병·의원은 없습니다. 하지만 원장이 스트레스를 받을 정도로 문제가 생겼다면 해당 문제를 해결할 수 있는 전문가와 만나서 상담할 필요가 있습니다.

직원 문제 때문에 힘든 원장님은 노무사나 직원 관리 전문가를 만나야 합니다. 저는 전문가의 도움을 받는 것이 필요하다고 생각합니다.
그리고 고객이 안 오고, 매출이 안 나와서 힘들다면 마케팅 전문가를 찾아서 대책을 구해야 합니다.
이럴 때는 무료상담만 찾으면 안 됩니다. 비용이 아깝다고 생각하면 안 됩니다.
잘 되면 더 잘 되게 하기 위한 조언을 구하고, 힘들다면 어려움을 극복할 수 있는 대책을 말해줄 수 있는 전문가와 만나는 걸 추천합니다.

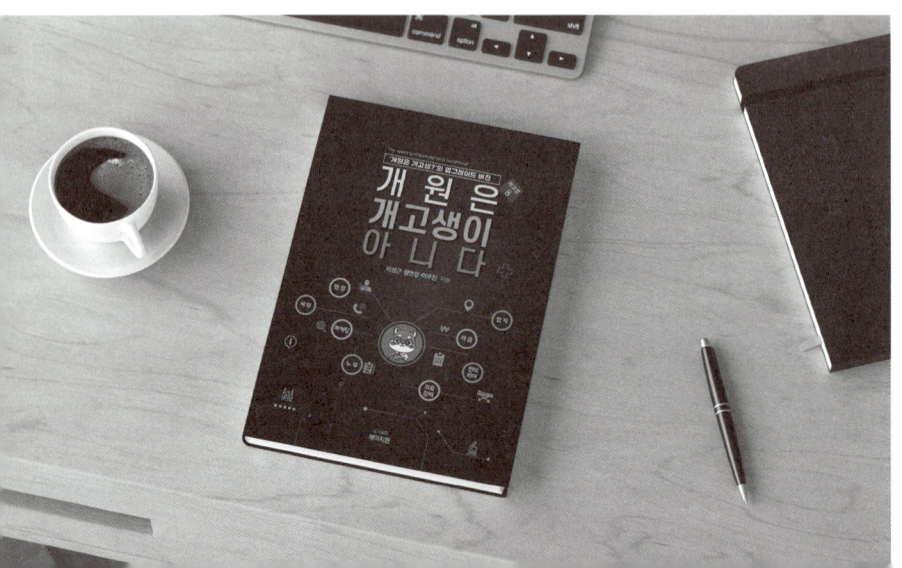

Q. '개원은 개고생'이라고 생각하시나요?

절대 아닙니다.
저는 항상 '개원은 개고생이 아니며, 개원은 즐거운 일이고 재미있는 일이다.'라고 생각합니다.
실제로 많은 사람들이 '개원은 개고생'이라고 이야기를 하시는데, 저는 '개원은 개고생이 아니다.'라고 반론하고 싶습니다.

물론 전제조건은 '준비를 많이 해야 한다.'입니다. '준비하지 못한 개원은 개고생'이 될 수 있습니다. 실력이 없는 원장이 개원했을 때 개원은 개고생이 될 수 있습니다. 좋은 직원이 함께하지 못하는 개원도, 마케팅이 없고, 인테리어가 제대로 갖춰지지 않은 개원도 마찬가지입니다.

무엇보다 개원의 키는 '원장'입니다. 결국 선장의 역할이 가장 중요합니다. 선택하고, 방향을 정하고, 대책을 마련하는 것은 결국 원장의 몫입니다. 그래서 원장은 외롭고 힘들 수 있습니다. 하지만 그 결과는 '성공과 행복'입니다.

혹시나 여러분 중에 '개고생하는 개원 과정'을 겪고 있는 예비 원장이 계신다면, 오프라인을 통해서든 온라인을 통해서든 함께 이야기 나눌 수 있다면 저에게도 큰 영광이겠습니다.

Q. 개원을 준비하는 원장님이 서로 돕고 의지해야 하는 이유가 있다면 무엇인가요?

개원을 준비할 때는 외롭고 힘들기 때문입니다. '백지장도 맞들면 낫다.'라고 하는데, 같이 고민 상담을 할 수 있는 동반자가 있으면 좋습니다. 개원을 준비하거나 개원한 원장님들끼리 같이 도우면 정말 좋겠다고 생각합니다.

하지만 안타깝게도 이런 목적의 모임이나 단체가 없습니다. 그래서 이런 이야기를 허심탄회(虛心坦懷)하게 이야기할 수 있는 모임이 있으면 참 좋을 것 같다고 생각했습니다. 밴드나 카톡 단체방 등에서 정보 교류를 하고, 서로 힘든 점을 이야기하고, 현재 시세나 상황 등을 이야기하면 좋을 것 같습니다.

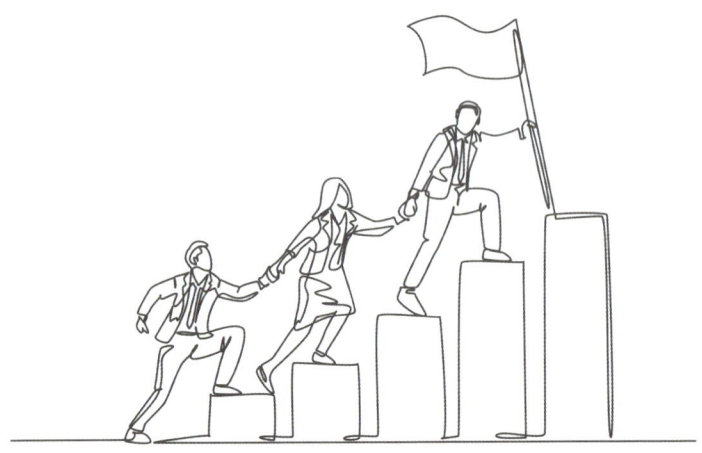

Q. 성공적인 개원을 향해 나아가는 원장님에게 응원의 메시지를 전해주신다면?

Fighting.
You can do it.
Just do it!

제가 얼마 전에 대학교수로 일하는 후배에게 연락을 받았습니다. 너무 힘들다는 겁니다. 개원하고 싶다는 겁니다. 대학교수를 그만두고 싶다고 합니다. 그래서 제가 그러라고 했습니다. 그리고 개원하기로 마음먹었다면 준비를 철저히 해야 한다고 이야기를 했습니다.

마지막으로 한번 더 강조하자면 '개원이 답'입니다. 개원은 가능한 해야 합니다. 하지만 이 책을 읽으면서 '난 아직 개원에 대해 자신이 없어.'라는 생각이 든다면 좀 더 준비해야 합니다. '나는 아직 개원이 힘들 것 같다.'라는 생각이 든다면 아직 준비가 덜 된 겁니다. 좀 더 준비해야 합니다.
반면에 '이 책을 읽으니까 왠지 할 수 있을 것 같아.'라는 생각이 든다면 지금 바로 용기를 내셔서 개원 준비를 본격적으로 해도 된다고 생각합니다. 그리고 역시나 철저하게 준비하라는 이야기를 다시 한번 드리고 싶습니다.

개원을 준비하는 과정에서 함께 공부하고, 서로 돕고 의지하는 자리가 있다면 정말 좋겠다고 생각합니다.

앞으로 기회가 되면 저희가 '개고생 프로젝트'를 통해 그런 자리를 만들어보고 싶습니다. 저도 누군가를 도울 수 있다면 큰 영광이라고 생각합니다.

마지막으로 이 책을 선택해 주신 여러분께 감사드립니다.

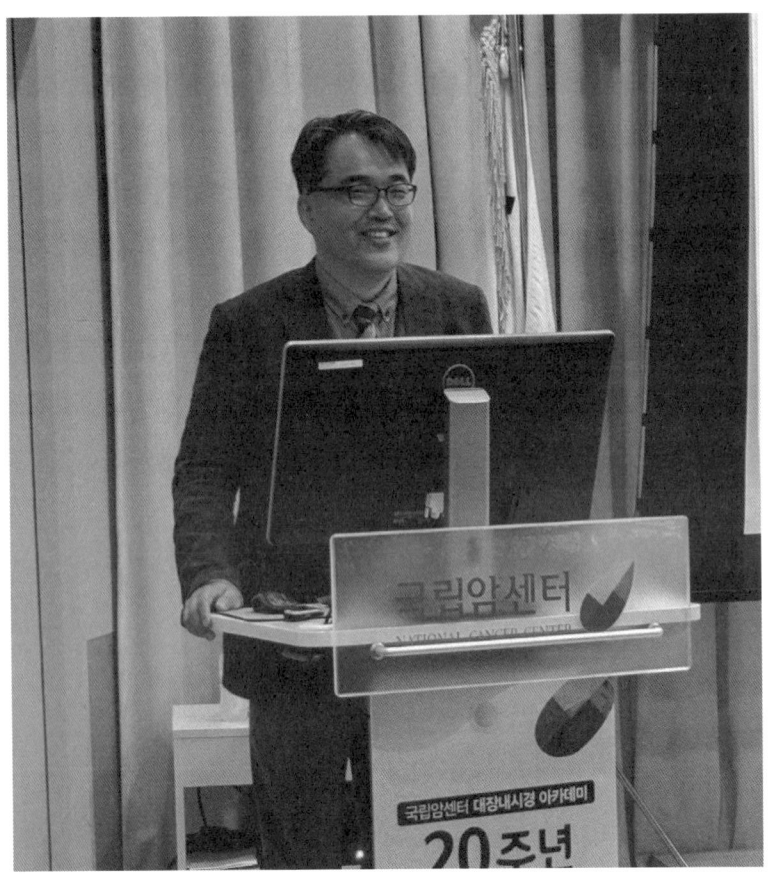

별책부록 2

YOUTUBE

유튜브 채널 『Dr.개고생』
영상 리스트

개원 전문 서적 8권 출간 저자

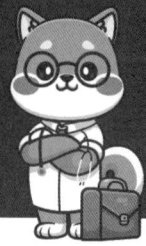

Dr. 개고생

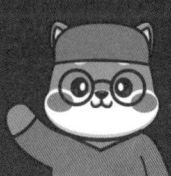

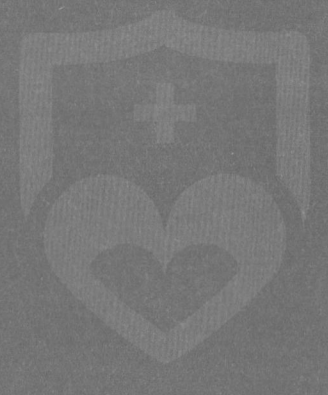

QR코드 사용방법

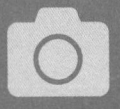 →  → 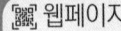 웹페이지
브라우저에서 Youtube에
접속하려면 여기를 누르세요.

1. 기본 카메라 앱을
열어주세요.
(애플/안드로이드 동일)

2. 화면에 맞춰 사진을
찍는 것처럼 QR코드를
화면 중앙에 배치합니다.

3. 위와 같이 나타나는 창을
누르면 영상이 유튜브에
서 재생됩니다.
(애플도 팝업창 열기를 해 주세요.)

영상 리스트

▶ 개원을 고민하는 의사를 위한 Dr.개고생

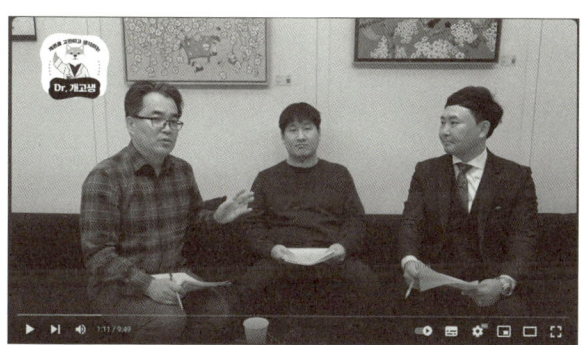

번호		영상 제목	
1		[병·의원 개원] 개원을 고민하시나요? 개원 의사가 직접 알려드리는 개원의 모든 것! 수원 조아유외과 김병섭 원장님편 총론 1탄	
2		[병·의원 개원] 개원을 고민하시나요? 개원 의사가 직접 알려드리는 개원의 모든 것! 이원의료재단 한두원 소장님편 총론 3-1탄	
3		[병·의원 개원] 개원을 고민하시나요? 개원 의사가 직접 알려드리는 개원의 모든 것! 이원의료재단 한두원 소장님편 총론 3-2탄	
4		[병·의원 개원] 개원을 고민하시나요? 개원 의사가 직접 알려드리는 개원의 모든 것! 이원의료재단 한두원 소장님편 총론 3-3탄	
5		[병·의원 개원] 개원을 고민하시나요? 개원 의사가 직접 알려드리는 개원의 모든 것! 이원의료재단 한두원 소장님편 총론 3-4탄 [총론 마지막 이야기]	
6		개원 준비하면서 가장 힘든건?...... EVERYTHING!! [개원예정 Dr.이원구 원장님]	

7	개원왕 바로 여기 있습니다! [개원예정 Dr.이원구 원장님]	
8	병원 개원, 어떻게 해야 할까요? 의사들의 솔직담백 토크쇼! ǀ 1편 – 개원 n년차 의사들	
9	전문가들이 말해주는 '개원' 성공비결! ǀ 1-1편. 성공한 병원과 그렇지 못한 병원의 차이점은?	
10	전문가들이 말해주는 '개원' 성공비결! ǀ 1-2편. 성공한 병원의 특징 중 하나, 원맨팀으로 구성된 병원이 하나도 없다!?	
11	병원 개원 일타강사 이성근 원장님과 함께하는 실전 병원 개원 1부 (with 박수민, 김병섭 원장님) ǀ Dr.개고생	
12	병원 개원 일타강사 이성근 원장님과 함께하는 실전 병원 개원 2부 (with 박수민, 김병섭 원장님) ǀ Dr.개고생	
13	병원 개원 일타강사 이성근 원장님과 함께하는 실전 병원 개원 3부 (with 박수민, 김병섭 원장님) ǀ Dr.개고생	
14	전문가들이 말해주는 '개원' 성공비결! ǀ 6-1편! 비용과 고객 서비스 첫 번째 이야기!	
15	전문가들이 말해주는 '개원' 성공비결! ǀ 6-2편! 비용과 고객 서비스 ! 마지막편!	
16	개원의사들이 말해주는 '개원의 실제!' ǀ 이번에 개원하신 최재희 원장님과의 개원 스토리! 1편	

17		개원의사들이 말해주는 '개원의 실제!'	이번에 개원하신 최재희 원장님과의 개원 스토리! 2편!
18		개원 전에는 일어나서 인사 못했는데... 지금은...!! (벌떡)	스펙타클 의사들의 개원 썰, '닥터뷰' EP.3-2
19		후배님~ 혹시 '0의 수모'라고 알아?	개원의사들의 개원 인터뷰, '닥터뷰' EP. 4-1
20		후배님들, 환자(고객)의 입장에서 생각하고! 목표 설정이 중요해~	개원의사들의 개원 인터뷰, '닥터뷰' EP. 4-2
21		저희 모두 행복한 개원 생활을 위해 화이팅!	개원의사들의 개원 인터뷰, '닥터뷰' EP. 4-3
22		(개원을 고민하고 생각하는 의사들을 위한 채널) '개원 준비 프로젝트' EP1 개원 진행소식과 준비사항 인터뷰! [feat. 오형민 원장]
23		(개원을 고민하고 생각하는 의사들을 위한 채널) '개원 준비 프로젝트' EP2. 세무사 선정과 병원운영 [with. 오형민 원장]
24		(개원을 고민하고 생각하는 의사들을 위한 채널) '개원 준비 프로젝트' EP3 개원예정인 병원 직원은 몇 명으로 시작할까요? [with. 오형민 원장]
25		(개원을 고민하고 생각하는 의사들을 위한 채널) '개원 준비 프로젝트' EP4 직원과 원장의 관계에 대한 이야기. [with. 오형민 원장]
26		개원 예정이신 원장님들의 고민은 무엇일까요? [with 이정희 소장님]

영상 리스트

▶ 병·의원경영

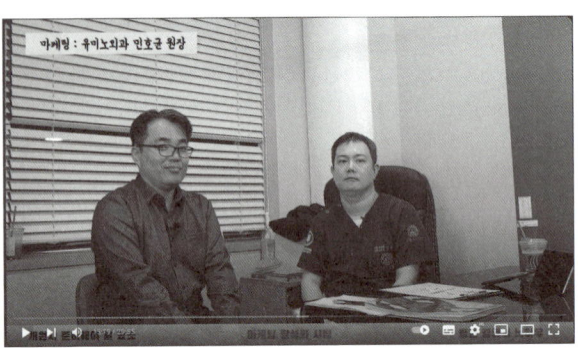

번호	영상 제목
1	컴플레인 고객 이렇게만 하세요. 충성고객 만들기 대작전 [feat. 최성양 원장님]
2	명언 제조기 민호균 원장의 병원 경영 노하우! [with 유미노외과 민호균 원장님 3부]	개고생
3	개원 후 병원 경영 저만 따라오세요!! [feat. 더원외과 이동원 원장님 1부
4	(개원을 고민하고 생각하는 의사들을 위한 채널) '굿모닝함운외과' 임익강 원장의 병원경영 노하우' EP1.
5	'굿모닝함운외과' 임익강 원장의 병원경영 노하우' EP2.
6	'굿모닝함운외과' 임익강 원장의 병원경영 노하우' EP3.

7	'굿모닝함운외과' 임익강 원장의 병원경영 노하우' EP4.	
8	'굿모닝함운외과' 임익강 원장의 병원경영 노하우' EP5.	
9	'굿모닝함운외과' 임익강 원장의 병원경영 노하우' EP6.	
10	HOSPITAL 경영이란 무엇인가?![Respect 이승열 대표 1부]	Dr.개고생	
11	HOSPITAL 경영이란 무엇인가?![Respect 이승열 대표 2부]	Dr.개고생	
12	HOSPITAL 경영이란 무엇인가?![Respect 이승열 대표 3부]	Dr.개고생	
13	HOSPITAL 경영이란 무엇인가?![Respect 이승열 대표 4부]	Dr.개고생	
14	HOSPITAL 경영이란 무엇인가?![Respect 이승열 대표 5부]	Dr.개고생	
15	[병·의원 경영] 조직관리 1부 [경쟁력개발연구소 이정희대표]	
16	[병·의원 경영] 조직관리 2부 [경쟁력개발연구소 이정희대표]	

17	[병·의원 경영] 조직관리 3부 [경쟁력개발연구소 이정희대표]	
18		전문가들이 말해주는 '개원' 성공비결!	5-1편! 원장의 역할과 직원!
19		전문가들이 말해주는 '개원' 성공비결!	5-2편! 원장의 역할과 직원! 두 번째 이야기!
20		전문가들이 말해주는 '개원' 성공비결!	5-3편! 원장의 역할과 직원! 세 번째 이야기!
21		전문가들이 말해주는 '개원' 성공비결!	5-4편! 원장의 역할과 직원! 마지막 이야기!

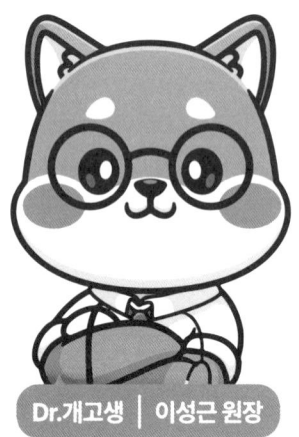

영상 리스트

▶ 장편한외과 성공비결

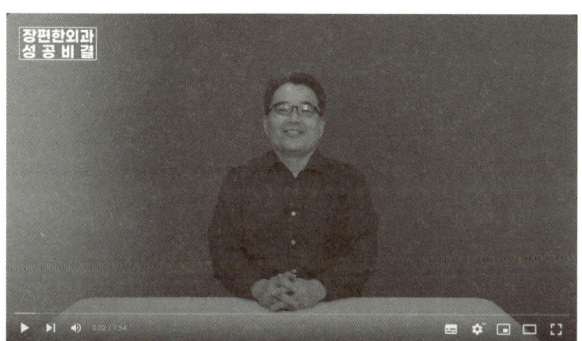

번호	영상 제목	
1		[장편한외과 성공비결] '장편한외과의 11가지 성공비결'을 간단히 알아보자! -총론편-
2	[장편한외과 성공비결] '장편한외과의 11가지 성공비결'! -자세한 설명-	
3		[장편한외과 성공비결] '장편한외과의 11가지 성공비결'! -선택과 집중-
4	[장편한외과 성공비결] '장편한외과의 11가지 성공비결'! -차별화-	
5		장편한외과 성공비결 '장편한외과의 11가지 성공비결!' -목표확립 및 달성-
6	[장편한외과 성공비결] '장편한외과의 11가지 성공비결!' -의사의 중요성-	

7		[장편한외과 성공비결] '장편한외과의 11가지 성공비결!' -정보력-
8		[장편한외과 성공비결] '장편한외과의 11가지 성공비결!' -멘토-
9		[장편한외과 성공비결] '장편한외과의 11가지 성공비결!' -고객관리-
10		[장편한외과 성공비결] '장편한외과의 11가지 성공비결! -유튜브 마케팅-
11		[장편한외과 성공비결] '장편한외과의 11가지 성공비결! -책 출간-
12		[장편한외과 성공비결] '장편한외과의 11가지 성공비결! -직원관리-

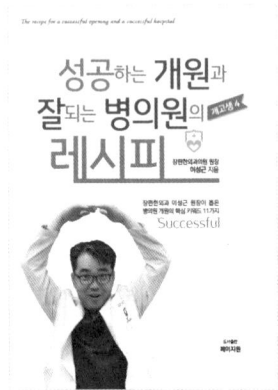

영상 리스트

▶ 가고싶은 병원, 가기싫은 병원

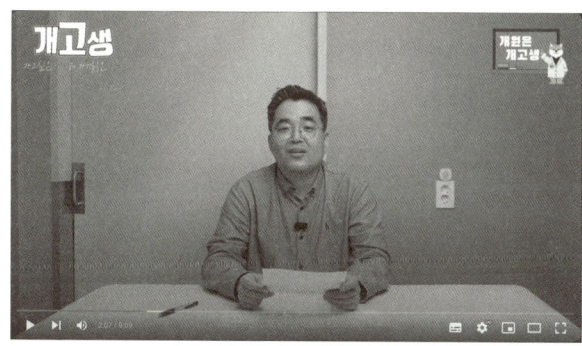

번호		영상 제목	
1	QR	[가고싶은 병원과 가기싫은 병원의 특징] 1편 – 개요	
2		[가고싶은 병원과 가기싫은 병원의 특징] 2편 – 잘 되는 병원의 11가지 특징(총론)	QR
3	QR	[가고싶은 병원과 가기싫은 병원의 특징] 3편 – 가고싶은 병원 Top 10	
4		[가고싶은 병원과 가기싫은 병원의 특징] 4편 – 의사가 핵심이다!	QR
5	QR	[가고싶은 병원과 가기싫은 병원의 특징] 5편 – 병원 시설도 중요하다!	
6		[가고싶은 병원과 가기싫은 병원의 특징] 6편 – 11가지 요소 모두 중요하다!	QR

영상 리스트

▶ 책 출간

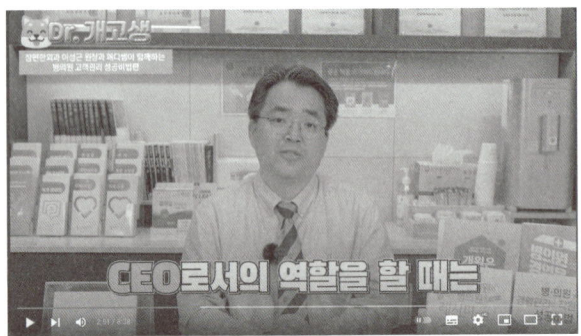

번호		영상 제목
1	[QR]	Dr. 개고생의 노하우 책으로 출간되었습니다 [저자와의 만남 총론]
2		Dr. 개고생의 노하우 책으로 출간되었습니다 [저자와의 만남 Dr. 개고생과 함께하는 개원] [QR]
3	[QR]	Dr. 개고생의 노하우 책으로 출간되었습니다 [저자와의 만남 성공하는 개원과 잘되는 병·의원 레시피]
4		Dr. 개고생의 노하우 책으로 출간되었습니다 [저자와의 만남 병·의원 고객관리 성공비법] [QR]
5	[QR]	Dr. 개고생의 노하우 책으로 출간되었습니다 [저자와의 만남 병·의원 경영관리와 직원관리 성공비법]
6		Dr. 개고생의 노하우 책으로 출간되었습니다 [저자와의 만남 마케팅] [QR]

영상 리스트

▶ 입지

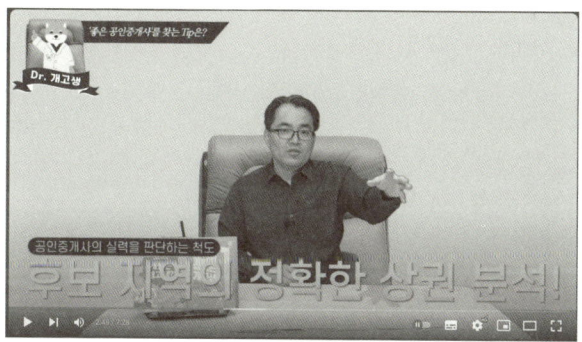

번호		영상 제목
1		[병·의원 개원] 개원 결심 후 해야 할 7가지 결정 (A to Z) 현직 개원 의사와 부동산 대표의 솔직한 담론 4-1탄 [입지]
2		[병·의원 개원] 개원 결심 후 해야 할 7가지 결정 (A to Z) 현직 개원 의사와 부동산 대표의 솔직한 담론 4-2탄 [입지]
3		[병·의원 개원] 개원 결심 후 해야 할 7가지 결정 (A to Z) 현직 개원 의사와 부동산 대표의 솔직한 담론 4-3탄 [입지]
4		개원할 때 입지는 무엇이 중요할까? [개원예정 Dr.이원구 원장님]
5		[헬로우닥터 X Dr. 개고생] 입지에 대한 인터뷰! (feat. 유성철 대표)
6		[헬로우닥터 X Dr. 개고생] 개원의 '맥'을 잡는 시간! "입지편" 1부

7		[헬로우닥터 X Dr. 개고생] 개원의 '맥'을 잡는 시간! "입지편" 2부
8		[Dr. 개고생의 개원 A to Z] 개원입지 1-1편]
9		[Dr. 개고생의 개원 A to Z] 개원입지 1-2편
10		[Dr. 개고생의 개원 A to Z] 제 2장, '상권분석'편
11		[Dr. 개고생의 개원 A to Z] 제 3-1장, '상가분석'편
12		[Dr. 개고생의 개원 A to Z] 제 3-2장, '상가 선정 체크리스트'
13		[Dr. 개고생의 개원 A to Z] 제 4장, '부동산 계약 체크리스트'
14		[Dr. 개고생의 개원 A to Z] 제 5장, '임대차 계약'
15		[Dr. 개고생의 개원 A to Z] 제 6장, '좋은 공인중개사 판별하는 법'
16		병원 개원, 어떻게 해야 할까요? 의사들의 솔직담백 토크쇼!	2편 – 입지 전문가는 개원할 때 무엇을 먼저 볼까?

번호	QR	제목
17		병원 개원, 어떻게 해야 할까요? 의사들의 솔직담백 토크쇼!	3편 – 개원 과정에서 '입지'가 그렇게 중요해요?
18		병원 개원, 어떻게 해야 할까요? 의사들의 솔직담백 토크쇼!	4편 – 구도심 or 신도심? 대체 어디로 가야하오..!
19		전문가들이 말해주는 '개원' 성공비결!	2-1편. 병원이 잘 되는데는 입지가 전부?! 이번엔 입지에 관해서 이야기를 나눠보자!
20		전문가들이 말해주는 '개원' 성공비결!	2-2편! 좋은 입지란? 좋은 입지를 고르기 위한 조건은?
21		개원 입지, 지역과 상권을 선택할 때 꼭 알아야 할 체크리스트	Dr.개고생
22		개원 입지 분석, 선택하는 과정에서 현장에 직접 방문하는 것이 중요한 이유!	Dr.개고생
23		개원 입지 계약 후 '6천만원' 손해 본 이유와 정직한 공인중개사가 중요한 이유!	Dr.개고생
24		개원 입지. 상가 계약 전에 '현장'에 나와야 비로소 보이는 것들	'목동 상가 비교' 1편
25		몇 백, 몇 천 단위의 손해가 발생할 수 있다? '공인중개사'를 잘 만나야 하는 이유	'목동 상가 비교' 2편
26		병·의원 개원, 입지를 정하고 계약하는 순서는?	'목동 상가 비교' 3편

별책부록 297

영상 리스트

▶ 자금

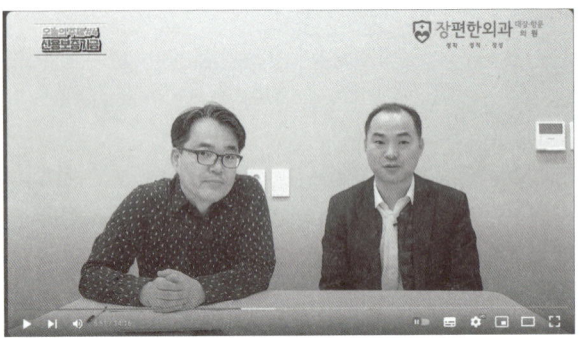

번호		영상 제목
1		[병·의원 개원] 개원 결심 후 해야 할 7가지 결정 (A to Z) 현직 개원 의사와 금융 컨설턴트 7-1탄 [자금대출]
2		[병·의원 개원] 개원 결심 후 해야 할 7가지 결정 (A to Z) 현직 개원 의사와 금융 컨설턴트 7-2탄 [자금대출]
3		개원 자금이 부족할때 이렇게 해보세요. 자금이 부족해도 개원할 수 있는 방법이 있습니다. (헬로우 닥터 유성철대표 3부)
4		[헬로우닥터 X Dr. 개고생] 개원의 '맥'을 잡는 시간! "개원 자금 - 대출편" 1부
5		[헬로우닥터 X Dr. 개고생] 개원의 '맥'을 잡는 시간! "개원 자금 - 대출편" 2부
6		[헬로우닥터 X Dr. 개고생] 개원의 '맥'을 잡는 시간! "개원 자금 - 대출편" 3부

영상 리스트

▶ 인테리어

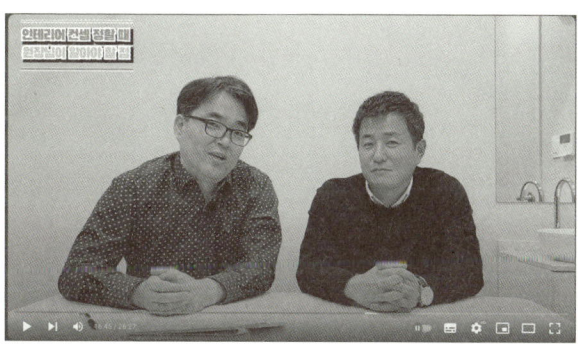

번호		영상 제목
1		[병·의원 개원] 개원 결심 후 해야 할 7가지 결정 (A to Z) 현직 개원 의사와 병원 인테리어 대표와의 운명적 만남 5-1탄 [인테리어]
2		[병·의원 개원] 개원 결심 후 해야 할 7가지 결정 (A to Z) 현직 개원 의사와 병원 인테리어 대표와의 운명적 만남 5-2탄 [인테리어]
3		[헬로우닥터 X Dr. 개고생] 개원의 '맥'을 잡는 시간! "인테리어" 1부
4		[헬로우닥터 X Dr. 개고생] 개원의 '맥'을 잡는 시간! "인테리어 2부 & 의료 장비 구입"
5		전문가들이 말해주는 '개원' 성공비결! ㅣ3-2편! 병원의 첫인상! '인테리어'의 조건이란?
6		전문가들이 말해주는 '개원' 성공비결! ㅣ3-3편! 장비, 시설, 인테리어! 그 마지막 편!

영상 리스트

▶ 의료 장비

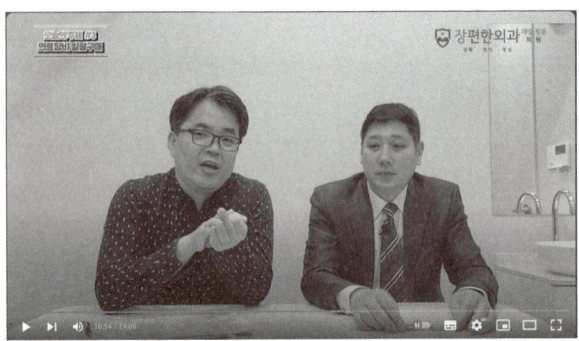

번호		영상 제목	
1	[QR]	[병·의원 개원] 개원 결심 후 해야 할 7가지 결정 (A to Z) 현직 개원 의사와 의료 장비 대표 8-1탄 [의료 장비]	
2		[병·의원 개원] 개원 결심 후 해야 할 7가지 결정 (A to Z) 현직 개원 의사와 의료 장비 대표 8-2탄 [의료 장비]	[QR]
3	[QR]	[헬로우닥터 X Dr. 개고생] 개원의 '맥'을 잡는 시간! "인테리어 2부 & 의료 장비 구입"	
4		전문가들이 말해주는 '개원' 성공비결!	3-1편? 좋은 장비는 잘되는 병원의 필수조건?	[QR]
5	[QR]	전문가들이 말해주는 '개원' 성공비결!	3-3편! 장비, 시설, 인테리어! 그 마지막 편!	

영상 리스트

▶ 마케팅

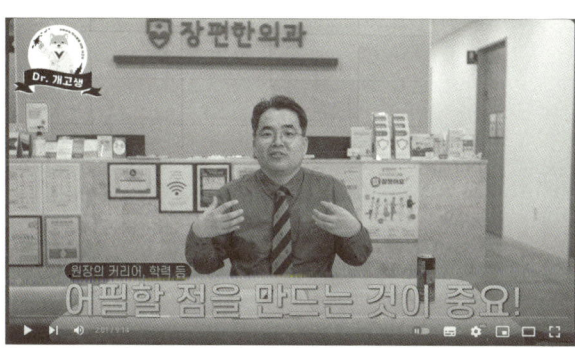

번호		영상 제목
1		[병·의원 개원] 홈페이지/블로그/유튜브 온라인 마케팅의 모든 것!
2		[병·의원 개원] 홈페이지/블로그/유튜브 온라인 마케팅! 2부_ 입지와 경쟁병원 분석
3		[병·의원개원] 온라인 마케팅 총론과 홈페이지
4		유튜브 이제는 병·의원 마케팅에 필수입니다.
5		개원 자금이 부족한데 도대체 마케팅 비용으로 어느 정도까지 생각할까요? [개원예정 Dr.이원구 원장님]
6		마케팅에 쓸데없는 돈 쓰지 마세요 !! [feat. 더원외과 이동원 원장님 별책부록편]

7	병원 마케팅의 숨은 고수를 찾아서 [with 유미노외과 민호균 원장님 1부]	Dr. 개고생
8	강남의 중심, 청담동에서는 마케팅을 어떻게 할까요? [with 유미노외과 민호균 원장님 2부]	Dr. 개고생
9	책 출간 어렵지 않습니다 [With 페이지원 도서출판 최윤교 편집장]
10	전문가들이 말해주는 '개원' 성공비결!	4-1편! 마케팅, 브랜딩!
11	전문가들이 말해주는 '개원' 성공비결!	4-2편! 마케팅, 브랜딩!
12	전문가들이 말해주는 '개원' 성공비결!	4-3편! 마케팅, 브랜딩!
13	전문가들이 말해주는 '개원' 성공비결!	4-4편! 마케팅, 브랜딩! 마지막편!
14	병·의원 개원 마케팅, 적어도 이때부터는 준비하셔야 합니다.
15	개원 과정에서 '마케팅'이 꼭 필요할까요?
16	병·의원 마케팅 수단의 중요도와 내부사인물의 역할
17	개원 후 마케팅은 꼭 필요합니다.

영상 리스트

▶ 세무

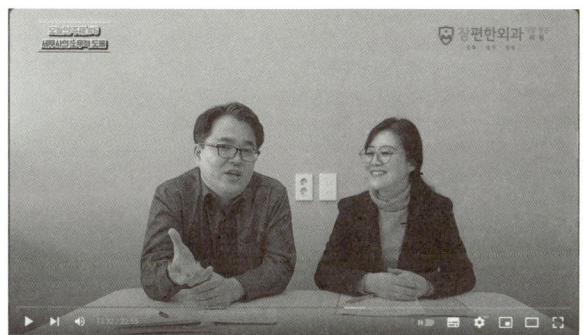

번호		영상 제목	
1		[병·의원 개원] 개원 결심 후 해야 할 7가지 결정 (A to Z) 현직 개원 의사와 세무사 9-1탄 [세무]	
2		[병·의원 개원] 개원 결심 후 해야 할 7가지 결정 (A to Z) 현직 개원 의사와 세무사 9-2탄 [세무]	
3		세무사는 언제 만나야 할까요? 개원 전? 개원 후? [With 세무법인 다솔 채지원 세무사 ep.1] ㅣ Dr.개고생	
4		세무사는 반드시 개원 전 만나셔야 합니다!! [세무법인 신안 최윤석 세무사 1부]	
5		세금, 많이 내는 것 같다고요? 세금 줄이는 방법! [세무법인 신안 최윤석 세무사 2부]	
6		세금 아끼는 방법이 궁금하시다고요? 세금 아끼는 방법! [세무법인 신안 최윤석 세무사 3부]	

영상 리스트

 노무

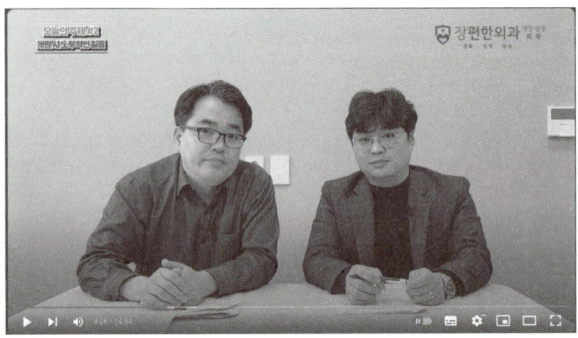

번호		영상 제목
1		[병·의원 개원] 개원 결심 후 해야 할 7가지 결정 (A to Z) 현직 개원 의사와 노무사 10-1탄 [노무]
2		[병·의원개원] 개원 결심 후 해야 할 7가지 결정 (A to Z) 현직 개원 의사와 노무사 10-2탄 [노무]
3		[병·의원 개원] 개원 결심 후 해야 할 7가지 결정 (A to Z) 현직 개원 의사와 노무사 10-3탄 [노무]
4		[병·의원 개원 마지막회] 개원 결심 후 해야 할 7가지 결정 (A to Z) 현직 개원 의사와 노무사 10-4탄 [노무]
5		[병·의원 경영] 직원관리 1부 [경쟁력개발연구소 이정희 대표]
6		[병·의원 경영] 직원관리 2부 [경쟁력개발연구소 이정희 대표]

7		[병·의원 경영] 직원관리 3부 [경쟁력개발연구소 이정희 대표]
8		[병·의원 경영] 직원관리 4부 [경쟁력개발연구소 이정희 대표]
9		[병·의원 경영] 직원관리 5부 [경쟁력개발연구소 이정희 대표]
10		실리콘 Valley가 부럽지 않다! 병원계의 구글! 파주 서울 365외과 – 개원 성공하는 비법을 알려드립니다. [feat. 장태영 원장님 – 직원관리 1부]
11		매출은 직원들 손에 달려있습니다!! 파주 서울 365외과 – 개원 성공하는 비법을 알려드립니다. [feat. 장태영 원장님 – 직원관리와 주인의식 2부]
12		직원관리는 개고생??!! 직원이 파트너가 되는 비법 파주 [feat. 장태영 원장님]
13		직원들 간의 갈등 시 원장은 어떻게 해야할까요? 직원과 잘 지내는 비법을 공개합니다. [개원예정 Dr.이원구 원장님]
14		직원 관리 어렵지 않습니다!! [feat. 더원외과 이동원 원장님 2부]
15		가족과 함께 병원 일을 해도 될까요? [feat. 더원외과 이동원 원장님 3부]
16		직원 업무 배치와 주인의식 !! [feat. 더원외과 이동원 원장님 4부]

17		인센티브 yes or no?? 직원들과 함께하는 병원 !! [feat. 더원외과 이동원 원장님 5부]
18		[이정희 소장 X Dr. 개고생] 잘되는 병원의 '직원관리 노하우'! – 1부 –
19		[이정희 소장 X Dr. 개고생] 잘되는 병원의 '직원관리 노하우'! – 마지막편 –
20		[헬로우닥터 X Dr. 개고생] 개원의 '맥'을 잡는 시간! "마케팅 및 업체선정 & 직원고용"
21		[헬로우닥터 X Dr. 개고생] 개원의 '맥'을 잡는 시간! "직원교육의 필요성 & 병원 경영 방침 수렴"
22		이성근원장의 멘토이신 익산 장문외과 최성양 원장님의 고객관리. 직원관리. 30년 노하우 대방출 [feat. 최성양 원장님]

YOUTUBE
『Dr.개고생』

YOUTUBE
『Dr.개고생 개원 아카데미』

영상 리스트

▶ 행정

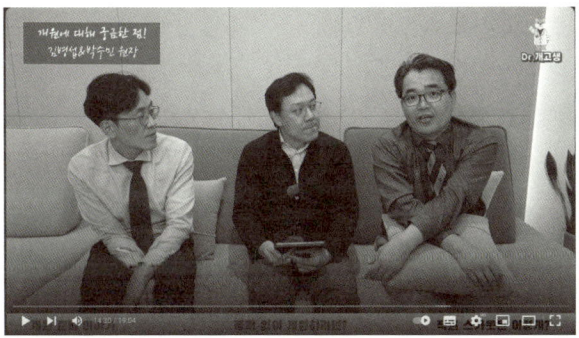

번호		영상 제목
1	[QR]	개원 예정의의 궁금해하는 질문, 개설신고는? 직원은?! [with 조아유외과 김병섭 원장님, 서울항앤하지외과 박수민 원장님 ep.1]
2		[헬로우닥터 X Dr. 개고생] 개원의 '맥'을 잡는 시간! "의료기관 개설신고 편" [QR]
3	[QR]	[헬로우닥터 X Dr. 개고생] 개원의 '맥'을 잡는 시간! "요양기관 & 검진기관 신고 & 마약류 취급신고 편"
4		개원 행정업무는 마라톤이다... 무려 3만키로 마라톤!!!!!!	개원의사들의 개원 인터뷰, '닥터뷰' EP. 3-1 [QR]

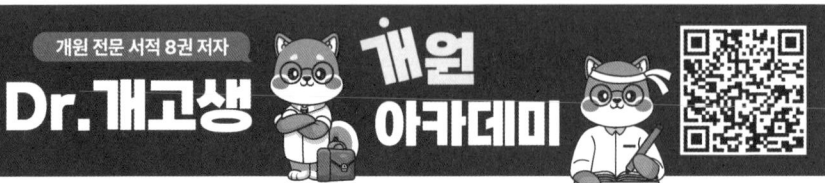

이성근(장편한외과 원장) 개고생 시리즈 출간 LIST

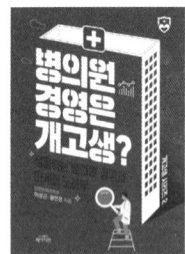

장편한외과의원의 이성근 원장과 황연정 행정원장이 공동 집필한 『개원은 개고생』의 두 번째 시리즈 『병의원 경영은 개고생?』이 발간되었다. 이 책의 구성은 직원관리와 조직관리 그리고 성공하는 병원 마케팅의 운영에 대해 논리적인 총론과 병·의원 선생님들의 인터뷰를 통한 사례들로 구성되어 있다.

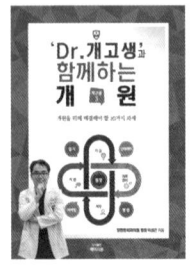

장편한외과 이성근 원장이 출시한 개고생 시리즈 3편
『Dr.개고생과 함께하는 개원』은 개원을 위해 해결해야 할 10가지 과제를 중심으로 내용을 담아냈다. 성공적인 개고생 시리즈의 3탄의 격으로 개원을 하고자하는 개원의들의 또 다른 관심을 유발하고 있다.

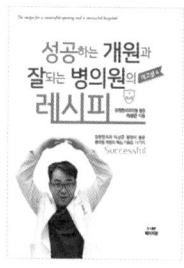

장편한외과 이성근 원장이 출시한 개고생 시리즈 4편
『성공하는 개원과 잘되는 병·의원의 레시피』는 성공하는 개원의 11가지 비결과 잘되는 병의원 6가지 비결을 중심으로 개원하는 과정과 개원 후의 노하우가 수록되어있다.

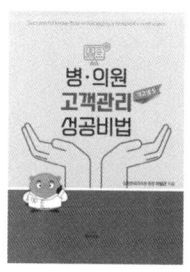

장편한외과 이성근 원장이 출시한 개고생 시리즈 5편
『병·의원 고객관리 성공비법』은 파트1에서는 성공적인 고객관리 비법을 23가지를 다뤘으며, 파트2에서는 12가지 진료 상담의 비법을, 파트3에서는 고객관리의 실전법 9가지를 중심으로 내용을 담아냈다.

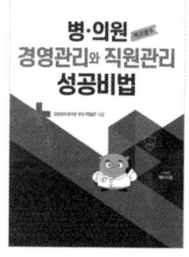

장편한외과 이성근 원장이 출시한 개고생 시리즈 6편
『병·의원 경영관리와 직원관리 성공비법』은 파트1에서는 경영관리 10가지 비법을 다뤘으며, 파트2에서는 CEO로서 10가지 비법을 다뤘으며, 파트3에서는 경영관리의 실제, 파트4에서는 성공적인 경영관리의 조언을 중심으로 내용을 담아냈다.

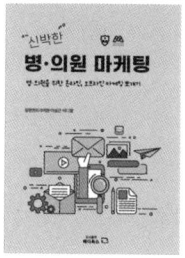

장편한외과 이성근 원장이 출시한 개고생 시리즈 7편
이성근의 『신박한 병·의원 마케팅』은 〈병·의원 온라인 마케팅〉, 〈병·의원 오프라인 마케팅〉, 〈병·의원 마케팅〉 등이 수록되어 있는 책이다.

Dr.개고생
오픈 카카오톡방

Dr.개고생 오픈 카카오톡방은 개원을 준비하시는, 그리고 개원 이후 고민하시는 모든 원장님들을 위한 단체 카카오톡방입니다. 각 분야의 검증된 전문가들이 참여하여, 원장님들의 고민에 대해 무료로 상담을 진행하고 있습니다. 그리고 성공 개원 선배이신 이성근 원장님이 함께 소통하는 공간입니다. 개원에 대해 고민하시는 모든 분들이 부담없이 함께해 주시길 바라겠습니다.

QR코드 사용방법

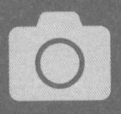

1. 기본 카메라 앱을 열어주세요.
(애플/안드로이드 동일)

2. 화면에 맞춰 사진을 찍는 것처럼 QR코드를 화면 중앙에 배치합니다.

3. 위와 같이 나타나는 창을 누르면 영상이 유튜브에서 재생됩니다.
(애플도 팝업창 열기를 해 주세요.)

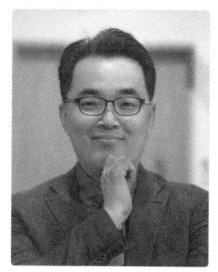

장편한외과의원 이성근 원장

- 대장내시경 세부전문의
- 내시경 인증의 (위내시경, 대장내시경)
- 대장항문외과 세부전문의
- 초음파 인증의
- 외과전문의

학회 임원 활동

1) 대한외과학회 외과술기연구회 외과전공의 술기교육 지도교수
   (대장내시경, 위내시경, 복부초음파)
2) 대한외과학회 내시경위원회 위원
3) 대한외과의사회 외과위대장내시경연구회 회장
4) 대한대장항문학회 대장내시경연구회 위원
5) 대한대장항문학회 일차의료기획위원회 간사
6) 대한내시경로봇외과학회 내시경위원회 위원
7) 대한외과의사회 편집이사
8) 대한디지털임상의학회 간행이사
9) 대한2차병원복강경외과학회 내시경아카데미위원회 부위원장
10) 대한위장관외과학회 위장관내시경 수술연구회 학술위원회 위원

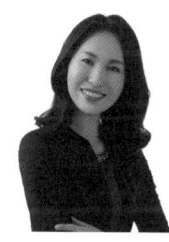

황연정

- 현 장편한외과의원 행정원장
- 라이프 문제 해결 퍼실리테이션 코치
- Joyfull Life대표
  & 상담책방 북돋움 책방언니
- 2018 Coach of Korea 라이프코치 오디션 대상

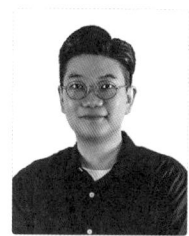

이우진

- 주식회사 모션랩스 대표이사
  (2020 – 현재)
- 주식회사 핑크리본 의료 콘텐츠
  총괄팀장 (2019 – 2020)
- 성균관대학교 소비자학과 졸업
- 성남외국어고등학교 중국어과 졸업

개원은 **개고생**이
아니다

발행일 | 2024년 11월 27일
저　자 | 이성근 · 황연정 · 이우진

펴낸이 | 페이지원 단행본팀
펴낸곳 | 페이지원
주　소 | 서울시 성동구 성수이로 18길31
전　화 | 02-462-0400
E-mail | thepinkribbon@naver.com

ISBN 979-11-93592-07-6

값 30,000원

이 책은 저작권법에 따라 의해 보호를 받는 저작물이므로
어떠한 형태로든 무단 전재와 무단 복제를 금합니다.